解剖トレーニングノート

第7版

元・常葉大学教授
竹内 修二 著

医学教育出版社

©2018 医学教育出版社
本書の内容の一部あるいは全部を，無断で（複写機，コピー機，スキャナー，デジタル化などいかなる方法によっても）複写複製・転載することは，著作権法が定める例外を除き，著作権を侵害する行為です。個人的に又は家庭内で使用する場合であっても，代行業者等の第三者に依頼してスキャンしたりデジタル化することは，著作権侵害です。個人的に又は家庭内で使用する目的で作成した複製物を，その他の目的で譲渡することも，著作権侵害です。

はじめに

　この解剖トレーニングノートは、書き込むという行為をしながら理解し覚えるための本、自分で作成するノートなのです。
　IT化が進み、医療機器も格段と発達し、医学の進歩は日進月歩どころではありません。しかし、皆さん医療関係者が対応する、対象となる患者さんは機械でもロボットでもなく、生身の人間です。医療が進歩しても、対象となる人間の体そのものを知らずには対応できません。
　キーボードを叩いたり、スマホの画面を触れるのは手の指です。手の指は関節で曲げて使いますが、関節は骨と骨が動かすことのできる繋がりとなっています。（骨格系）
　5本の指には、曲げ伸ばしのできる関節を挟んで14個の骨、指骨があります。1本の指に、3個の指骨で5本の指ですから、15個の指骨ですね。いや、親指だけは爪の生えている末節と指の股側の基節の2個しかなく、それゆえ片手で指骨は14個なのです。分かりきった、知っていることかもしれませんが、基本はしっかりと確認し、理解しておきましょう。その親指の先の腹のみが、他の指の先の腹と合わせることができます。親指以外の4本の指同士では、指の腹は合わせられません。親指と他の指との対立運動ができることでつまむことができ、指先で持てるのです。
　指の骨が関節で動けるとはいえ、骨・関節は自ら動くことはできません。動くためには、筋の助けがいるのです。その筋は、関節を挟んで異なった骨を腱でつないで、筋線維が収縮することによって関節運動をさせています。（筋系）
　関節運動を行う骨格筋も、「動け」という指令がこなければ働けません。指令は脳・脊髄の中枢神経から発せられ、末梢神経の脳脊髄神経を経由して骨格筋の筋線維に届けられます。（神経系）
　指令が届いても、動かすためのエネルギーがなければ筋は働けません。エネルギーのもとは栄養で、それは食べ物から取り入れます。消化と吸収ですね。口で食べ物を取り入れ、歯で咀嚼し、飲み込み、胃や腸で消化し、吸収し、カスである糞を肛門から排泄します。（消化器系）
　吸収された栄養素は、血液に含まれて全身に行きわたります。血液は液体ですので、それが全身に移動するには管状の通り道が必要となります。血液の通る管、血管ですね。血液を血管を通して移動させるには、力が必要です。心臓がポンプの役割を行い、血液を動脈へと押し出し、毛細血管を経由し、静脈を通って心臓に戻します。（循環器系）
　骨格筋を使った運動を激しく行いますと、心臓の鼓動が速くなります。血液の循環が速くなっているのです。それと同時に、呼吸も荒くなっていきます。筋の働きが増すと酸素をより多く必要とし、酸素を吸って二酸化炭素を吐き出す呼吸回数が増しているのです。（呼吸器系）
　このように、体は様々な器官がお互いに働き合って活動しています。その様々な器官の集まりである体を理解し学ぶのが解剖学で、学び方にはいくつもの方法がありますが、この本では器官系ごとの章を構築しており、冒頭に書きましたように、書き込みながら理解をする方法で学んでいただきたいと思います。

2018年10月吉日

竹内　修二

本書の使い方と特長

わかりやすい **ビジュアルイラスト×穴埋め** で，楽しく学習。
どんどん書き込んで自分だけのノートを作りましょう。
これ一冊で，**理解** も **暗記** も **復習** もOK！

1 問題文をよく読む

2 イラスト全体を見て答えを書き込む

3 わからないときはHintを確認

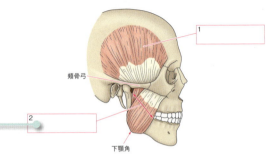

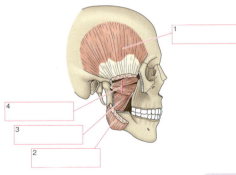

深頭筋群
Q4. 頭部深層の筋は頭蓋の側面・底面から起こり下顎骨につき，閉口や咀嚼運動を行う咀嚼筋である。深頭筋各筋の名称を書きなさい。

頬骨弓

下顎角

Tips
咀嚼筋は，第5脳神経（三叉神経）の第3枝（下顎神経）支配である。
側頭筋 はこめかみ辺り，**咬筋** は下顎のエラの辺りで，ぐっと噛みしめると収縮し硬くなるのが感じられる。

Hint 咀嚼筋は4種の筋からなり，その名称は筋腹のある位置・働き・起始部などからつけられている。
1 　　　 は下顎骨を引き上げ，筋の後部は下顎骨を後方に引く。
2 　　　 は下顎骨を引き上げる。
3 　　　 は下顎骨を引き上げ，筋の片側のみでは反対の側方に動かす。
4 　　　 は下顎骨を前方に出し，筋の片側のみでは反対の側方に動かす。

136

巻末には医学部の学習内容にも対応した解剖学用語集付き

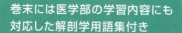

側頸部と前頸部の筋

Q5. 側頸部と前頸部の各筋の名称を書きなさい。

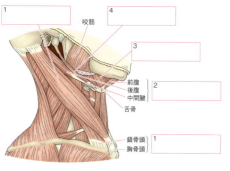

Tips
顎二腹筋前腹→下顎神経支配
顎二腹筋後腹→顔面神経支配
顎舌骨筋　　→下顎神経支配
茎突舌骨筋　→顔面神経支配

Tips
斜頸
胸鎖乳突筋の片側の短縮は斜頸となる。

Hint 側頸部の筋は側頭骨と胸骨・鎖骨についている。
² ，³ ，⁴ は舌骨上筋群である。

④ 空欄が埋まったらTips（豆知識）をチェック

前・後頸部の筋

Q6. 前・後頸部の各筋の名称を書きなさい。

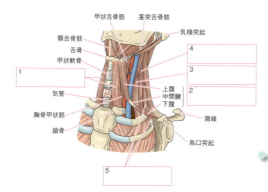

Hint ¹ と ² は舌骨下筋群である。

⑤ 空いたスペースにメモを加える

137

目次 CONTENTS

Chapter 1	人体の部位 ………………………………………… 1
Chapter 2	骨 ……………………………………………………… 15
Chapter 3	消化器 ………………………………………………… 51
Chapter 4	呼吸器 ………………………………………………… 73
Chapter 5	循環器 ………………………………………………… 83
Chapter 6	泌尿器 ………………………………………………… 111
Chapter 7	生殖器 ………………………………………………… 121
Chapter 8	関節と筋 ……………………………………………… 131
Chapter 9	脊髄神経 ……………………………………………… 169
Chapter 10	脳と脊髄 …………………………………………… 189
Chapter 11	感覚器 ……………………………………………… 217
Chapter 12	脳神経 ……………………………………………… 233
Chapter 13	自律神経 …………………………………………… 247
Chapter 14	内分泌 ……………………………………………… 255
巻末付録	解剖学用語集（読み仮名／英語つき）………… 261

人体の部位

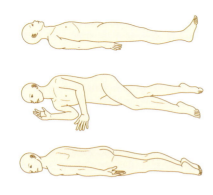
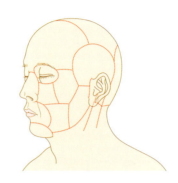
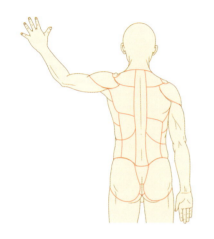
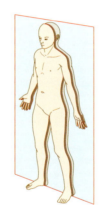
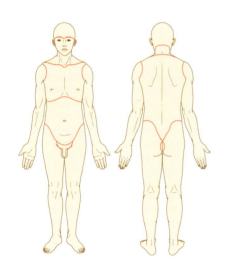

- Q.1 全身の区分
- Q.2 頭部
- Q.3 頸部
- Q.4 胸部・腹部
- Q.5 背部
- Q.6 会陰
- Q.7 上肢
- Q.8 下肢
- Q.9 身体の位置
- Q.10 身体の断面
- Q.11 方向線
- Q.12 体位
- Q.13 腔所
- Q.14 胸腔

Chapter 1
人体の部位

全身の区分

Q1. 人体は9つの部位に区分されている。部位名を書きなさい。

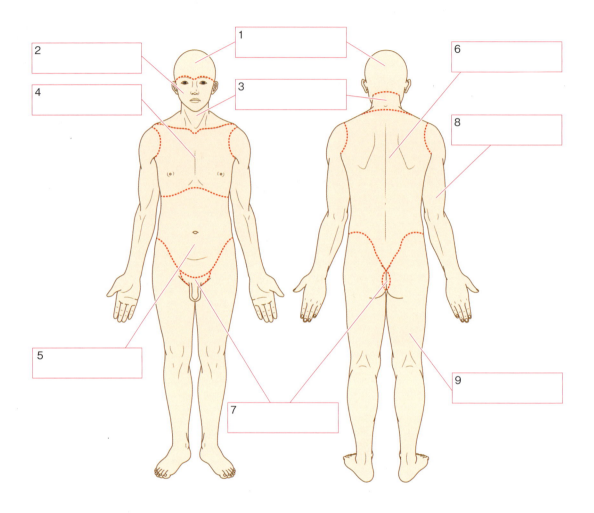

> **Hint** 頭と頸は下顎下縁・乳様突起・外後頭隆起を境とする。頭は脳を入れる狭い意味の頭と，顔に区分される。

頭 部

Q2. 頭部の部位名を書きなさい。

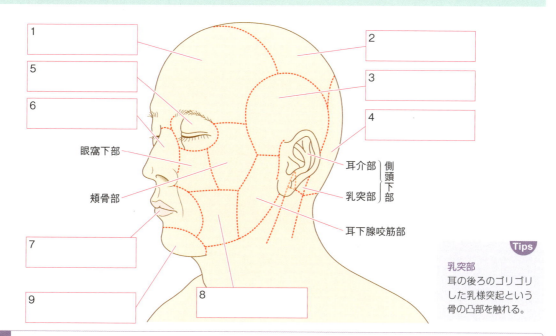

Tips

乳突部
耳の後ろのゴリゴリした乳様突起という骨の凸部を触れる。

Hint　頭の部位は前・後などの方向が名称となる。

頸 部

Q3. 頸部の部位名を書きなさい。

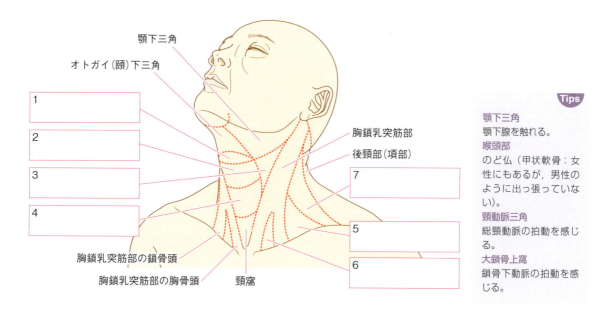

Tips

顎下三角
顎下腺を触れる。
喉頭部
のど仏（甲状軟骨：女性にもあるが，男性のように出っ張っていない）。
頸動脈三角
総頸動脈の拍動を感じる。
大鎖骨上窩
鎖骨下動脈の拍動を感じる。

Hint　頸部は前頸部・側頸部・後頸部に大別される。

胸部・腹部

Q4. 体幹前面（胸部・腹部）を区分し，部位名を書きなさい。

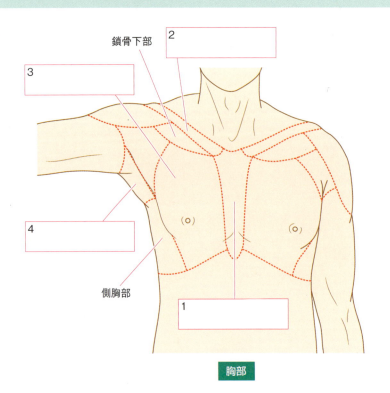

胸部

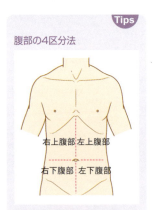

Tips 腹部の4区分法

4区分法は昔からよく用いられているが，臨床現場では9区分法が一般的である。

腹部（9区分法）

Hint 胸部は前胸部と側胸部からなる。腹部は上腹部・中腹部・下腹部よりなる。

背部

Q5. 背部の部位名を書きなさい。

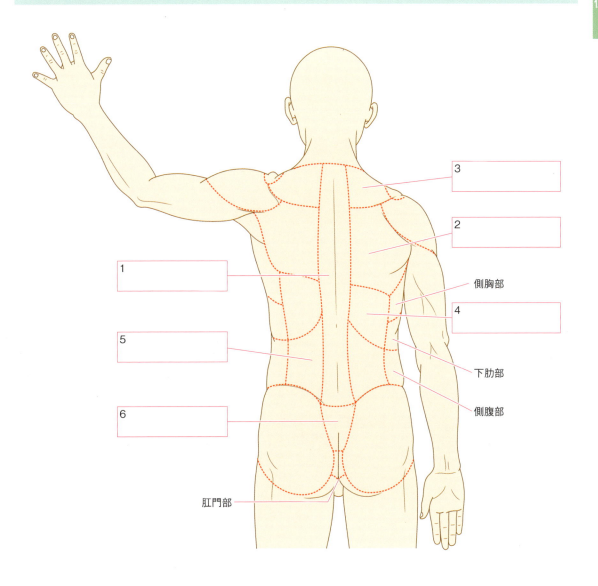

側胸部
下肋部
側腹部
肛門部

Hint 背面には，正中の脊柱と左・右肩甲骨が触れる。脊柱の最下部は，仙骨と尾骨からなる。

会陰

Q6. 体幹下面の会陰を区別し，部位名を書きなさい。

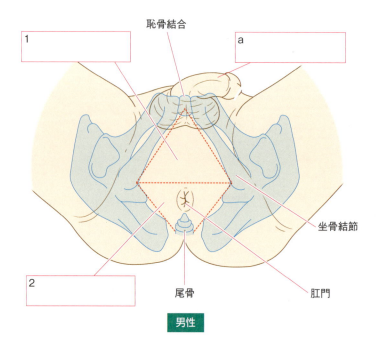

男性

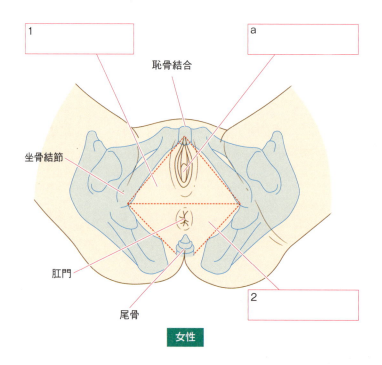

女性

> **Hint** 会陰はエインと読み，前は恥骨結合，後ろは尾骨，外側は左右の坐骨結節に囲まれた領域で，骨盤の出口に相当する。

上　肢

Q7. 上肢の細区分を示す図である。部位名を書きなさい。

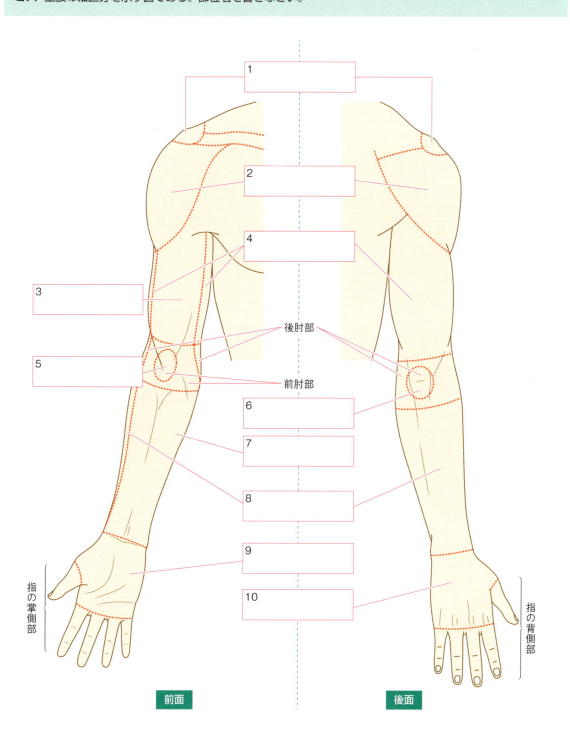

Hint 上肢は上肢帯（鎖骨と肩甲骨）と上腕・前腕・手（自由上肢）からなる。自由上肢はそれぞれ前面（掌側）と後面（手の甲側）からなる。

下　肢

Q8. 下肢の細区分を示す図である。部位名を書きなさい。

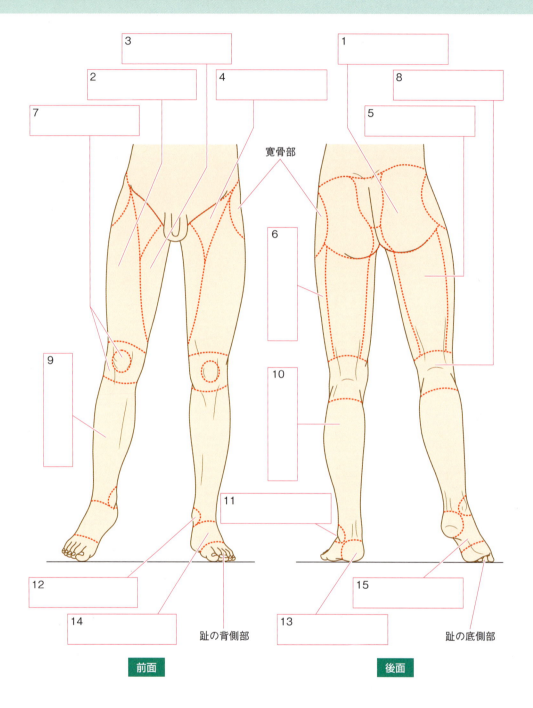

Hint 下肢は¹　　　　（下肢帯）と大腿・下腿・足（自由下肢）からなる。自由下肢はそれぞれ前面と後面からなり，足は背面と底面とに区分される。

身体の位置

Q9. 身体の位置に関する用語について，適する語を書きなさい。

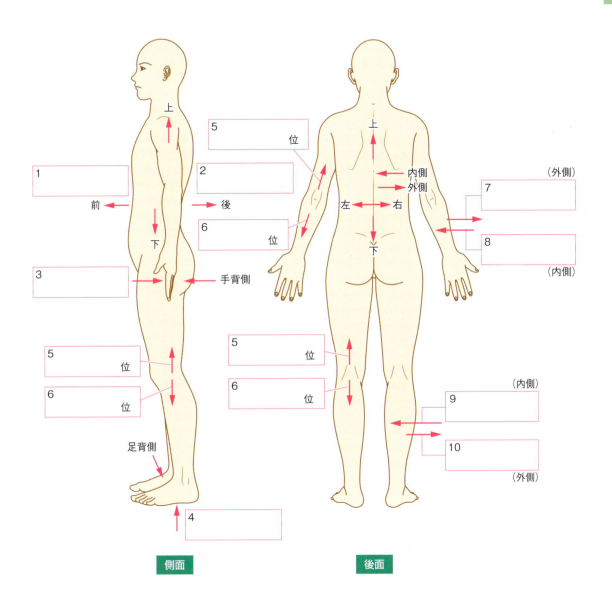

側面　　　後面

> **Hint** 上肢・下肢では，肩やももの付け根側を体幹に近いか遠いかで表す。上肢と下肢の内・外側は，前腕・下腿の骨の名称を利用している。

身体の断面

Q10. 図は身体の断面を表現している。各断面を表す名称を書きなさい。

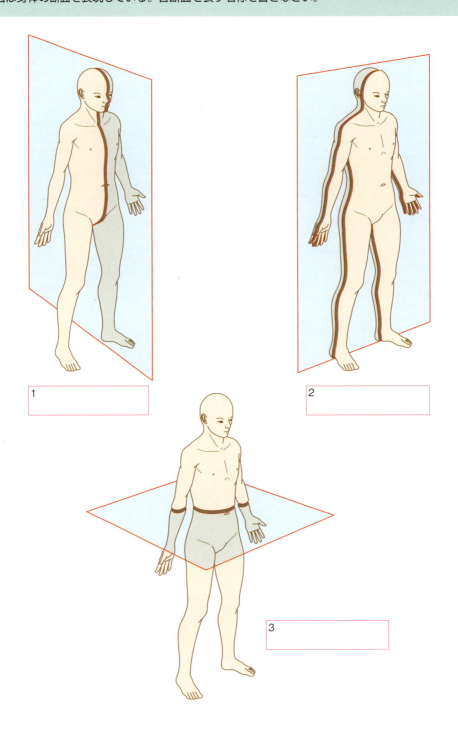

1. ☐
2. ☐
3. ☐

Hint 前後方向への縦断面を矢状面といい，そのうち左右中央の面を [1]☐ という。[2]☐ は左右方向への縦断面をいう。[3]☐ は縦断面に対して直角に切断したと仮定してできる面である。

方向線

Q11. 体表上を垂直に走る仮想線を方向線という。各方向線の名称を書きなさい。

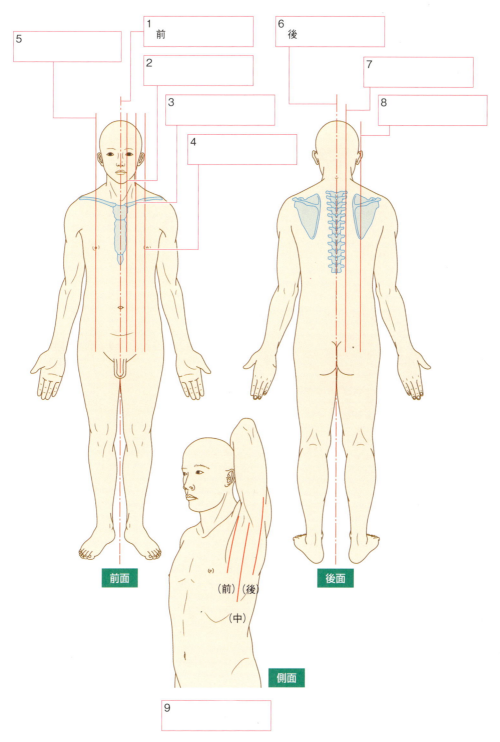

1 前
2
3
4
5
6 後
7
8
9

前面　側面　後面

Hint
[1] と [6] は前面・後面の中央を走る線。[2] は胸骨の外側，[4] は鎖骨の中央を走る線。[3] は [2] と [4] の間の中央を走る線。[5] は乳頭を通る垂直線。[7] は椎骨の横突起を通る線。[8] は肩甲骨の下角を通る線。[9] は脇の下のくぼみの前縁・後縁および中央を通る線。

体 位

Q12. 次の各図は何という体位か書きなさい。

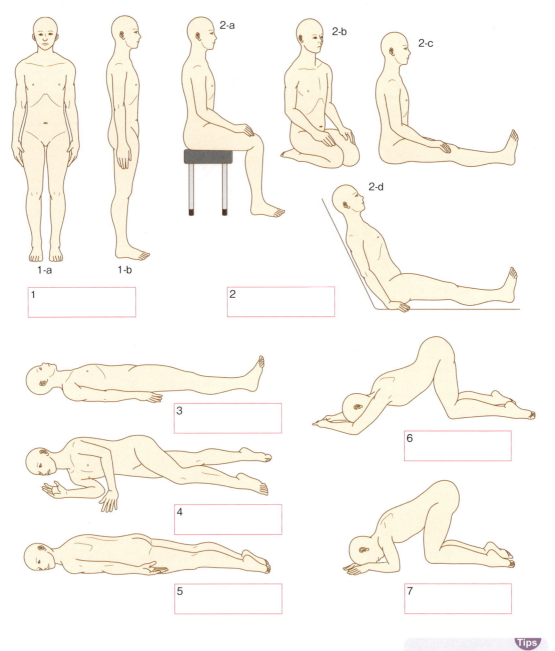

Hint
[1]は足底を床面につけて身体を支持した直立位，[2]は殿部を床や椅子につけ，体幹を支持した直立位である。
[3]は仰向けに寝た体位，[4]は横向きに寝た体位，[5]はうつ伏せに寝た体位である。
[6]は伏臥位から膝関節を直角に曲げ，殿部を高く持ち上げ，床につけた胸の部位と膝に重心をおく体位，
[7]は伏臥位から肘関節を曲げて手掌と前腕で上半身を支え，膝関節を曲げて殿部を高く持ち上げた体位である。

Tips
体位とは，ある条件下で無理なく身体を支持できる身体の位置をいう。

腔所

Q13. 体内には骨や筋に囲まれた，脳または内臓を入れるための腔所がある。各腔所の名称を書きなさい。

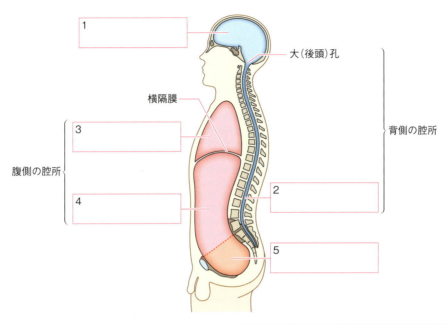

Hint 1 は脳を入れる。2 は脊髄を入れる管状の腔所である。3 は心臓や肺を入れる。4 は胃や肝臓，腸を入れる。5 は膀胱や直腸，子宮（女性）・前立腺（男性）を入れる。

胸腔

Q14. 胸腔の断面図である。膜などによってできた各腔所の名称を書きなさい。

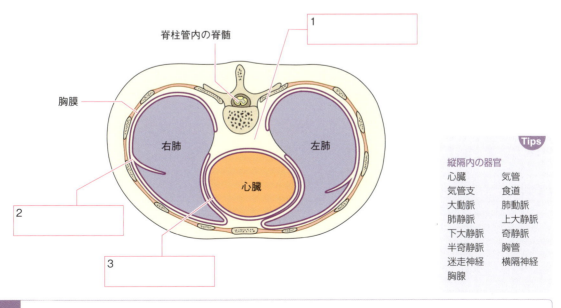

Tips
縦隔内の器官
心臓　　気管
気管支　食道
大動脈　肺動脈
肺静脈　上大静脈
下大静脈　奇静脈
半奇静脈　胸管
迷走神経　横隔神経
胸腺

Hint 1 は胸椎・胸骨・左右の肺（縦隔胸膜）に囲まれた胸腔内の正中部。

Chapter 1 ● 解答

Q1 1 頭　2 顔　3 頸　4 胸　5 腹　6 背　7 会陰　8 上肢　9 下肢

Q2 1 前頭部　2 頭頂部　3 側頭部　4 後頭部　5 眼窩部　6 鼻部　7 口部　8 頬部　9 オトガイ（頤）部

Q3 1 舌骨部　2 喉頭部　3 頸動脈三角　4 甲状腺部　5 大鎖骨上窩　6 小鎖骨上窩　7 外側頸三角

Q4 1 胸骨部　2 鎖骨部　3 乳房部　4 腋窩部　5 下肋部（季肋部）　6 上胃部（心窩部）　7 側腹部　8 臍部　9 鼠径部　10 恥骨部

Q5 1 脊柱部　2 肩甲部　3 肩甲上部　4 肩甲下部　5 腰部　6 仙骨部

Q6 1 尿生殖部（尿生殖三角）　2 肛門部（肛門三角）　a 外陰部　男性：陰茎，陰嚢　女性：大陰唇，陰核，腟前庭

Q7 1 肩峰部　2 三角筋部　3 前上腕部　4 後上腕部　5 肘窩　6 肘頭　7 前前腕部　8 後前腕部　9 手掌部　10 手背部

Q8 1 殿部　2 前大腿部　3 大腿内側面　4 大腿三角　5 大腿後部　6 大腿外側部　7 前膝部（膝蓋部）　8 後膝部（膝窩）　9 前下腿部　10 後下腿部（腓腹部）　11 外果部　12 内果部　13 踵部　14 足背部　15 足底部

Q9 1 腹側　2 背側　3 掌側　4 底側　5 近　6 遠　7 橈側　8 尺側　9 脛側　10 腓側

Q10 1 正中面（正中矢状面，正中縦断面）　2 前頭面（前額面）　3 水平面（横断面，横平面）

Q11 1 正中線　2 胸骨線　3 胸骨傍線　4 鎖骨中線　5 乳頭線　6 正中線　7 椎骨傍線　8 肩甲線　9 腋窩線

Q12 1 起立位　2 坐位　3 仰臥位　4 側臥位　5 伏臥位　6 膝胸位　7 膝肘位

Q13 1 頭蓋腔　2 脊柱管　3 胸腔　4 腹腔　5 骨盤腔

Q14 1 縦隔　2 胸膜腔　3 心膜腔

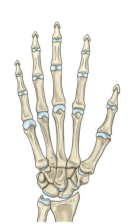
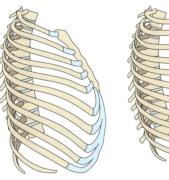
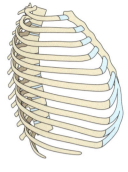
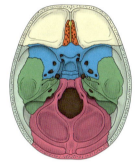
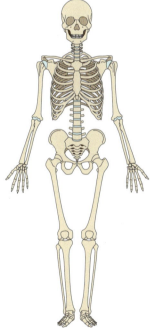

- Q.1 全身の骨格
- Q.2 鎖骨・肩甲骨
- Q.3 上腕骨
- Q.4 橈骨・尺骨（前腕）
- Q.5 手の骨
- Q.6 寛骨1
- Q.7 寛骨2
- Q.8 大腿骨
- Q.9 脛骨・腓骨（下腿）
- Q.10 足の骨1
- Q.11 足の骨2
- Q.12 距骨・踵骨
- Q.13 脊柱
- Q.14 脊柱の弯曲
- Q.15 脊柱の異常弯曲
- Q.16 椎骨
- Q.17 頸椎
- Q.18 胸椎・腰椎
- Q.19 仙骨1
- Q.20 仙骨2
- Q.21 胸郭
- Q.22 胸郭と呼吸運動
- Q.23 胸骨
- Q.24 肋骨
- Q.25 骨盤1
- Q.26 骨盤2
- Q.27 骨盤の性差
- Q.28 頭蓋骨の構成
- Q.29 頭蓋骨の縫合
- Q.30 泉門
- Q.31 頭蓋骨の底面
- Q.32 下顎骨
- Q.33 眼窩
- Q.34 鼻中隔
- Q.35 鼻腔
- Q.36 骨の働き
- Q.37 骨の分類
- Q.38 骨の構成
- Q.39 骨の発生
- Q.40 骨の連結・関節

Chapter 2

骨

全身の骨格

Q1. 全身各部の骨名を書きなさい。

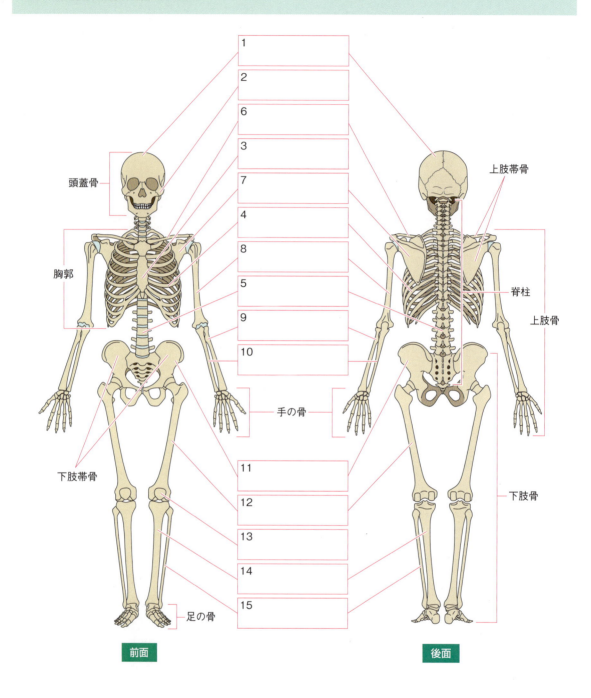

前面　　後面

Hint 全身骨格は大きく頭蓋骨と体幹部の脊柱・胸郭（椎骨の一部も含まれる），上肢骨と下肢骨とに分けられる。

Tips 青色に塗られた箇所は関節面・関節軟骨である。

鎖骨・肩甲骨

Q2. 上肢帯骨である鎖骨と肩甲骨の各部分の名称を書きなさい。

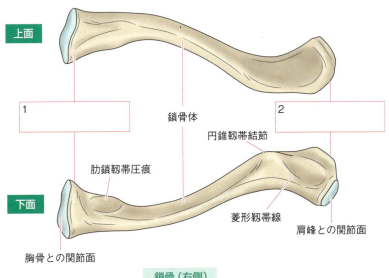

鎖骨（右側）

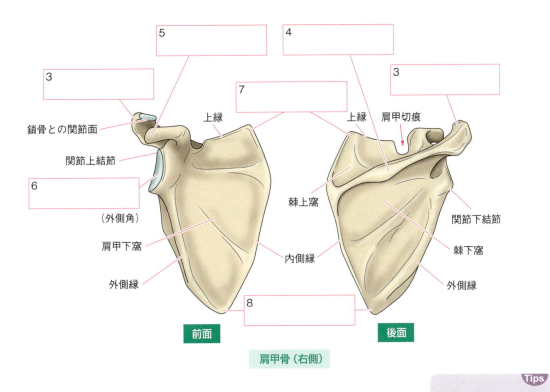

肩甲骨（右側）

Tips
肩関節
肩甲骨関節窩と上腕骨頭

Hint 鎖骨の内側は胸骨と，外側は肩甲骨と関節する。肩甲骨は，ほぼ三角形で，外側の角の部分で上腕骨と関節している。

上腕骨

Q3． 上腕骨の関節部や筋の付着部などの名称を書きなさい。

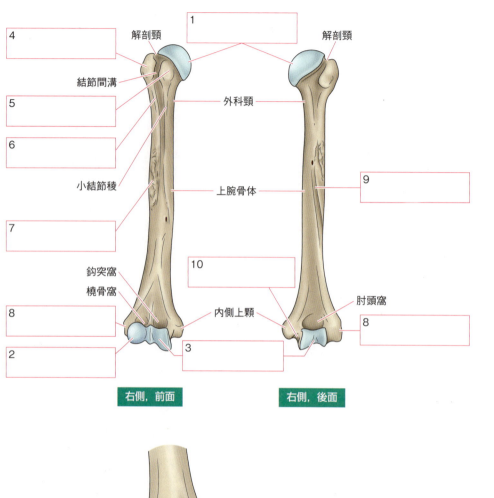

右側，前面　　　右側，後面

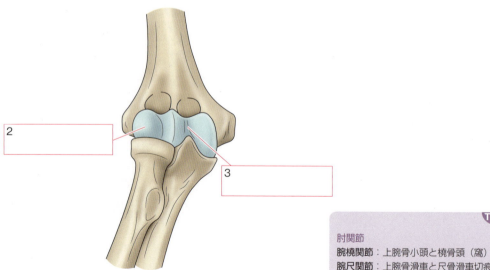

Tips
肘関節
腕橈関節：上腕骨小頭と橈骨頭（窩）
腕尺関節：上腕骨滑車と尺骨滑車切痕
上橈尺関節：橈骨関節環状面と
　　　　　　尺骨橈骨切痕

Hint 上腕骨の遠位端では橈骨とも尺骨とも関節する。

橈骨・尺骨（前腕）

Q4. 橈骨・尺骨の関節部や筋の付着部などの名称を書きなさい。

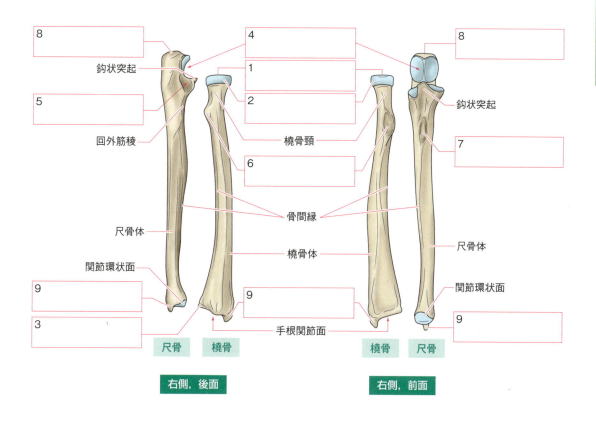

右側，後面　　　　右側，前面

Tips
下橈尺関節
橈骨尺骨切痕と尺骨関節環状面

Hint 橈骨と尺骨は近位でも遠位でも関節している。

手の骨

Q5. 手の骨各部の名称と一側での数を書きなさい。また，手根骨の各名称を下の表に書きなさい。

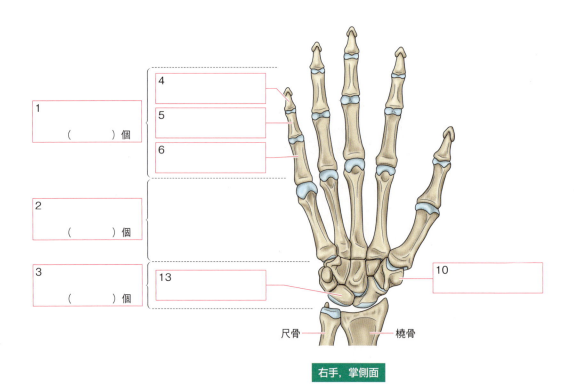

尺骨　　橈骨

右手，掌側面

	尺 側 (小指側) ←———————————→			橈 側 (母指側)
遠 位	7	8	9	10
近 位	11	12	13	14

寛 骨 1

Q6. 下肢帯骨である寛骨は，思春期までは3つの骨からなる。それぞれの名称を書きなさい。

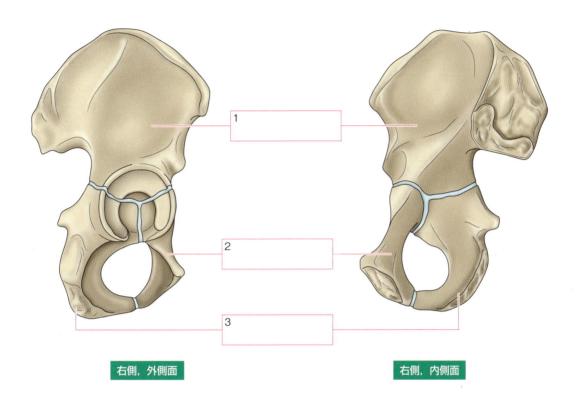

右側，外側面　　　　　　　　　右側，内側面

Hint　3つの骨は軟骨結合しているが，成年期になると骨結合し，1つの寛骨となる。

寛骨 2

Q7. 寛骨各部の名称を書きなさい。

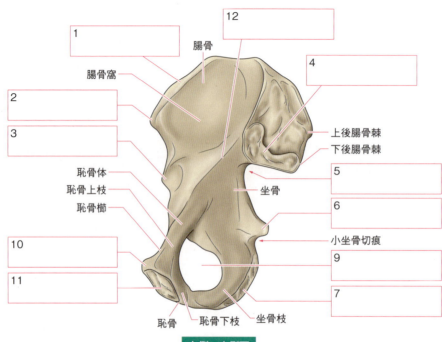

右側，内側面

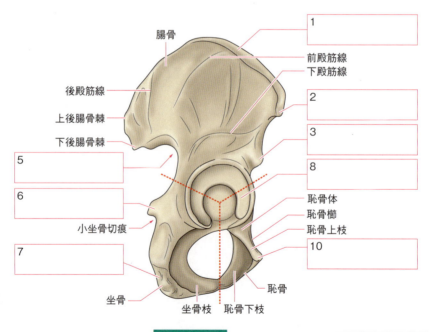

右側，外側面
（点線は腸骨・恥骨・坐骨の結合部を示す）

Tips
股関節
寛骨臼と大腿骨頭

Hint 寛骨の部分名称には3つの骨の名称が冠されることが多い。

大腿骨

Q8． 大腿骨各部の名称を書きなさい。

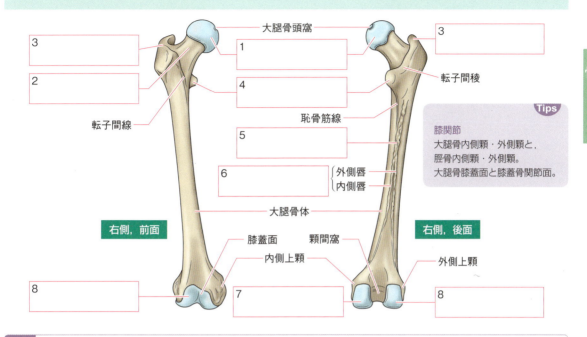

Hint　長骨（上腕骨と大腿骨）の名称には身体と同様に頭・頸・体の名がつく。

Tips
膝関節
大腿骨内側顆・外側顆と，
脛骨内側顆・外側顆。
大腿骨膝蓋面と膝蓋骨関節面。

脛骨・腓骨（下腿）

Q9． 下腿の骨（脛骨と腓骨）の各部の名称を書きなさい。

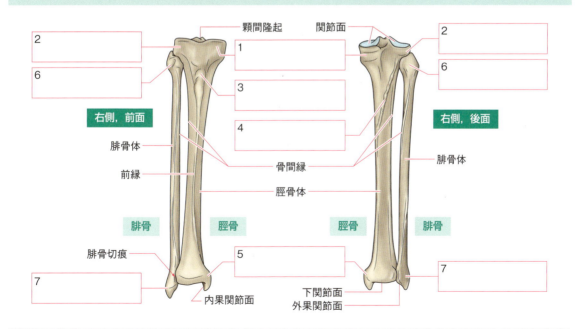

Hint　脛骨が内側，腓骨が外側に位置している。筋の停止腱が付着するところは隆起しており，粗面や線といわれる。

足の骨 1

Q10. 足を構成する骨の各名称を書きなさい。

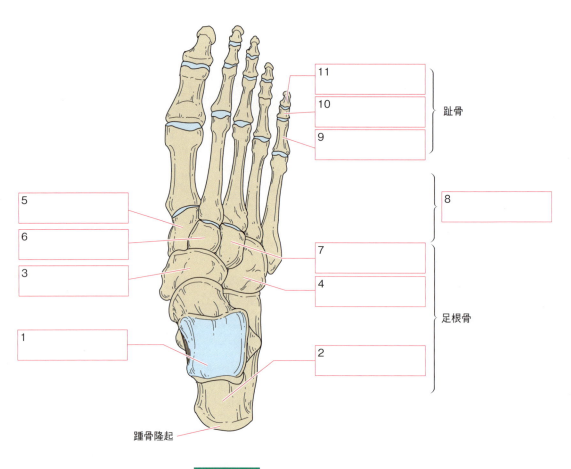

踵骨隆起

右側，上面

Hint 足根骨は7個の骨（¹_____〜⁷_____）で構成される。

足の骨 2

Q11. 足を構成する骨の各名称を書きなさい。

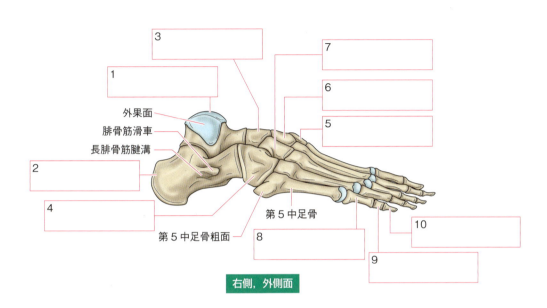

右側，外側面

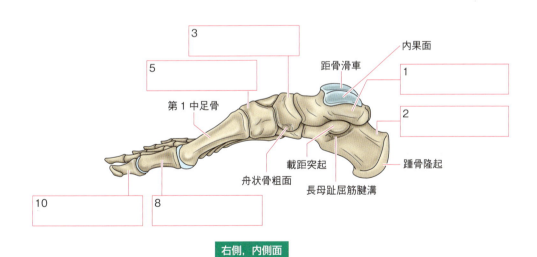

右側，内側面

距骨・踵骨

Q12. 足根骨を構成する主な2つの骨の各関節面を書きなさい。

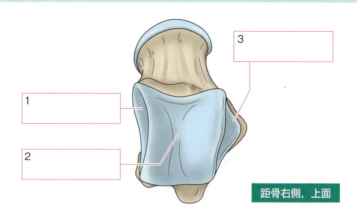

距骨右側，上面

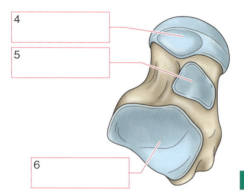

距骨右側，下面

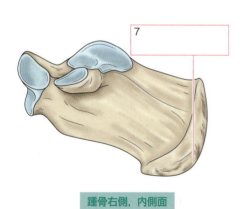

踵骨右側，内側面

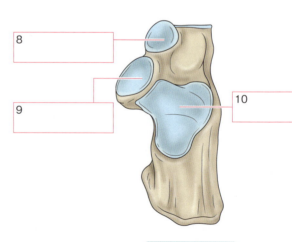

踵骨右側，上面

Tips

距腿関節
脛骨下関節面・内果関節面と距骨滑車・内果面。
腓骨外果関節面と距骨外果面。

脊柱

Q13. 脊柱は椎骨が上下に連結して構成される。成人脊柱の各部の椎骨名と数を書きなさい。

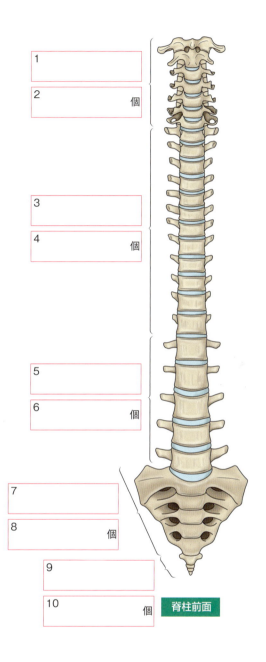

1.
2. 　　　個
3.
4. 　　　個
5.
6. 　　　個
7.
8. 　　　個
9.
10. 　　　個

脊柱前面

Hint 下端の椎骨は小児期には仙椎5個，尾椎3〜5個だが，成人では骨結合している。

脊柱の弯曲

Q14. 脊柱各部の名称や弯曲方向を書きなさい。

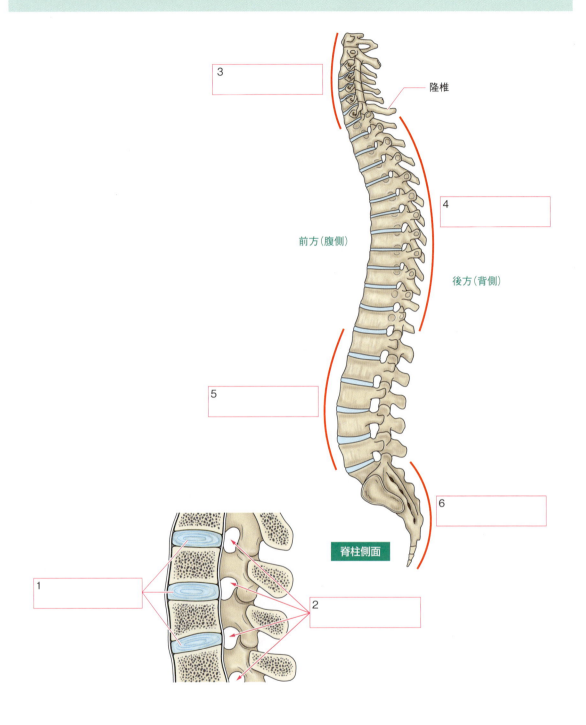

Hint 脊柱の上下連結は，各椎骨間に線維軟骨でできた¹_____を挟んだ軟骨結合と椎間関節によって構成されている。各椎骨間両側には脊髄神経の出入りする孔である²_____がある。また，脊柱は前後に弯曲している。頸部・腰部と胸部・仙尾部の弯曲方向は異なる。

脊柱の異常弯曲

Q15. 脊柱の異常な弯曲を示している。それぞれ何という症例（疾患名）か書きなさい。

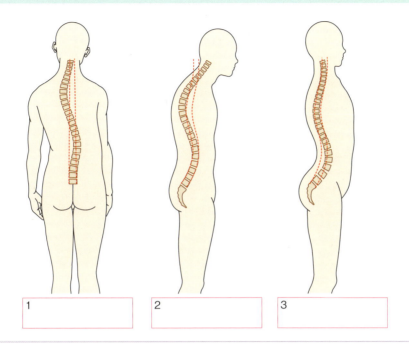

| 1 | 2 | 3 |

Hint ヒトは直立二足歩行のため，前後方向には生理的な弯曲がある。

椎骨

Q16. 椎骨の一般的な形の上面と側面において，各部の名称を書きなさい。

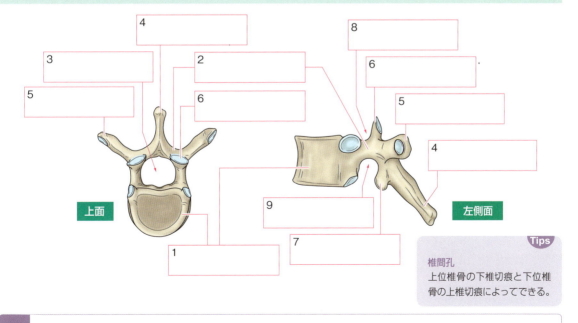

上面　　左側面

Tips
椎間孔
上位椎骨の下椎切痕と下位椎骨の上椎切痕によってできる。

Hint 椎骨は，柱を構成する椎体と後方へのアーチ，そして7個の突起からなる。

頸椎

Q17. 頸椎のうち，第1・2・7頸椎には，その形状の特徴から別名がある。それぞれの別名と各部の名称を書きなさい。

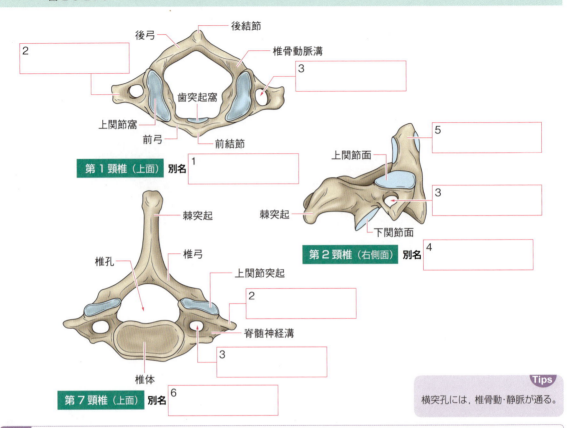

Tips 横突孔には，椎骨動・静脈が通る。

Hint 第1頸椎には椎体がなく，第2頸椎椎体の上部の突起が入る。第2頸椎椎体の上部の突起は頭の回転の軸となる。第7頸椎の棘突起は上位6頸椎より長く，皮下に容易に触知できる。

胸椎・腰椎

Q18. 胸椎と腰椎に特徴的な部分の名称を書きなさい。

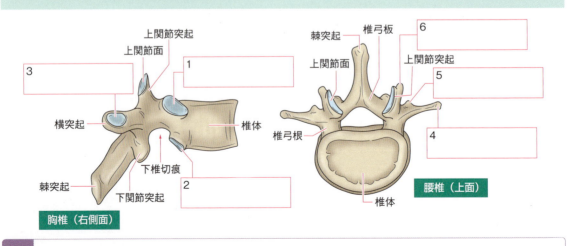

Hint 胸椎には肋骨が関節する。

仙 骨 1

Q19. 仙骨各部の名称を書きなさい。

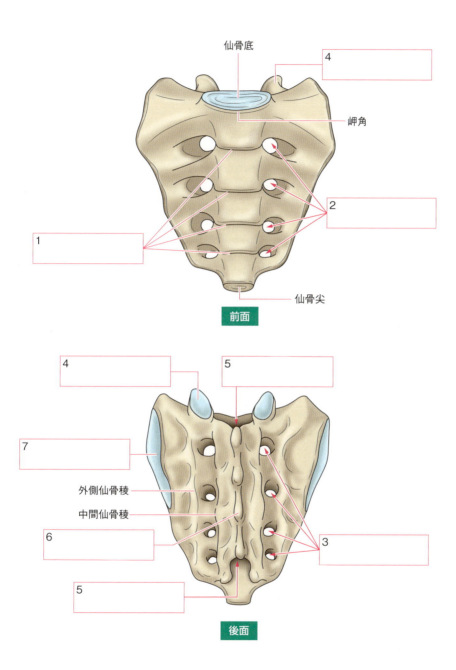

Hint 仙骨では前面に椎間円板が骨化した痕跡が4本みられる。腰椎までの脊柱における椎間孔は，仙骨では前後の孔となって存在する。

Tips
仙骨管は脊柱管の一部で，仙骨内にある。

仙骨 2

Q20. 仙骨の上面および側面図である。各部の名称を書きなさい。

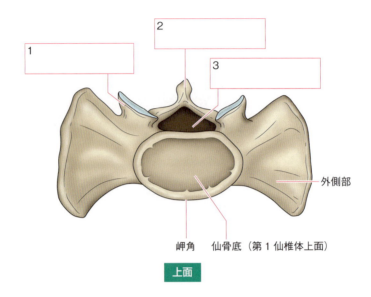

上面

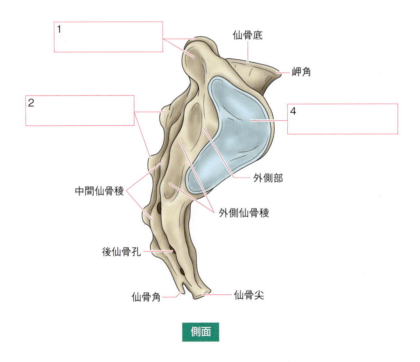

側面

胸郭

Q21. 胸郭の図である。適する名称を書きなさい。

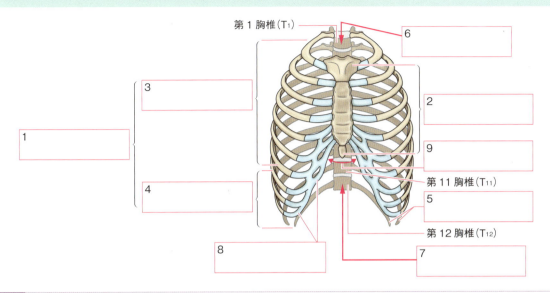

Hint 肺や心臓を収めている胸腔を囲む胸郭は，12個の胸椎と12対の[1]＿＿＿＿，1個の[2]＿＿＿＿によって構成されている。[1]＿＿＿＿は7対の[3]＿＿＿＿と5対の[4]＿＿＿＿とからなる。[4]＿＿＿＿のうち，第11と第12番目は[2]＿＿＿＿に結合せず，[5]＿＿＿＿とよばれる。胸腔の上方への出口は[6]＿＿＿＿，下方への出口は[7]＿＿＿＿とよばれる。[7]＿＿＿＿では，第7～10肋軟骨の下縁が続いて左右1対の弓状の線をなし，[8]＿＿＿＿という。左右にある[8]＿＿＿＿の会合によってできる角を[9]＿＿＿＿といい，70～80度である。

胸郭と呼吸運動

Q22. 呼吸運動は，胸郭を構成している肋骨の挙上・下制によって，胸腔を拡大・縮小して行われている。どちらが吸気運動でどちらが呼気運動か。

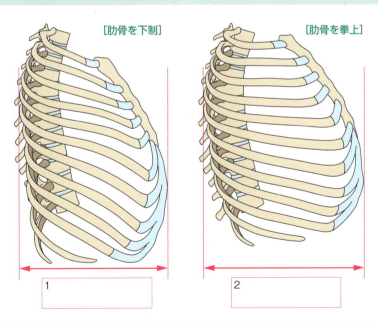

Hint 肋骨を挙上し胸腔が拡大すると，陰圧になって空気を吸い込む。
[1]＿＿＿＿は肋骨を下制した状態，[2]＿＿＿＿は肋骨を挙上した状態である。

胸　骨

Q23. 胸骨は3部から構成される。各部の名称を書きなさい。

> **Tips**
> 胸鎖関節
> 鎖骨切痕と，鎖骨の胸骨端胸骨関節面

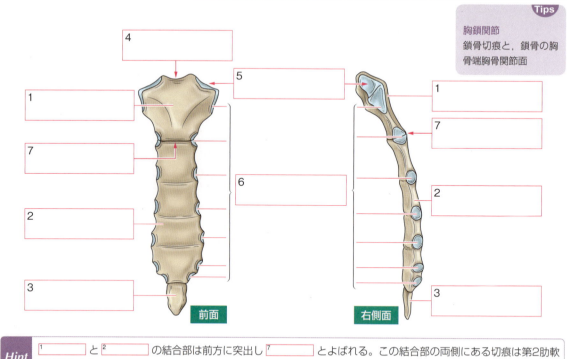

前面　　　右側面

Hint 1□ と 2□ の結合部は前方に突出し 7□ とよばれる。この結合部の両側にある切痕は第2肋軟骨が結合する。

肋　骨

Q24. 肋骨各部の名称を書きなさい。

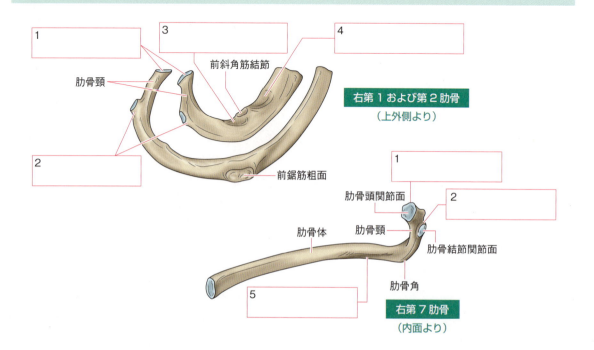

右第1および第2肋骨（上外側より）

右第7肋骨（内面より）

骨盤 1

Q25. 骨盤は仙骨・尾骨と左右の寛骨から構成される。仙骨と寛骨の結合部，左右寛骨の結合部の各名称を書きなさい。

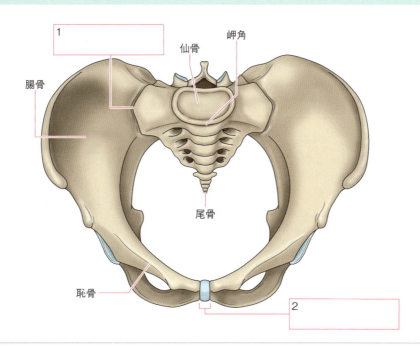

> **Hint** 仙骨との関節は寛骨（p.21, p.22）の腸骨部でつく。寛骨どうしは恥骨部でつく。

骨盤 2

Q26. 骨盤は上・下2部に分けられる。その境と上・下の部位名を書きなさい。

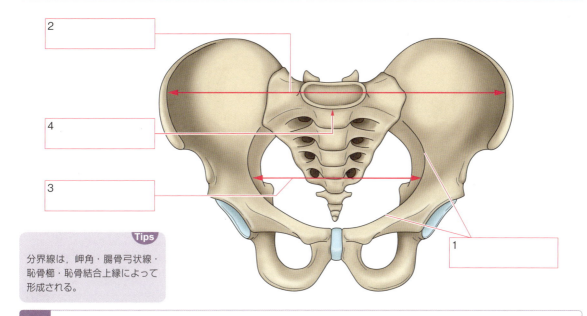

> **Tips** 分界線は，岬角・腸骨弓状線・恥骨櫛・恥骨結合上縁によって形成される。

> **Hint** 下の部位は前後左右が閉じられて腔（骨盤腔）をつくり，上下の境界線（ 1　　　）は骨盤腔の上口となる。

骨盤の性差

Q27. 骨盤の形は男女で異なっているが，それぞれ，どちらの性の骨盤か書きなさい。

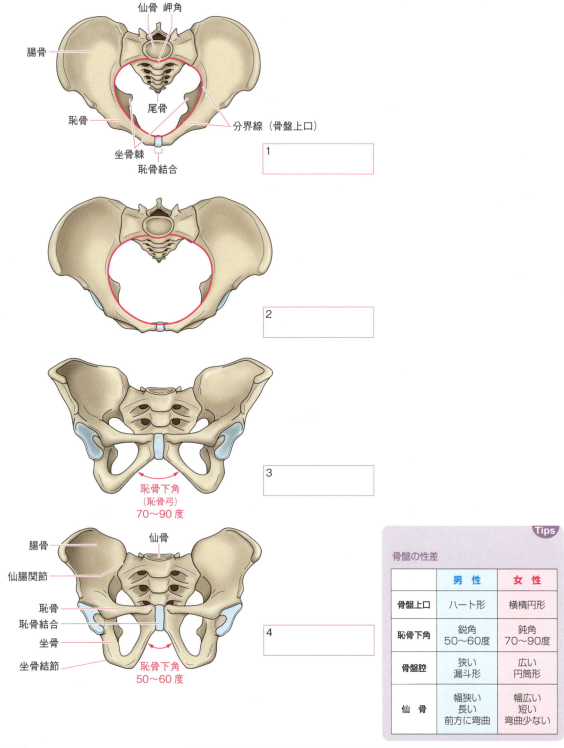

Hint 女性骨盤は，骨盤上口（分界線）が横楕円形で，下口は両側の坐骨棘・坐骨結節が遠ざかる。恥骨下角は鈍角である。男性骨盤は岬角が前方に突出し，上口はハート形で仙尾弯曲が強く，尾骨はさらに前方に位置する。

頭蓋骨の構成

Q28. 頭蓋骨を構成している骨の各名称を書きなさい。

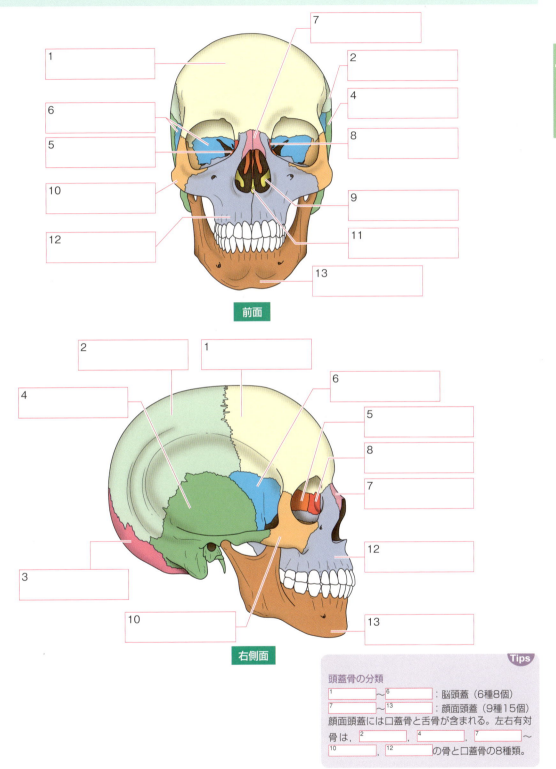

前面

右側面

Tips

頭蓋骨の分類
1 ～ 6 ：脳頭蓋（6種8個）
7 ～ 13 ：顔面頭蓋（9種15個）
顔面頭蓋には口蓋骨と舌骨が含まれる。左右有対骨は, 2 , 4 , 7 ～ 10 , 12 の骨と口蓋骨の8種類。

Hint 頭蓋骨は15種類23個からなる。ただし図中に口蓋骨と舌骨は描かれていない。

頭蓋骨の縫合

Q29． 頭蓋骨の連結の一種である縫合の主な名称を書きなさい。

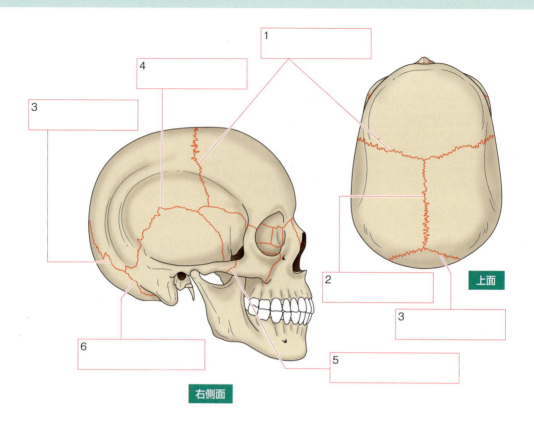

右側面 / 上面

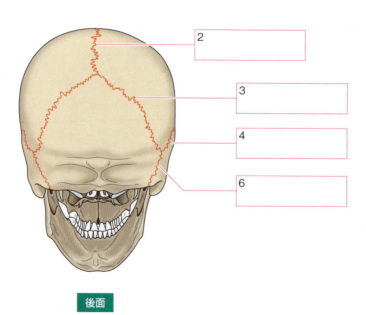

後面

Hint　縫合線の名称のつけ方には，方向（矢状），つき方（鱗状），隣り合った骨名（側頭骨と頬骨）などがある。

泉　門

Q30. 胎児，乳児および幼児初期の頭蓋骨には骨化していない膜性の泉門がある。各泉門の名称を書きなさい。

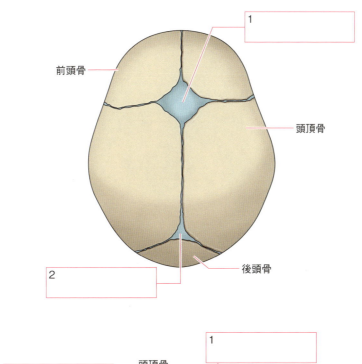

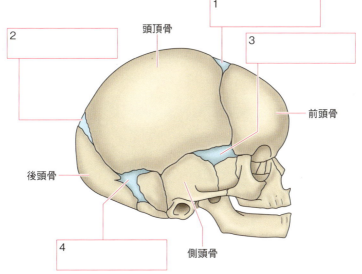

Tips
大泉門
生後約1年半から2年で閉鎖。
小泉門
生後約6か月から1年で閉鎖。

Hint 前頭骨と頭頂骨の間のひし形の部分は大きく残り，頭頂骨と後頭骨の間の三角形の部分は小さく残る。

頭蓋骨の底面

Q31. 頭蓋骨各部（孔や隆起など）の名称を書きなさい。

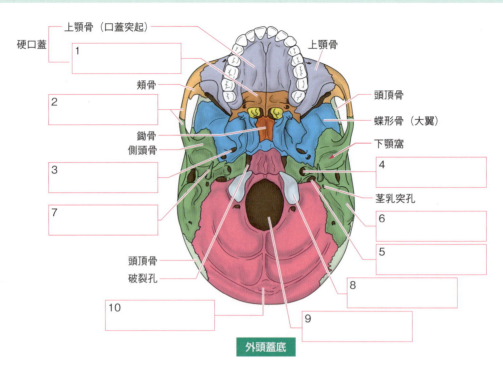

外頭蓋底

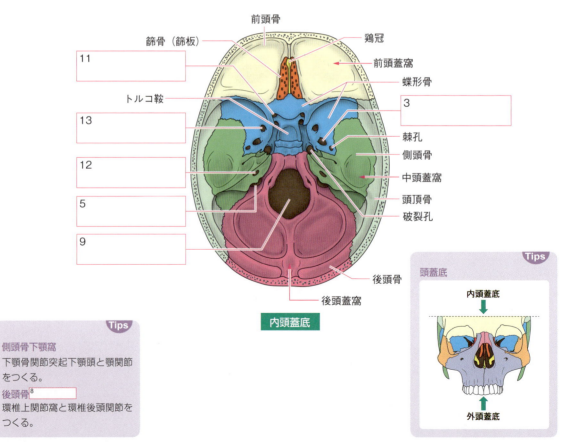

内頭蓋底

Tips
側頭骨下顎窩
下顎骨関節突起下顎頭と顎関節をつくる。
後頭骨 8 [　　　]
環椎上関節窩と環椎後頭関節をつくる。

Tips
頭蓋底

下顎骨

Q32. 下顎骨の部位名を書きなさい。

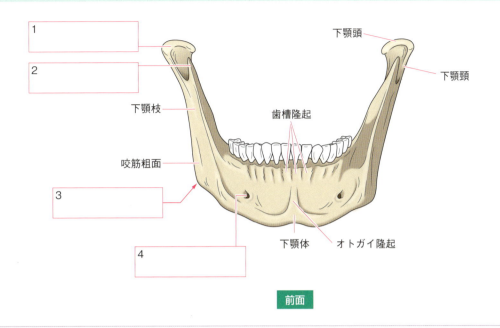

前面

> **Hint** 上顎骨は左―右2個1対であるが，下顎骨は1個の骨である。

眼窩

Q33. 眼窩を構成する骨の名称を書きなさい。

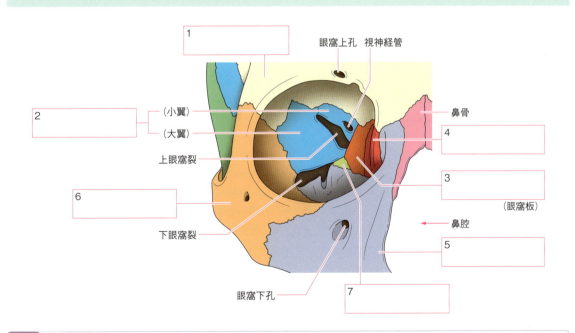

> **Hint** 眼窩（眼球を容れるくぼみ）は7種の骨によって構成されている。

鼻中隔

Q34． 鼻腔を左右に分ける鼻中隔を構成している骨の名称を書きなさい。

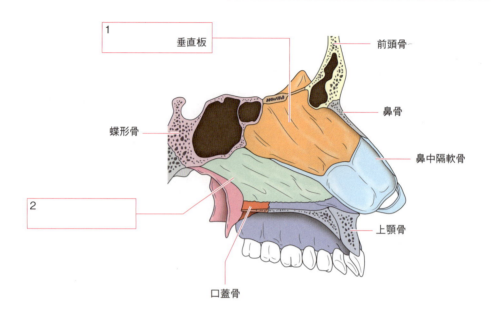

> Hint　鼻中隔の前方は軟骨性である。

鼻腔

Q35． 鼻腔右側の外側壁の図である。各部の名称を書きなさい。

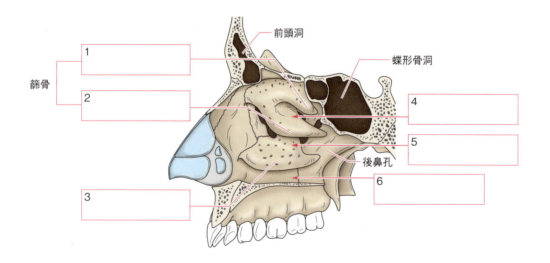

> Hint　上鼻道には篩骨洞が，中鼻道には前頭洞・上顎洞・篩骨洞が，下鼻道には鼻涙管が開口する。

骨の働き

Q36. 骨には主に5つの働きがある。代表的な部位の骨の働きを書きなさい。

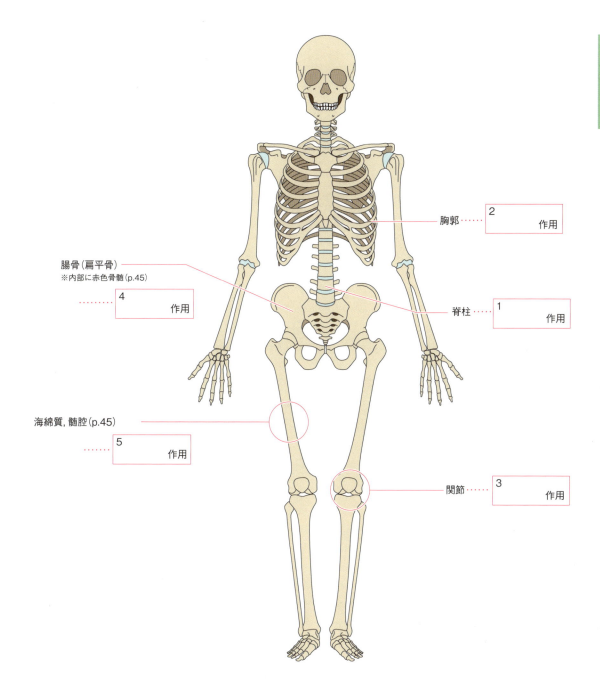

胸郭 …… 2 [　　　] 作用

腸骨（扁平骨）
※内部に赤色骨髄（p.45）
4 [　　　] 作用

脊柱 …… 1 [　　　] 作用

海綿質, 髄腔（p.45）
5 [　　　] 作用

関節 …… 3 [　　　] 作用

Hint 骨には支持・保護・運動・造血・貯蔵（脂肪やカルシウム, リンなど）の働きがある。

骨の分類

Q37. 骨は形や大きさにより分類される。それぞれの分類名称を書きなさい。

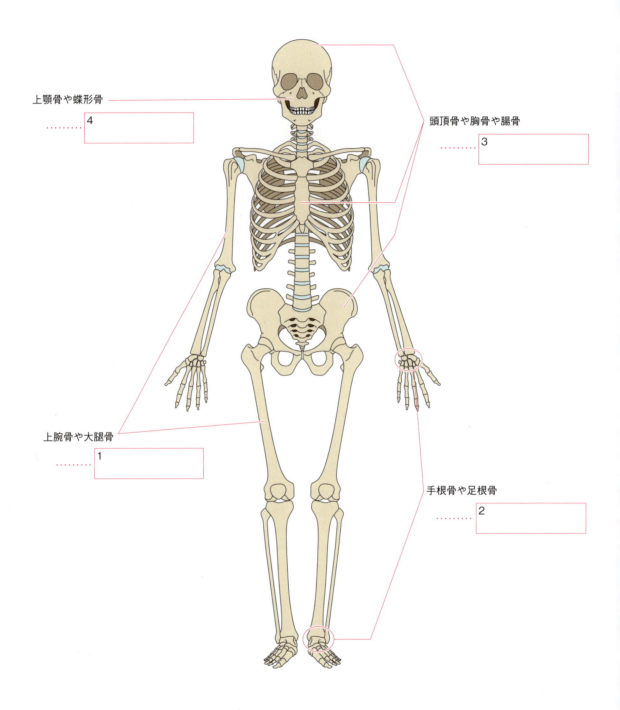

上顎骨や蝶形骨　　4

頭頂骨や胸骨や腸骨　　3

上腕骨や大腿骨　　1

手根骨や足根骨　　2

Hint 　上顎骨・蝶形骨や前頭骨・篩骨は骨内部に空気を含む空洞をもっている。

骨の構成

Q38. 骨を構成するものは①・②・③の3つである。図中に適する用語を書きなさい。

骨 ｛
① [1   ] ……骨の成長や再生にあずかる
②骨質…… [2   ] , [3   ]
③骨髄…… [4   ] , [5   ]
｝

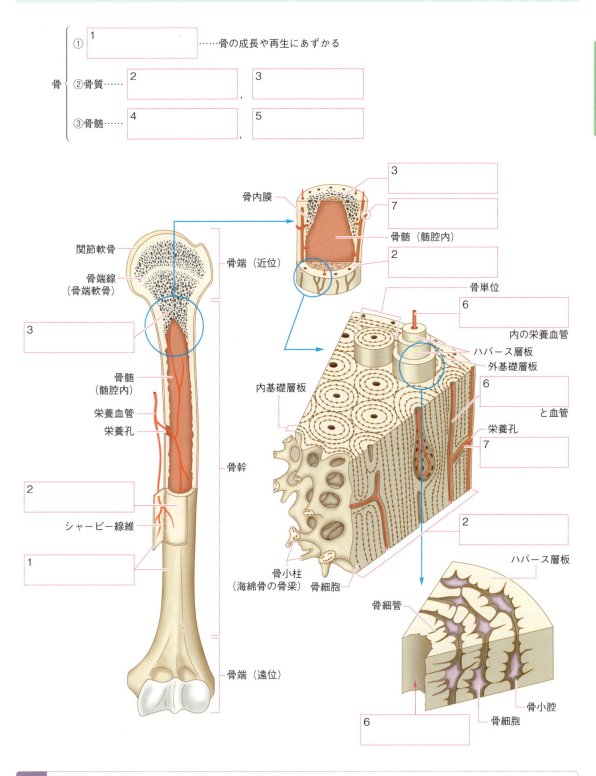

Hint 骨質は骨の表層にある層板状の部分と，骨端や深層にある小腔をもつものとに分かれる。骨髄は造血機能をもつ部分と脂肪細胞の多いものとがある。

骨の発生

Q39. 骨の発生を骨化ともいい，骨化には2通りの方法がある。各骨や部位の名称を書きなさい。

骨の発生（骨化）
1. 膜性骨発生（膜内骨化）── 付加骨 （別名： 1　　　　）
2. 軟骨性骨発生（軟骨内骨化）── 置換骨 （別名： 2　　　　）

軟骨性骨発生の過程

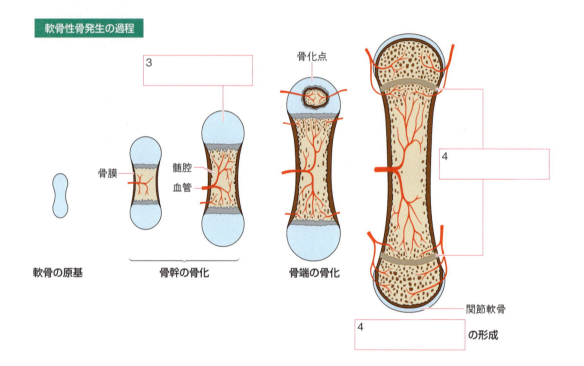

4　　　の形成

軟骨の原基　　骨幹の骨化　　骨端の骨化

Hint 骨の発生は結合組織内に骨芽細胞ができる膜性骨発生と，まず軟骨で雛型ができ，後で骨に置き換わる軟骨性骨発生の2通りがある。

骨の連結・関節

Q40. 関節の構造に関して各名称を書きなさい。

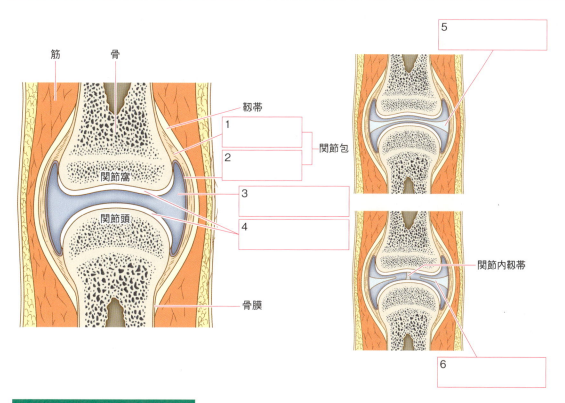

関節頭と関節窩の形による関節の種類

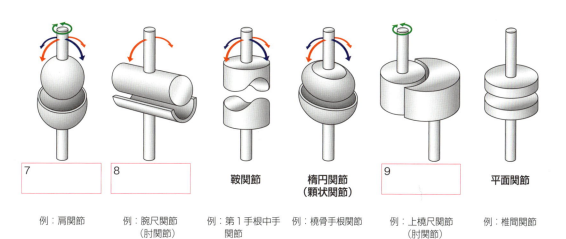

7 ＿＿＿＿　　例：肩関節
8 ＿＿＿＿　　例：腕尺関節（肘関節）
鞍関節　　例：第1手根中手関節
楕円関節（顆状関節）　　例：橈骨手根関節
9 ＿＿＿＿　　例：上橈尺関節（肘関節）
平面関節　　例：椎間関節

> **Hint** 関節頭と関節窩による可動結合である関節には，関節面の摩擦を減らすために，軟骨や滑液が含まれている。

Chapter 2 解答

Q.1 1 脳頭蓋　2 顔面頭蓋　3 胸骨　4 肋骨　5 椎骨（腰椎）　6 鎖骨　7 肩甲骨　8 上腕骨　9 橈骨　10 尺骨　11 寛骨　12 大腿骨　13 膝蓋骨　14 脛骨　15 腓骨

Q.2 1 胸骨端　2 肩峰端　3 肩峰　4 肩甲棘　5 烏口突起　6 関節窩　7 上角　8 下角

Q.3 1 上腕骨頭　2 上腕骨小頭　3 上腕骨滑車　4 大結節　5 小結節　6 大結節稜　7 三角筋粗面　8 外側上顆　9 橈骨神経溝　10 尺骨神経溝

Q.4 1 橈骨頭　2 関節環状面　3 尺骨切痕　4 滑車切痕　5 橈骨切痕　6 橈骨粗面　7 尺骨粗面　8 肘頭　9 茎状突起

Q.5 1 指骨，14　2 中手骨，5　3 手根骨，8　4 末節骨　5 中節骨　6 基節骨　7 有鈎骨　8 有頭骨　9 小菱形骨　10 大菱形骨　11 豆状骨　12 三角骨　13 月状骨　14 舟状骨

Q.6 1 腸骨　2 恥骨　3 坐骨

Q.7 1 腸骨稜　2 上前腸骨棘　3 下前腸骨棘　4 耳状面　5 大坐骨切痕　6 坐骨棘　7 坐骨結節　8 寛骨臼　9 閉鎖孔　10 恥骨結節　11 恥骨結合面　12 弓状線

Q.8 1 大腿骨頭　2 大腿骨頸　3 大転子　4 小転子　5 殿筋粗面　6 粗線　7 内側顆　8 外側顆

Q.9 1 内側顆　2 外側顆　3 脛骨粗面　4 ヒラメ筋線　5 内果　6 腓骨頭　7 外果

Q.10 1 距骨　2 踵骨　3 舟状骨　4 立方骨　5 内側楔状骨　6 中間楔状骨　7 外側楔状骨　8 中足骨　9 基節骨　10 中節骨　11 末節骨

Q.11 1 距骨　2 踵骨　3 舟状骨　4 立方骨　5 内側楆状骨　6 中間楔状骨　7 外側楔状骨　8 基節骨　9 中節骨　10 末節骨

Q.12 1 内果面　2 距骨滑車　3 外果面　4 前踵骨関節面　5 中踵骨関節面　6 後踵骨関節面　7 踵骨隆起　8 前距骨関節面　9 中距骨関節面　10 後距骨関節面

Q.13 1 頸椎　2 7　3 胸椎　4 12　5 腰椎　6 5　7 仙骨　8 1　9 尾骨　10 1

Q.14 1 椎間円板　2 椎間孔　3 頸部前弯　4 胸部後弯　5 腰部前弯　6 仙尾部後弯

Q.15 1 側弯症　2 後弯症　3 前弯症

Q.16 1 椎体　2 椎弓　3 椎孔　4 棘突起　5 横突起　6 上関節突起　7 下関節突起　8 上椎切痕　9 下椎切痕

Q.17 1 環椎　2 横突起　3 横突孔　4 軸椎　5 歯突起　6 隆椎

Q.18 1 上肋骨窩　2 下肋骨窩　3 横突肋骨窩　4 肋骨突起　5 副突起　6 乳頭突起

Q.19 1 横線　2 前仙骨孔　3 後仙骨孔　4 上関節突起　5 仙骨管　6 正中仙骨稜　7 耳状面

Q.20 1 上関節突起　2 正中仙骨稜　3 仙骨管　4 耳状面

Q.21 1 肋骨　2 胸骨　3 真肋　4 仮肋　5 浮遊肋骨　6 胸郭上口　7 胸郭下口　8 肋骨弓　9 胸骨下角

Q.22 1 呼気運動　2 吸気運動

Q.23 1 胸骨柄　2 胸骨体　3 剣状突起　4 頸切痕　5 鎖骨切痕　6 （第1～7）肋骨切痕　7 胸骨角

Q.24 1 肋骨頭　2 肋骨結節　3 鎖骨下動脈溝　4 鎖骨下静脈溝　5 肋骨溝

Q.25 1 仙腸関節　2 恥骨結合

Q.26 1 分界線　2 大骨盤　3 小骨盤　4 岬角

Q.27 1 男性骨盤　2 女性骨盤　3 女性骨盤　4 男性骨盤

Q.28 1 前頭骨　2 頭頂骨　3 後頭骨　4 側頭骨　5 篩骨　6 蝶形骨　7 鼻骨　8 涙骨　9 下鼻甲介　10 頬骨　11 鋤骨　12 上顎骨　13 下顎骨

Q.29 1 冠状縫合　2 矢状縫合　3 ラムダ縫合　4 鱗状縫合　5 側頭頬骨縫合　6 後頭乳突縫合

Q.30 1 大泉門　2 小泉門　3 前側頭泉門　4 後側頭泉門

Q.31 1 口蓋裂　2 頬骨弓　3 卵円孔　4 頸動脈管　5 頸静脈孔　6 乳様突起　7 茎状突起　8 後頭顆　9 大（後頭）孔　10 外後頭隆起　11 視神経管　12 内耳孔　13 正円孔

Q.32 1 関節突起　2 筋突起　3 下顎角　4 オトガイ孔

Q.33 1 前頭骨　2 蝶形骨　3 篩骨　4 涙骨　5 上顎骨　6 頬骨　7 口蓋骨

Q.34 1 篩骨　2 鋤骨

Q.35 1 上鼻甲介　2 中鼻甲介　3 下鼻甲介　4 上鼻道　5 中鼻道　6 下鼻道

Q.36 1 支持　2 保護　3 運動　4 造血　5 貯蔵

Q.37 1 長骨　2 短骨　3 扁平骨　4 含気骨

Q.38 1 骨膜　2 緻密質　3 海綿質　4 黄色骨髄　5 赤色骨髄　6 ハバース管　7 フォルクマン管

Q.39 1 結合組織性骨　2 軟骨性骨　3 骨端軟骨　4 骨端線

Q.40 1 線維膜　2 滑膜　3 関節腔（滑液）　4 関節軟骨　5 関節円板　6 関節半月　7 球関節　8 蝶番関節　9 車軸関節

memo

memo

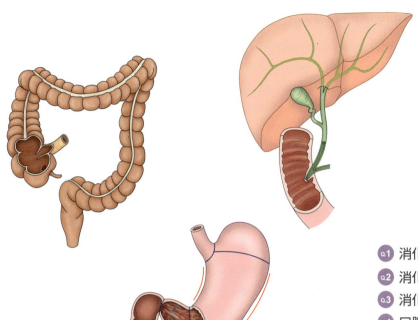
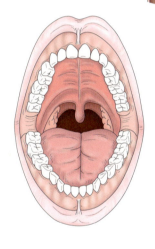
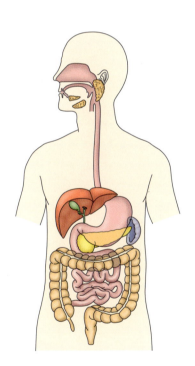

- Q.1 消化管の名称
- Q.2 消化管の基本構造
- Q.3 消化腺の名称
- Q.4 口腔
- Q.5 口腔の構造
- Q.6 歯
- Q.7 歯の断面
- Q.8 舌
- Q.9 唾液腺
- Q.10 咽頭
- Q.11 食道
- Q.12 食道壁の構造
- Q.13 胃
- Q.14 胃壁の構造
- Q.15 胃液の分泌腺
- Q.16 十二指腸・膵臓
- Q.17 小腸
- Q.18 小腸壁の断面
- Q.19 大腸
- Q.20 回盲部と結腸
- Q.21 直腸と肛門
- Q.22 肝臓
- Q.23 肝門の器官
- Q.24 肝臓の血管
- Q.25 肝小葉の循環
- Q.26 胆道
- Q.27 腹膜

消化器

Chapter 3
消化器

消化管の名称

Q1. 消化器官は消化管と消化腺（Q3）からなる。口から始まり肛門に至る消化管各部の名称を書きなさい。

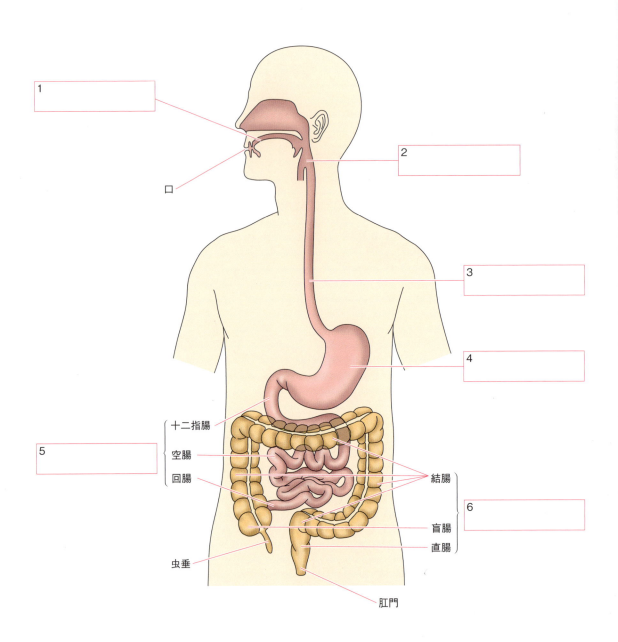

Tips
食道は，頸部・胸腔・横隔膜を貫通し，終末部の一部は腹腔にも存在する。

Hint 5 は十二指腸，空腸，回腸の3部に分かれ，6 も盲腸，結腸，直腸の3部に分かれる。

消化管の基本構造

Q2. 消化管は3層の基本構造からなる。それぞれの層を構成しているものの名称を書きなさい。

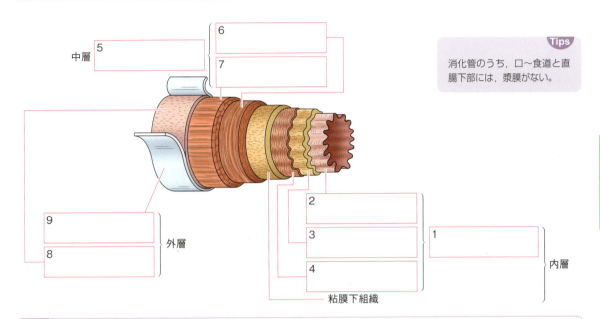

Tips
消化管のうち，口～食道と直腸下部には，漿膜がない。

Hint 中層は原則として平滑筋からなる。

消化腺の名称

Q3. 消化腺各部の名称を書きなさい。

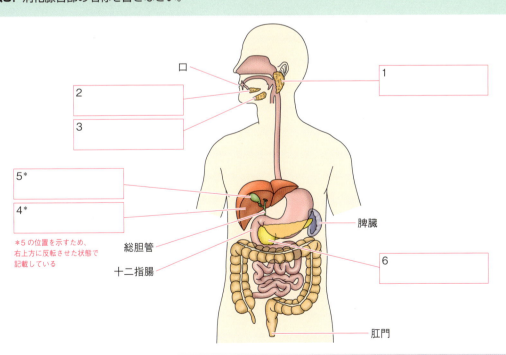

Hint 1____，2____，3____ は唾液腺である。

口　腔

Q4. 口の中を口腔という。口腔を構成しているものの名称を書きなさい。

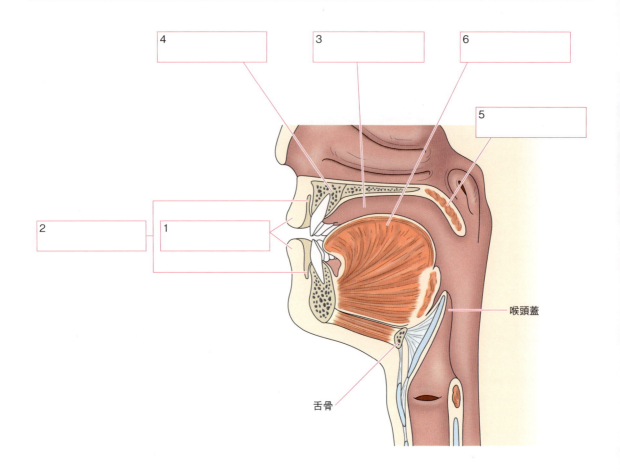

Tips
口腔は歯列より前の口腔前庭と，後ろの固有口腔とに分けられる。

Hint　口腔と鼻腔の境である口蓋は，前2/3の [4]_____ と後1/3の [5]_____ とに分けられる。

口腔の構造

Q5. 口腔各部の名称を書きなさい。

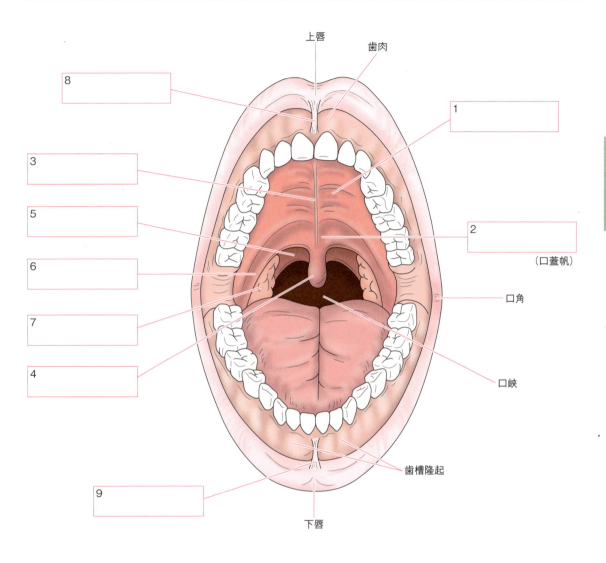

Hint 口峡の上壁は軟口蓋の後部で，その中央は特に後下方に垂れ下がっている。

Tips 上唇と下唇の左右の交連部を口角という。

歯

Q6. 乳歯は20本，永久歯は32本である。それぞれの歯の名称を書きなさい。

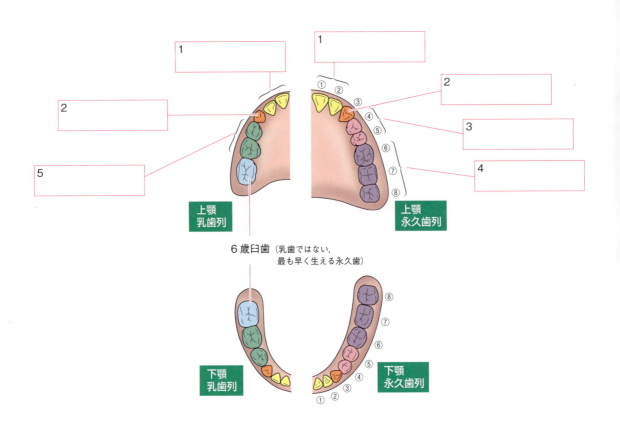

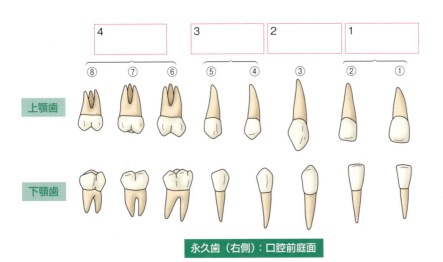

Hint 乳歯と永久歯では臼歯が異なる。

歯の断面

Q7. 歯の断面図を示す。各部の名称を書きなさい。

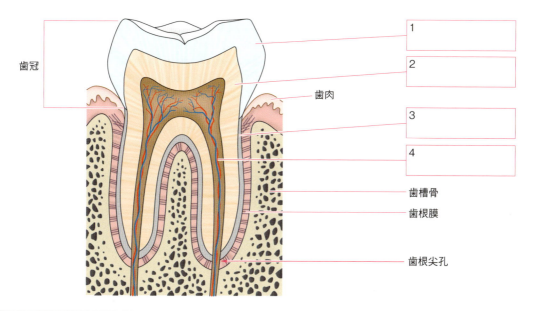

Hint 歯の硬度は ¹[____] が最も硬く，次いで ²[____]，³[____] の順である。

舌

Q8. 舌の上面図である。各部位と各舌乳頭の名称を書きなさい。

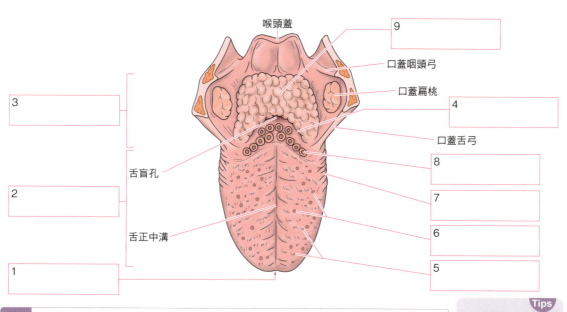

Hint 舌根と舌体はV字形の溝によって分けられる。

Tips
糸状乳頭には味蕾（p.228）がない。

唾液腺

Q9. 大唾液腺（大口腔腺）3対と導管の開口部の名称，および唾液の成分などについて書きなさい。

[1] ___
[2] ___
[5] ___
[1] ___ 管
[3] ___
[3] ___
[4] ___
[4] ___ 管

(1) 分泌量：1日 [6] ___ ml～ [7] ___ ml
(2) pH　：約 [8] ___
(3) 成分：99%以上 [9] ___ , [10] ___ ,（ムチン）

Hint 舌下腺管と顎下腺管は同じところに開口している。
耳下腺管は口腔前庭に開口している。

Tips 舌の下面図
采状ヒダ／舌小帯／舌静脈／舌下ヒダ／舌下小丘

咽　頭

Q10. 咽頭は3部に区分される。各部の名称を書きなさい。

[4] ___
[1] ___
[2] ___
[3] ___

Hint 軟口蓋（口蓋垂）の後上方，鼻腔の後ろも咽頭の一部で，耳管が開口している。
口峡（p.55）の奥が [2] ___ である。

Tips ワルダイエルの咽頭輪
咽頭口部を輪状に取り囲み，咽頭扁桃，口蓋扁桃，舌扁桃（p.57）のリンパ組織が発達している。

食道

Q11. 食道の狭窄部およびその高さについて書きなさい。

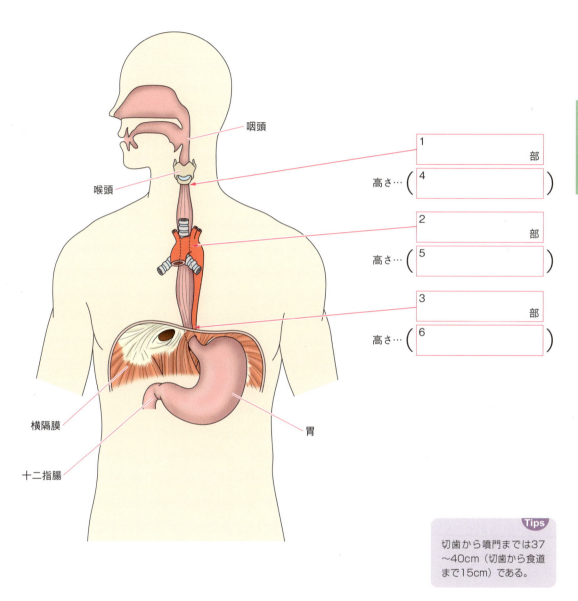

| 1 | 部 |
| 高さ…(4) |

| 2 | 部 |
| 高さ…(5) |

| 3 | 部 |
| 高さ…(6) |

Tips
切歯から噴門までは37〜40cm（切歯から食道まで15cm）である。

食道壁の構造

Q12. 食道壁の構造の各名称を書きなさい。

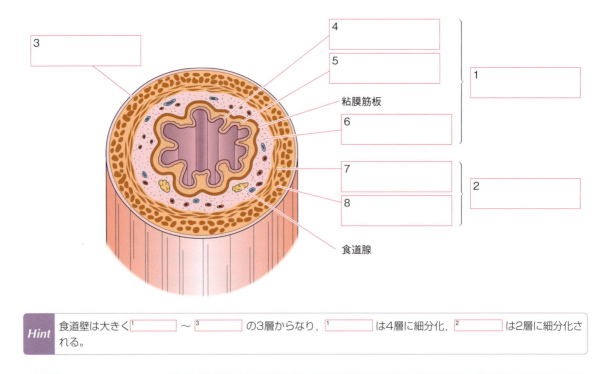

Hint: 食道壁は大きく[1]～[3]の3層からなり，[1]は4層に細分化，[2]は2層に細分化される。

胃

Q13. 胃の形状および各部の名称を書きなさい。

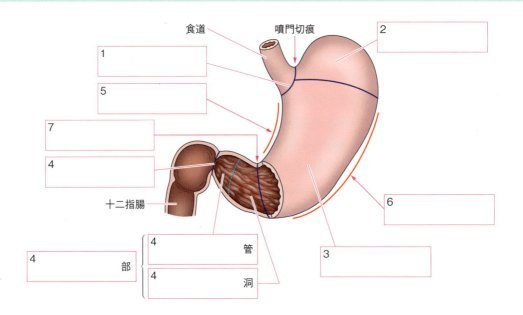

Hint: 出口の前の部分はさらに幽門洞と幽門管の2部に分けられる。

胃壁の構造

Q14. 胃壁の構造各部の名称を書きなさい。

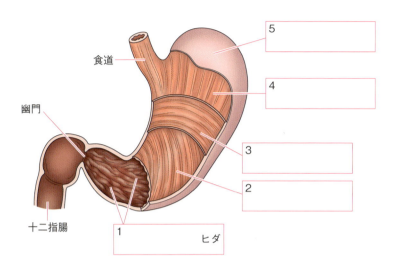

Hint: 層構造は食道と同じだが，噴門部，胃体部の筋層は内・中・外層の3層からなる（2　　　・3　　　・4　　　）。幽門では，輪走筋が発達し，幽門括約筋を形成する。

胃液の分泌腺

Q15. 胃小窩の拡大（粘膜の断面）図である。各部の名称および胃液の分泌成分を書きなさい。

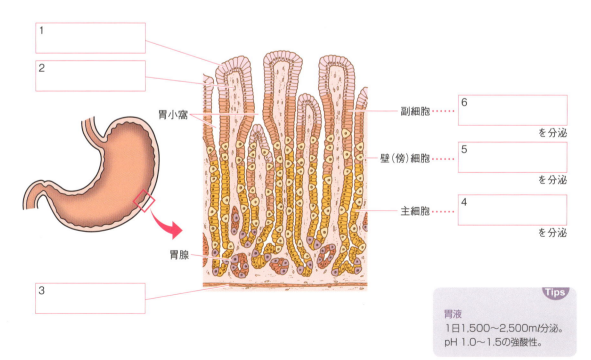

Tips
胃液
1日1,500〜2,500ml分泌。
pH 1.0〜1.5の強酸性。

十二指腸・膵臓

Q16. 十二指腸と膵臓について図中に適する名称を書きなさい。

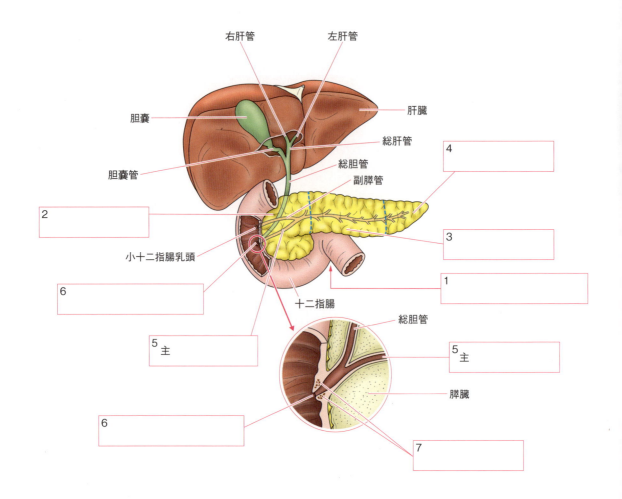

Hint 膵臓は十二指腸に挟まれた部分から左方に横走し、3部に区分される（2　・3　・4　）。
十二指腸は、上部・下行部・水平部（下部）・上行部の4部を区別する。

Tips 十二指腸空腸曲は横隔膜腰椎部から十二指腸提筋（トライツの靱帯）によって固定されている。

小腸

Q17. 小腸の粘膜には吸収面積を広くする構造がみられる。その各部の名称を書きなさい。

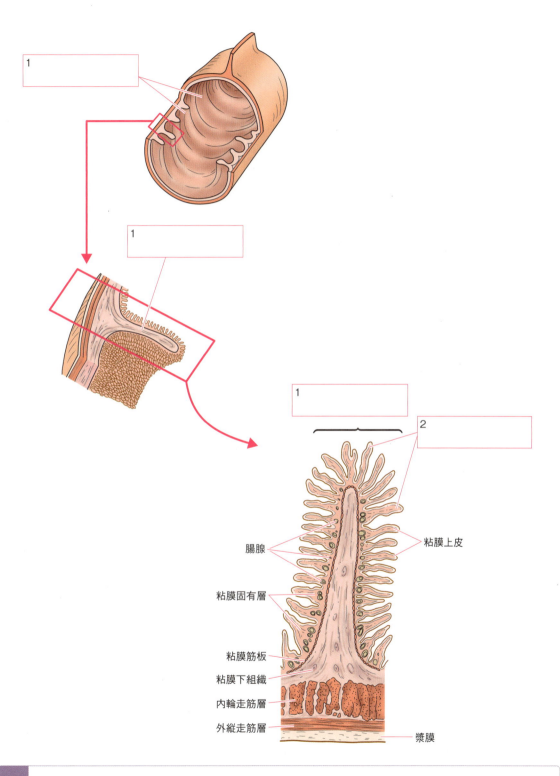

腸腺
粘膜上皮
粘膜固有層
粘膜筋板
粘膜下組織
内輪走筋層
外縦走筋層
漿膜

Hint 内腔表面の粘膜はヒダ状をなし，その粘膜表面には小突起（² ）がある。

小腸壁の断面

Q18. 小腸壁の断面図である。各部の名称を書きなさい。

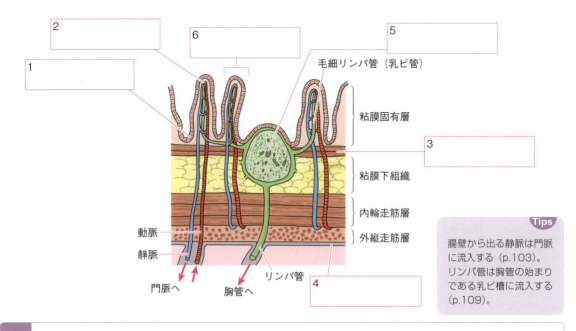

Hint　小腸粘膜の小突起（6　　　）中には毛細血管や毛細リンパ管が走行している。

大　腸

Q19. 大腸は大きく3部からなる。各部の名称を書きなさい。

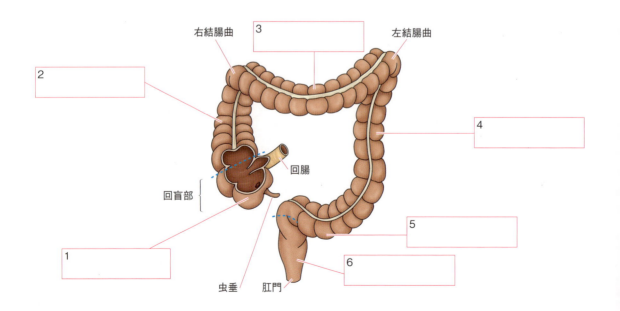

Hint　回腸に続く大腸は，右下腹部下方にみられる腸管の膨大部が始まりとなる。

回盲部と結腸

Q20. 回盲部および結腸の外形上の特徴についての図である。各部の名称を書きなさい。

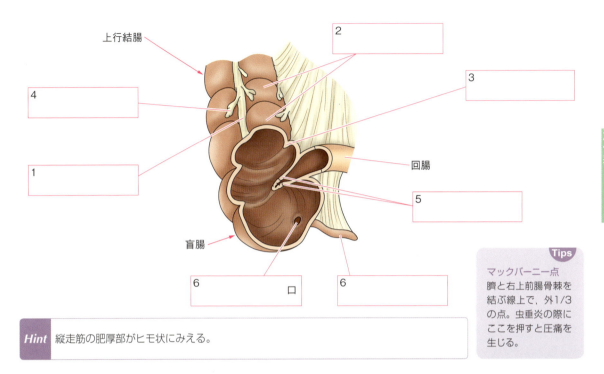

Hint 縦走筋の肥厚部がヒモ状にみえる。

Tips
マックバーニー点
臍と右上前腸骨棘を結ぶ線上で，外1/3の点。虫垂炎の際にここを押すと圧痛を生じる。

直腸と肛門

Q21. 直腸と肛門の断面図である。肛門の筋層の違いを考えて各部の名称を書きなさい。

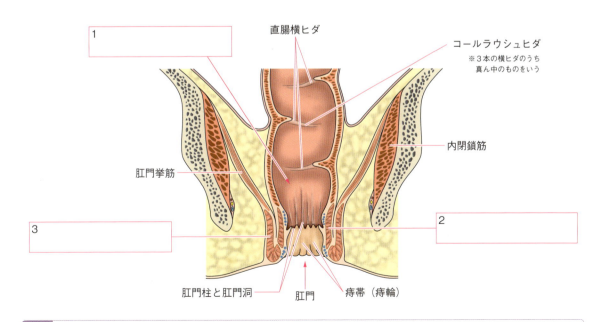

Hint 内側の筋層は平滑筋線維だが，外側の筋層は横紋筋線維である。

肝臓

Q22. 肝臓は4部に分かれる。それぞれの名称と，その他の部位の名称を書きなさい。

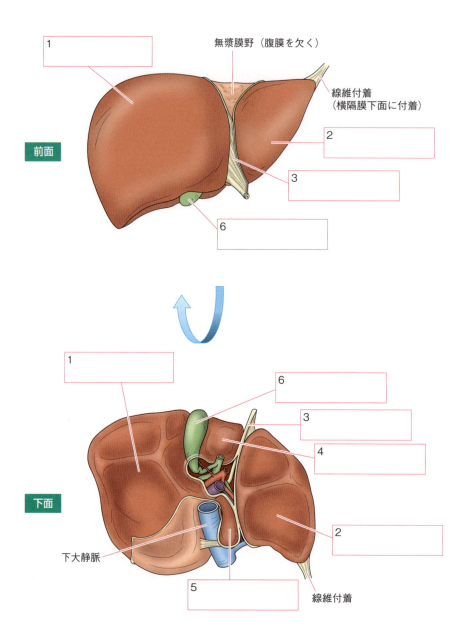

Hint　4部とは4葉の区分（¹　　　・²　　　・⁴　　　・⁵　　　）である。

肝門の器官

Q23. 肝臓の下面には肝門があり，血管などが通る。それぞれの名称を書きなさい。

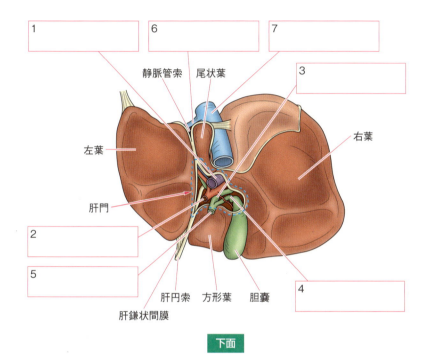

下面

Hint　肝門は動脈・静脈（門脈），そして左右の肝管などが通る。肝静脈は肝門を通らない。

肝臓の血管

Q24. 肝臓に出入りする血管などのつながりの図である。各管の名称を書きなさい。

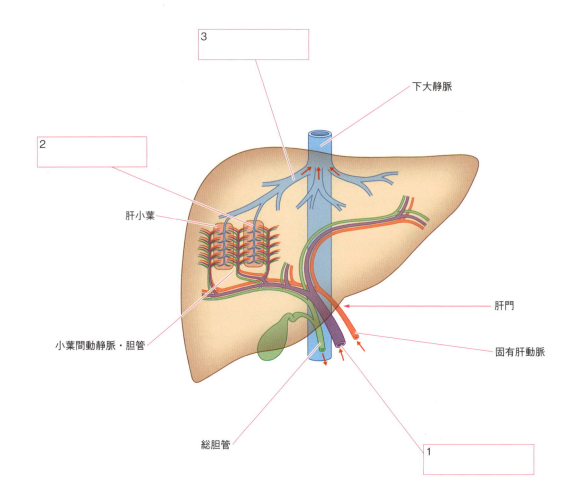

Hint　肝臓内に入った動脈および消化管からの静脈は分枝し，肝小葉に入る。その後集められ，肝臓を出て下大静脈に入る。

肝小葉の循環

Q25. 肝小葉内の血液と胆汁の流れについての図である。各管の名称を書きなさい。

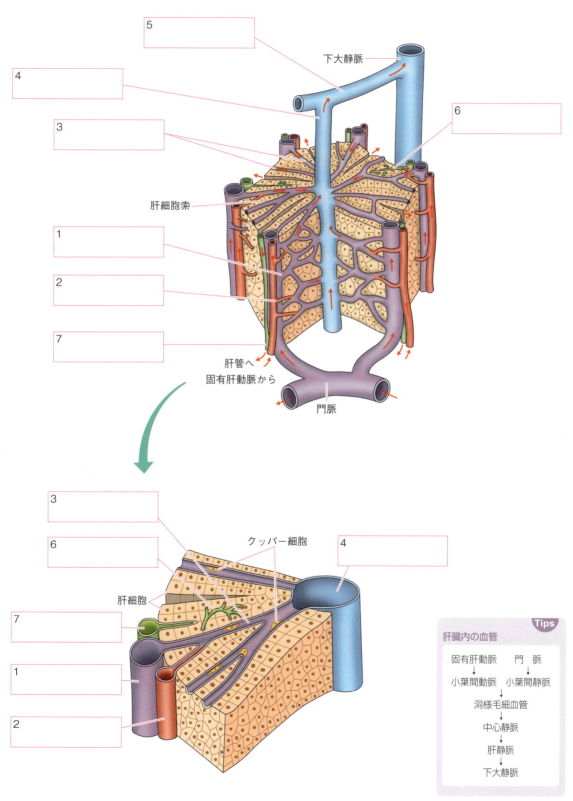

胆道

Q26. 胆汁の輸送路である胆道の各部名称を書きなさい。

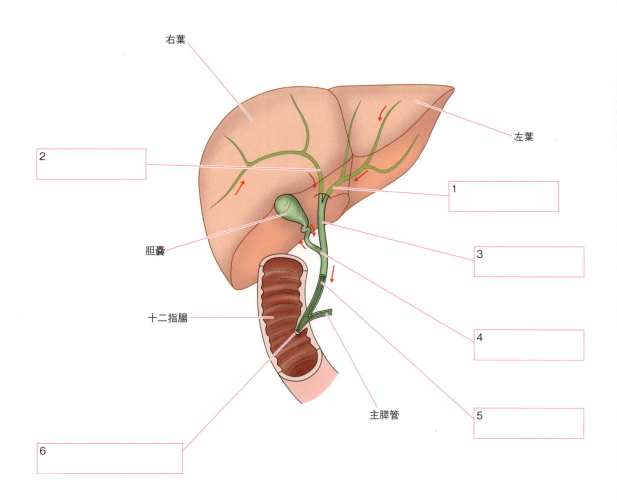

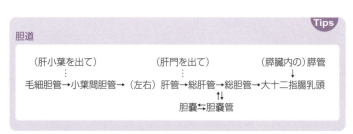

Tips

胆道

　　（肝小葉を出て）　　　（肝門を出て）　　（膵臓内の）膵管
　　　　⋮　　　　　　　　⋮　　　　　　　　　↓
毛細胆管→小葉間胆管→（左右）肝管→総肝管→総胆管→大十二指腸乳頭
　　　　　　　　　　　　　　　　　↑↓
　　　　　　　　　　　　　　　胆嚢⇄胆嚢管

Tips

胆嚢
胆汁を蓄え，6〜10倍に濃縮するふくろ（嚢）状の器官。

腹　膜

Q27. 女性の腹部の図である。腹膜各部の名称を書きなさい。

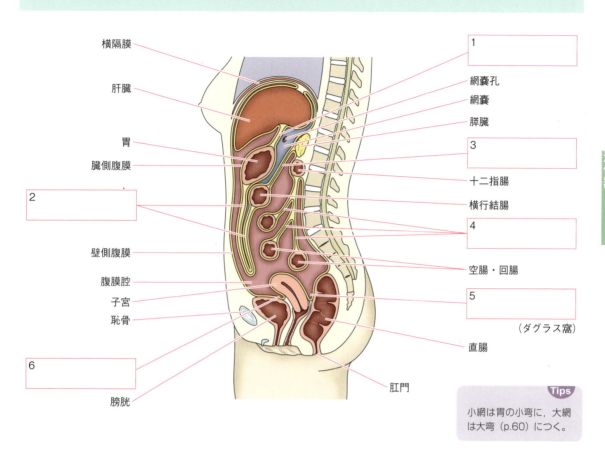

Tips
小網は胃の小弯に，大網は大弯（p.60）につく。

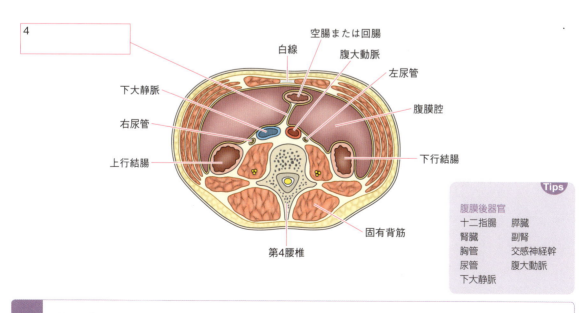

Tips
腹膜後器官
十二指腸　膵臓
腎臓　　　副腎
胸管　　　交感神経幹
尿管　　　腹大動脈
下大静脈

Hint 男性の場合，骨盤腔内に大きな臓器としては直腸と膀胱しかなく，腹膜の陥凹を直腸膀胱窩という。

Chapter 3 ●解答

Q.1 1 口腔　2 咽頭　3 食道　4 胃　5 小腸　6 大腸

Q.2 1 粘膜　2 粘膜上皮　3 粘膜固有層　4 粘膜筋板　5 筋層　6 内輪走筋　7 外縦走筋　8 外膜　9 漿膜

Q.3 1 耳下腺　2 舌下腺　3 顎下腺　4 肝臓　5 胆嚢　6 膵臓

Q.4 1 口唇　2 口腔前庭　3 固有口腔　4 硬口蓋　5 軟口蓋　6 舌

Q.5 1 硬口蓋　2 軟口蓋　3 口蓋縫線　4 口蓋垂　5 口蓋咽頭弓　6 口蓋舌弓　7 口蓋扁桃　8 上唇小帯　9 下唇小帯

Q.6 1 切歯　2 犬歯　3 小臼歯　4 大臼歯　5 乳歯

Q.7 1 エナメル質　2 ゾウゲ質　3 セメント質　4 歯髄

Q.8 1 舌尖　2 舌体　3 舌根　4 分界溝　5 糸状乳頭　6 茸状乳頭　7 葉状乳頭　8 有郭乳頭　9 舌扁桃

Q.9 1 耳下腺　2 耳下腺乳頭　3 顎下腺　4 舌下腺　5 舌下小丘　6 1,000　7 1,500　8 7.0　9 水　10 プチアリン（α-アミラーゼ）

Q.10 1 咽頭鼻部　2 咽頭口部　3 咽頭喉頭部　4 耳管咽頭口

Q.11 1 起始　2 気管分岐　3 横隔膜貫通　4 第6頸椎位（C_6）　5 第4〜5胸椎位（T_4〜T_5）　6 第10胸椎位（T_{10}）

Q.12 1 粘膜　2 筋層　3 外膜（線維膜）　4 粘膜上皮　5 粘膜固有層　6 粘膜下組織　7 内輪走筋　8 外縦走筋

Q.13 1 噴門　2 胃底　3 胃体　4 幽門　5 小弯　6 大弯　7 角切痕

Q.14 1 粘膜　2 内斜走筋　3 中輪走筋　4 外縦走筋　5 漿膜

Q.15 1 粘膜上皮　2 粘膜固有層　3 粘膜筋板　4 ペプシノゲン　5 塩酸（胃酸）　6 粘液

Q.16 1 十二指腸空腸曲　2 膵頭　3 膵体　4 膵尾　5 膵管　6 大十二指腸乳頭（ファーター乳頭）　7 オッディ括約筋

Q.17 1 輪状ヒダ　2 腸絨毛

Q.18 1 粘膜上皮　2 毛細血管　3 粘膜筋板　4 漿膜　5 リンパ小節　6 腸絨毛

Q.19 1 盲腸　2 上行結腸　3 横行結腸　4 下行結腸　5 S状結腸　6 直腸

Q.20 1 結腸ヒモ　2 結腸膨起　3 結腸半月ヒダ　4 腹膜垂　5 回盲弁　6 虫垂

Q.21 1 直腸膨大部　2 内肛門括約筋　3 外肛門括約筋

Q.22 1 右葉　2 左葉　3 肝鎌状間膜　4 方形葉　5 尾状葉　6 胆嚢

Q.23 1 門脈　2 固有肝動脈　3 総肝管　4 胆嚢管　5 総胆管　6 肝静脈　7 下大静脈

Q.24 1 門脈　2 中心静脈　3 肝静脈

Q.25 1 小葉間静脈　2 小葉間動脈　3 洞様毛細血管　4 中心静脈　5 肝静脈　6 毛細胆管　7 小葉間胆管

Q.26 1 左肝管　2 右肝管　3 総肝管　4 胆嚢管　5 総胆管　6 大十二指腸乳頭（ファーター乳頭）

Q.27 1 小網　2 大網　3 横行結腸間膜　4 腸間膜　5 直腸子宮窩　6 膀胱子宮窩

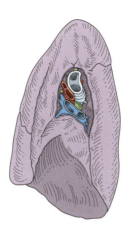
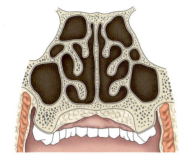
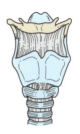
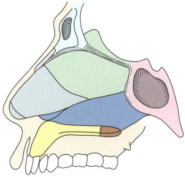
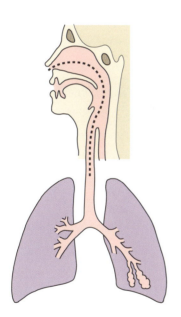

- Q1 気道
- Q2 鼻中隔
- Q3 鼻甲介・鼻道
- Q4 副鼻腔
- Q5 鼻腔の開口部
- Q6 喉頭軟骨
- Q7 喉頭腔
- Q8 気管・気管支
- Q9 肺葉
- Q10 肺区域
- Q11 肺門
- Q12 気管支の分岐
- Q13 肺小葉
- Q14 胸膜

Chapter 4
呼吸器

気　道

Q1. 気道の図である。外鼻孔から肺内まで追って，各部の名称を書きなさい。

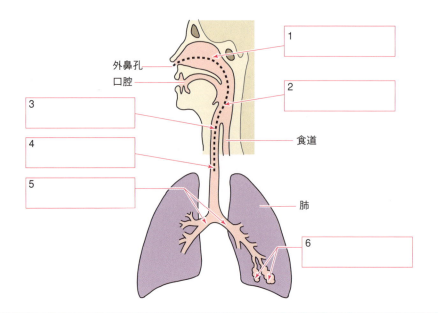

Tips
上気道
鼻腔，咽頭，喉頭
下気道
気管・気管支

Hint 消化管と気道の共同の部が咽頭である。

鼻中隔

Q2. 鼻腔を左右に分けている中隔各部の名称を書きなさい。

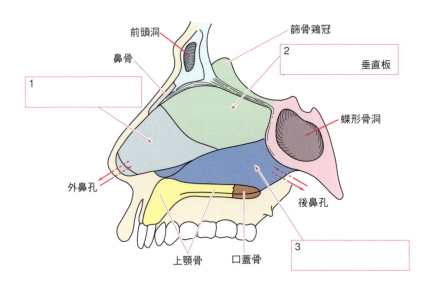

Tips
鼻腔は鼻中隔によって二分されるが，外からの出入口を外鼻孔，鼻中隔が終わり咽頭鼻部となる出入口を後鼻孔という。

Hint 鼻腔前方は軟骨でできている。

鼻甲介・鼻道

Q3. 鼻腔内の突出部と空気の通り道をそれぞれ何というか書きなさい。

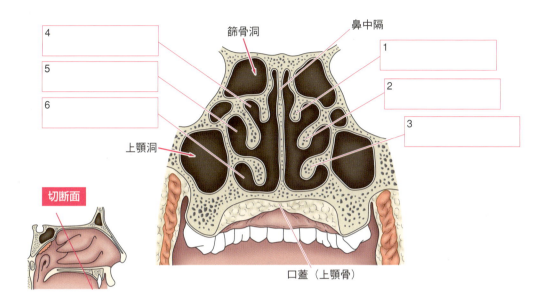

| Hint | 頭の前頭断の図の一部である。側壁からの突出を鼻甲介という。その間が鼻道（空気の通り道）となっている。 |

副鼻腔

Q4. 副鼻腔の各部の名称を書きなさい。

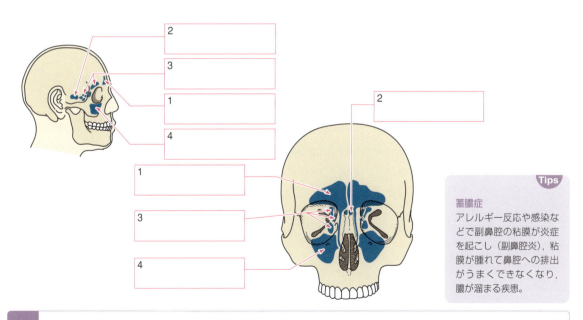

Tips

蓄膿症
アレルギー反応や感染などで副鼻腔の粘膜が炎症を起こし（副鼻腔炎）、粘膜が腫れて鼻腔への排出がうまくできなくなり、膿が溜まる疾患。

| Hint | 副鼻腔は鼻腔の周囲にある骨内部の空洞である。 |

鼻腔の開口部

Q5. 鼻腔内における副鼻腔名とその開口部の名称を書きなさい。また 5_____（咽頭鼻部），6_____（下鼻道）にはその場所に開口する管の名称を書きなさい。

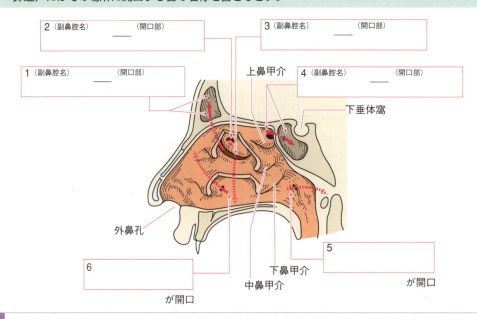

> **Hint** 篩骨洞は前・中・後に分かれ，後篩骨洞は上鼻道に開口する。

喉頭軟骨

Q6. 喉頭軟骨の各名称を書きなさい。

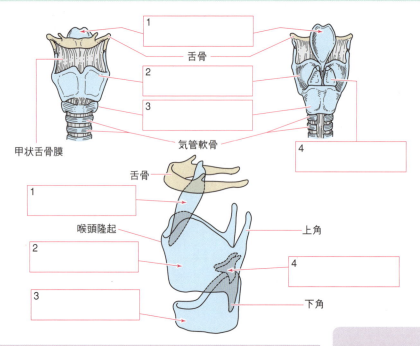

> **Hint** 喉頭隆起（のど仏）は甲状軟骨の一部である。

Tips
喉頭軟骨には，その他に小角軟骨，楔状軟骨，種子軟骨がある。

喉頭腔

Q7． 喉頭腔内のヒダなどの各名称を書きなさい。

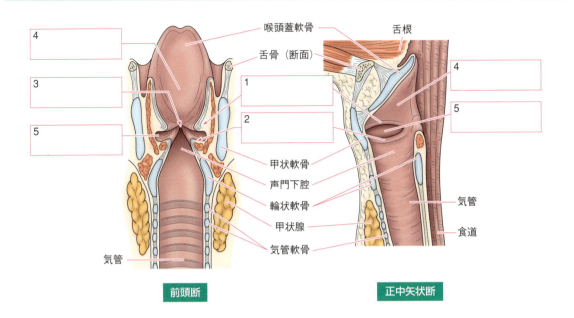

| 前頭断 | 正中矢状断 |

Hint　声帯ヒダと声門裂を合わせて声門という。

気管・気管支

Q8． 気管と気管支について，各部分の名称などを書きなさい。

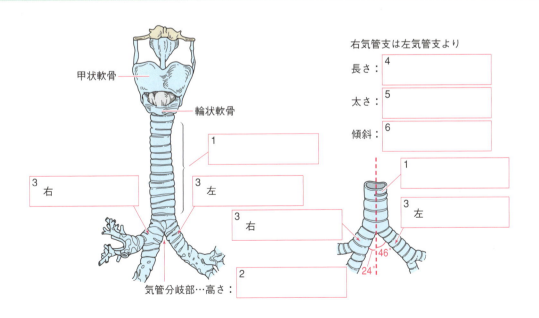

右気管支は左気管支より
長さ：4
太さ：5
傾斜：6

Hint　胸腔において心臓は左に寄っており，左肺を押しつけている感じである。この心臓の位置によって気管支にも左右差が生まれる。

肺葉

Q9. 左右の肺の肺葉について各部の名称などを書きなさい。

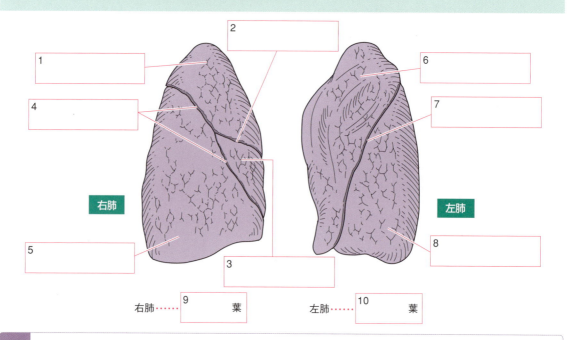

右肺……9 ____ 葉　　左肺……10 ____ 葉

Hint　気管支と同じ理由で，肺にも左・右の違いがある。

肺区域

Q10. 肺は気管支の分岐に対応して区分される。各区域の名称を書きなさい。

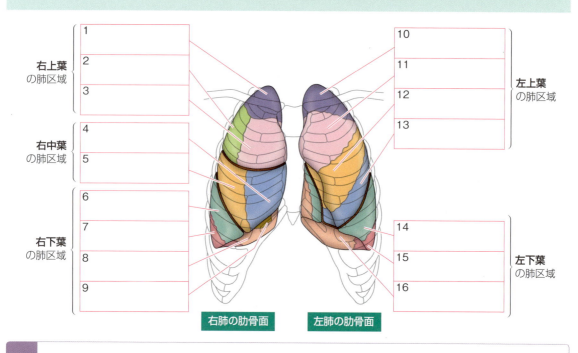

Hint　この図は正面図であるため，外側後部にある上－下葉区（S6）は見えない。

肺門

Q11. 肺門を出入りする各器官の名称を書きなさい。

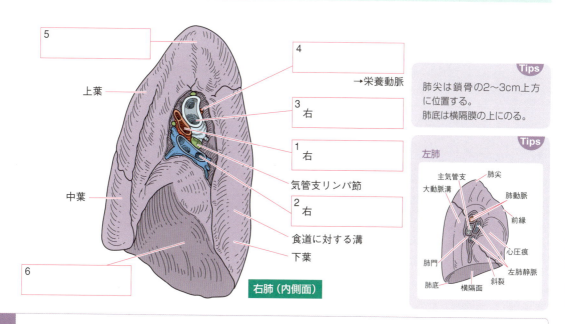

Hint 肺門には機能血管（[1]　　,[2]　　）と栄養血管（[4]　　）の両方が出入りしている。

気管支の分岐

Q12. 気管支が分岐した先の各部名称を書きなさい。

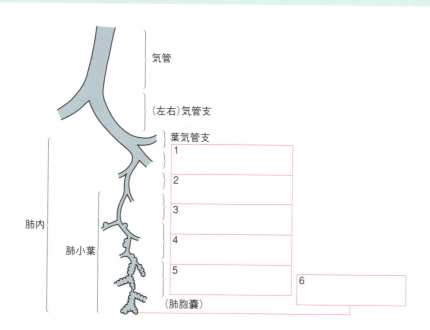

Hint 気管は左右の気管支に分かれ，肺門から肺に入ると，右は3本，左は2本の葉気管支となる。

肺小葉

Q13. 肺小葉内部の気道の終末となる部分の図である。各名称を書きなさい。

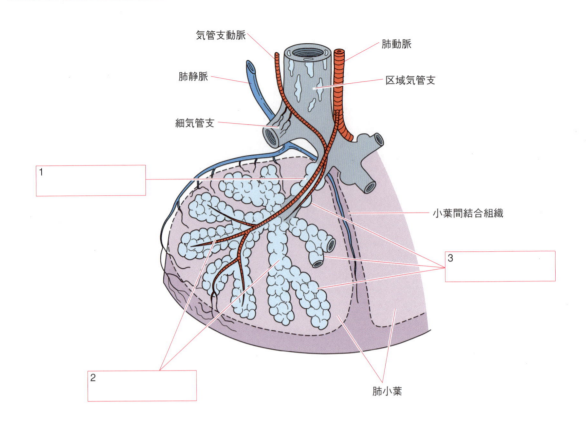

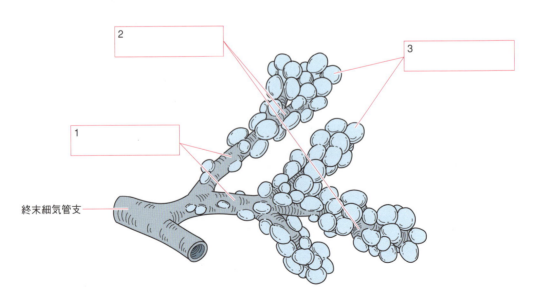

Hint 気道の終末では，肺胞がぶどうの粒のように集まって房状となっている。

胸膜

Q14. 胸膜について各部分の名称を書きなさい。

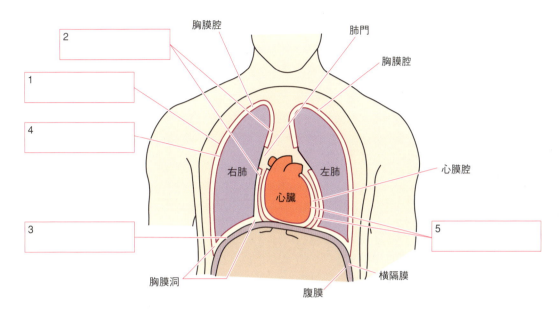

前頭断面

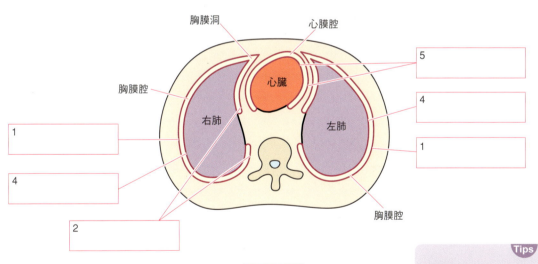

水平断面

Hint 胸膜は胸腔の壁につく壁側胸膜と，胸腔内の臓器を覆う臓側胸膜とからなる。

Tips

縦隔
左右の肺に挟まれた胸腔の中央の部位をいう。前方は胸骨，後方は胸椎，下方は横隔膜，上方は胸郭上口で開放しており，左右は肺（縦隔胸膜）に囲まれた腔所で，心臓・気管・気管支・食道など種々の臓器が位置している。

Chapter 4 ● 解答

Q1 1 鼻腔　2 咽頭　3 喉頭　4 気管　5 気管支　6 肺胞
Q2 1 鼻中隔軟骨　2 篩骨　3 鋤骨
Q3 1 上鼻甲介　2 中鼻甲介　3 下鼻甲介　4 上鼻道　5 中鼻道　6 下鼻道
Q4 1 前頭洞　2 蝶形骨洞　3 篩骨洞　4 上顎洞
Q5 1 前頭洞―中鼻道　2（前・中）篩骨洞―中鼻道　3 上顎洞―中鼻道　4 蝶形骨洞―上鼻道（蝶篩陥凹）　5 耳管（耳管咽頭口）　6 鼻涙管
Q6 1 喉頭蓋軟骨　2 甲状軟骨　3 輪状軟骨　4 披裂軟骨
Q7 1 前庭ヒダ　2 声帯ヒダ　3 声門裂　4 喉頭前庭　5 喉頭室
Q8 1 気管　2 第5胸椎位（T$_5$）　3 気管支　4 短い　5 太い　6 急傾斜
Q9 1 上葉　2 水平裂　3 中葉　4 斜裂　5 下葉　6 上葉　7 斜裂　8 下葉　9 3　10 2
Q10 1 肺尖区（S1）　2 後上葉区（S2）　3 前上葉区（S3）　4 内側中葉区（S5）　5 外側中葉区（S4）　6 前肺底区（S8）　7 外側肺底区（S9）　8 後肺底区（S10）　9 内側肺底区（S7）　10 肺尖後区（S1＋S2）　11 前上葉区（S3）　12 上舌区（S4）　13 下舌区（S5）　14 前肺底区（S8）　15 外側肺底区（S9）　16 後肺底区（S10）
Q11 1 肺動脈　2 肺静脈　3 主気管支　4 気管支動脈　5 肺尖　6 肺底
Q12 1 区域気管支　2 細気管支　3 終末細気管支　4 呼吸細気管支　5 肺胞管　6 肺胞
Q13 1 呼吸細気管支　2 肺胞管　3 肺胞
Q14 1 肋骨胸膜　2 縦隔胸膜　3 横隔胸膜　4 肺胸膜　5 心膜

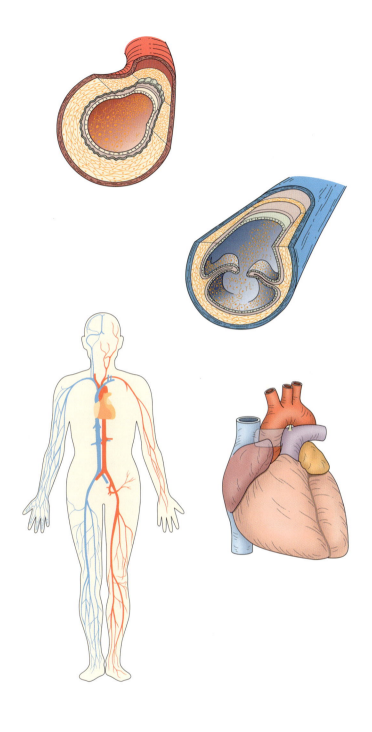

- q.1 全身の血管
- q.2 血管壁
- q.3 血管
- q.4 心臓
- q.5 心臓壁
- q.6 心膜
- q.7 心臓内腔
- q.8 心臓の弁
- q.9 心室の構造
- q.10 動脈・静脈（心臓）
- q.11 心筋線維
- q.12 大動脈
- q.13 外頸動脈
- q.14 内頸動脈・大脳動脈輪
- q.15 動脈（上肢）
- q.16 下行大動脈（胸・腹）
- q.17 腹大動脈
- q.18 腹腔動脈
- q.19 動脈（生殖器）
- q.20 動脈（下肢）
- q.21 脈を触れる動脈
- q.22 静脈系の体循環
- q.23 皮静脈（上肢）
- q.24 皮静脈（体幹・下肢）
- q.25 門脈
- q.26 壁側の静脈
- q.27 硬膜静脈洞
- q.28 胎児循環
- q.29 リンパ本幹
- q.30 リンパ節の構造
- q.31 胸部リンパ節
- q.32 全身のリンパ節

Chapter 5
循環器

全身の血管

Q1. 全身の主な血管の各名称を書きなさい。

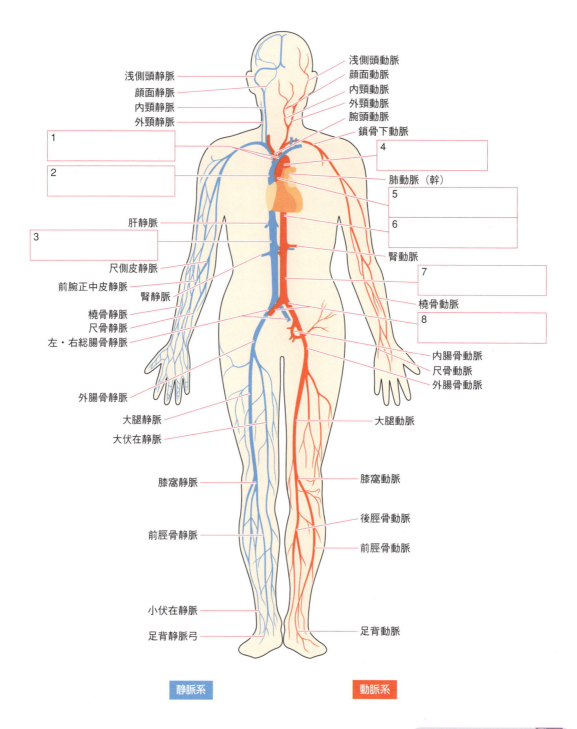

静脈系　動脈系

Tips
大動脈は1本で、走行部位ごとに名称が変わる。大静脈は2本あり、部位ごとの名称はほぼ動脈と同じである。

血管壁

Q2. 血管壁の構造図である。各部の名称を書きなさい。

内腔

動脈

1. _____
2. _____
3. _____

内腔

静脈

4. _____

血管壁
- 1 _____ ― 5 _____ と結合組織
- 2 _____ ― 6 _____ と弾性線維*
- 3 _____ ― 疎性結合組織（主に膠原線維）

＊動脈には，中膜に弾性線維が多い大動脈のような弾性動脈と，中膜がほとんど平滑筋である器官内の細い動脈などの筋性動脈とがある。

Hint 動脈の中膜は，静脈に比べるとはるかに厚い。

Tips 静脈には，内膜の出っ張りによってできた，血液の逆流を防止している弁（静脈弁）がある。

循環器

血　管

Q3. 血管には3種類の名称がある。それぞれの名称を書きなさい。

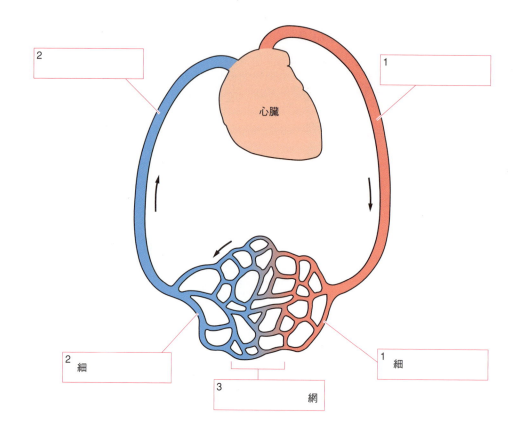

1 ▢
2 ▢
心臓
2 細▢
3 ▢網
1 細▢

Tips
血液は，細胞に栄養素・酸素・ホルモンを運び込み，細胞の老廃物を腎臓に運び入れる。全血液量は体重の7～8%を占め，成人男性で5～6*l*，成人女性で4～5*l*といわれている。

Hint
[1]▢は心臓から出た血液を通す管。[2]▢は心臓へ戻る血液を通す管。[3]▢は直径5～20μmで壁を透過して物質交換を行う。循環器系には，心臓→肺動脈→肺→肺静脈→心臓へと循環する肺循環と，心臓→大動脈→全身の細胞・組織・器官→大静脈→心臓へと循環する体循環の2つの系がある。

心　臓

Q4. 心臓の外形の図である。各部の名称を書きなさい。

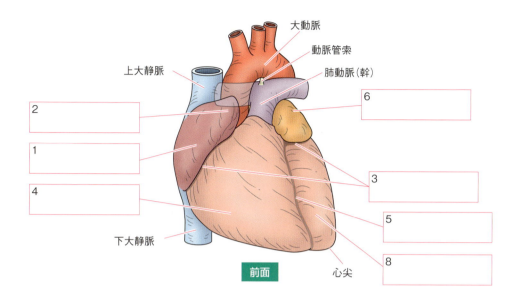

前面

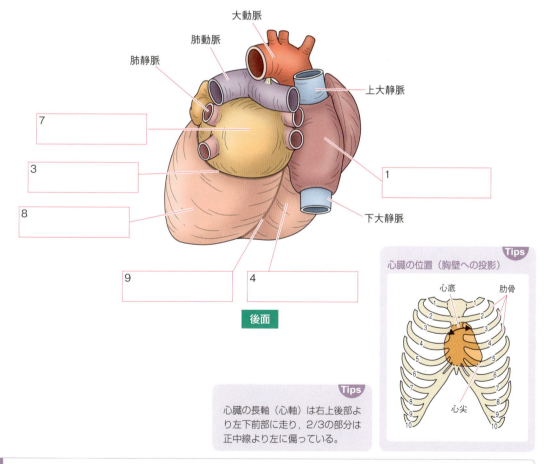

後面

Tips
心臓の長軸（心軸）は右上後部より左下前部に走り，2/3の部分は正中線より左に偏っている。

Tips
心臓の位置（胸壁への投影）

Hint　心臓の上端部は心底といわれる。下端部はやや尖っており，心尖といわれる。上1/3の心房と下2/3の心室を分ける境に沿って冠状に溝が走る。

心臓壁

Q5. 心臓壁の構造は3層からなる。各部位の名称を書きなさい。

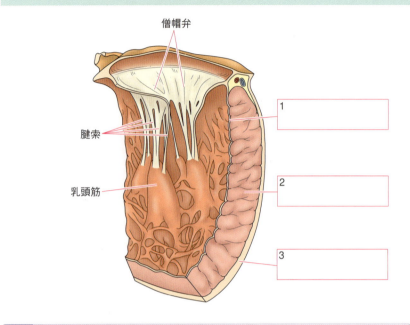

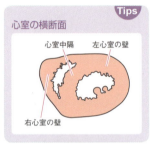

Tips
心室の横断面

Hint
1 ___ は心臓内腔に出入りする血管の内膜の続きである。
2 ___ は横紋をもつが不随意である。左心室は右心室の3倍の厚さがある。
3 ___ は心膜の臓側板で漿膜性である。

心 膜

Q6. 心膜は2枚の膜が3層となって心臓を包む。各部の名称を書きなさい。

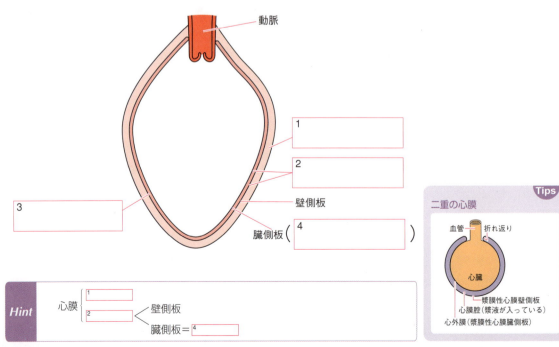

Tips
二重の心膜

Hint
心膜 1 ___
     2 ___ ─ 壁側板
     臓側板 = 4 ___

心臓内腔

Q7. 心臓の内腔は4つに分けられる。各名称とそこに出入りする血管名を書きなさい。

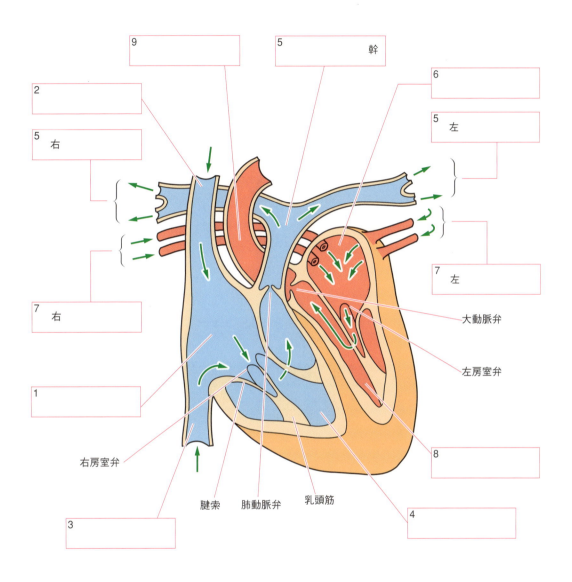

Hint	心房には静脈が，心室には動脈が開口している。
	右心房：[2]_____，[3]_____，冠状静脈洞
	左心房：[7]_____ 左右各2本，計4本
	右心室：[5]____(幹) 1本で，先で左右に分岐
	左心室：[9]_____

Tips
右心房には，心臓の栄養血管である冠状静脈洞も開口している。

心臓の弁

Q8. 心臓各部の弁の名称を書きなさい。

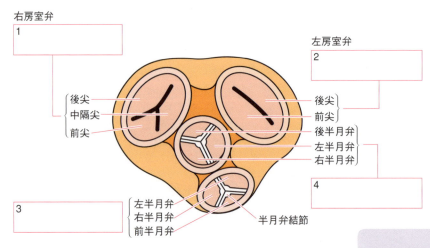

Hint 房室口には尖弁からなる房室弁が，心室の動脈口には半月弁よりなる動脈弁がある。

Tips
房室弁＝尖弁
右房室弁＝三尖弁
左房室弁＝二尖弁＝僧帽弁
動脈弁＝半月弁
右心室（肺動脈口）→肺動脈弁
左心室（大動脈口）→大動脈弁

心室の構造

Q9. 心室内面にみられる柱状の突起と，その先端から起こる細いひも状のものの名称を書きなさい。

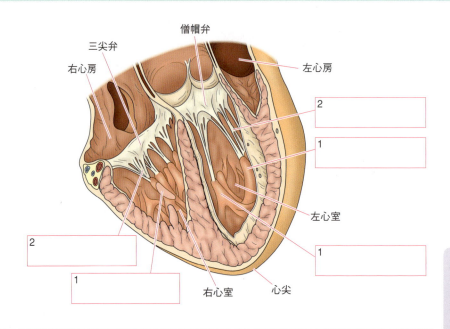

Hint 房室口にある房室弁・尖弁の自由縁は，弁の反転を防ぐため細い腱がつき，その腱の先は心室内で柱状をなす筋についている。

Tips
右心室の乳頭筋
前乳頭筋
後乳頭筋
中隔乳頭筋
左心室の乳頭筋
前乳頭筋
後乳頭筋

動脈・静脈（心臓）

Q10. 心臓壁の栄養血管となる動脈と静脈の名称を書きなさい。

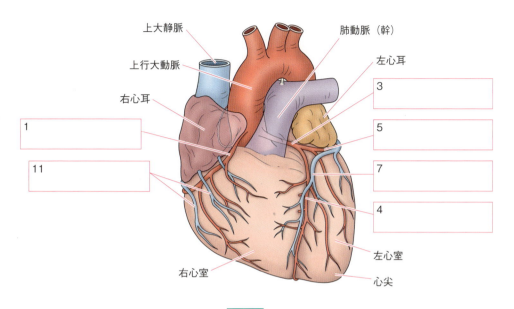

前面

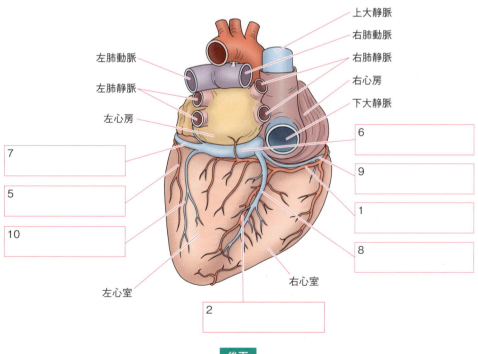

後面

Hint 冠状動脈は上行大動脈の枝として左右2本あり，冠状静脈洞は1本となり直接右心房に入る。

心筋線維

Q11. 心臓の特殊心筋線維である刺激伝導系各部の名称を書きなさい。

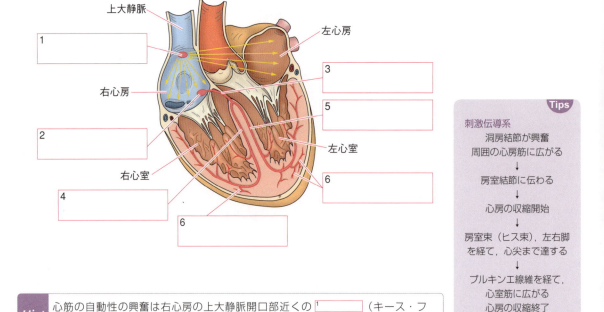

Tips

刺激伝導系

洞房結節が興奮
↓
周囲の心房筋に広がる
↓
房室結節に伝わる
↓
心房の収縮開始
↓
房室束（ヒス束），左右脚を経て，心尖まで達する
↓
プルキンエ線維を経て，心室筋に広がる
心房の収縮終了
心室の収縮開始

Hint 心筋の自動性の興奮は右心房の上大静脈開口部近くの¹◯◯◯（キース・フラック）に始まる。ここを歩調とり（ペースメーカー）とよぶ。

大動脈

Q12. 大動脈およびその枝の概要図である。各部の名称を書きなさい。

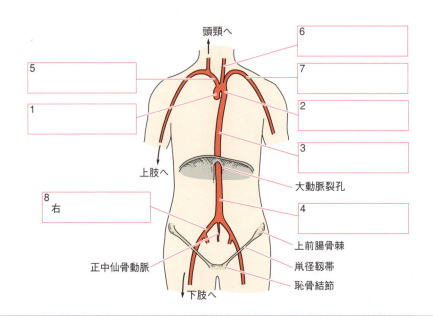

Hint 大動脈は左心室の大動脈口から上行し，Uターンして胸・腹部を下行する。胸腔と腹腔とを隔てる横隔膜の大動脈裂孔を境に名称が変わる。大動脈は第4腰椎の前面で下肢に分布する左右の枝に分かれる。

外頸動脈

Q13. 外頸動脈の枝各部の名称を書きなさい。

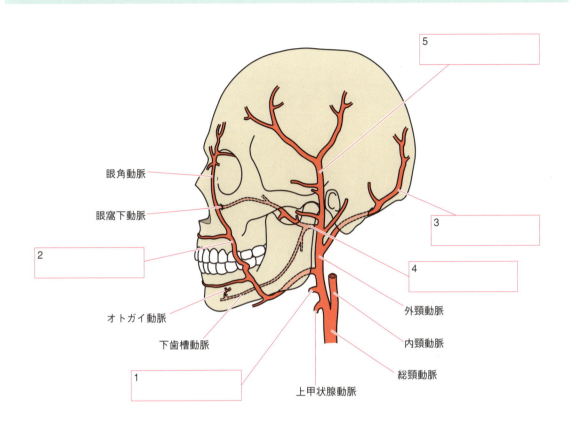

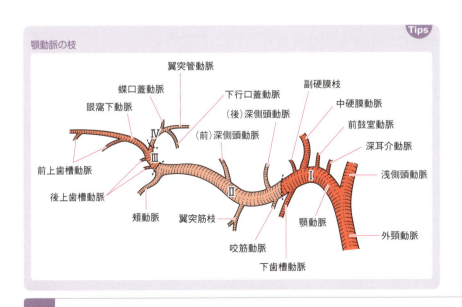

Hint 外頸動脈からは8本の枝が出て，主に頸部の上部，顔面や頭部表層および脳硬膜に分布している。

内頸動脈・大脳動脈輪

Q14. 内頸動脈の枝と大脳動脈輪の図である。関係する動脈名を書きなさい。

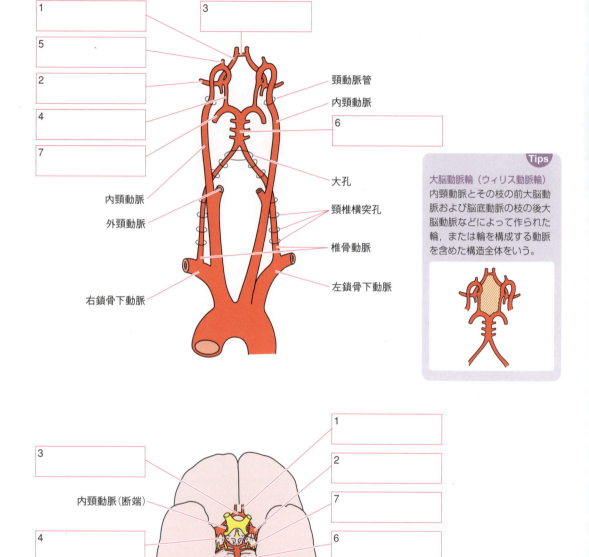

Hint 大脳動脈輪（ウィリス動脈輪）は，内頸動脈の枝と，鎖骨下動脈の枝である椎骨動脈が大孔から頭蓋腔内に入り左右が合流した脳底動脈の枝とから構成される。

動脈（上肢）

Q15. 上肢の動脈各部の名称を書きなさい。

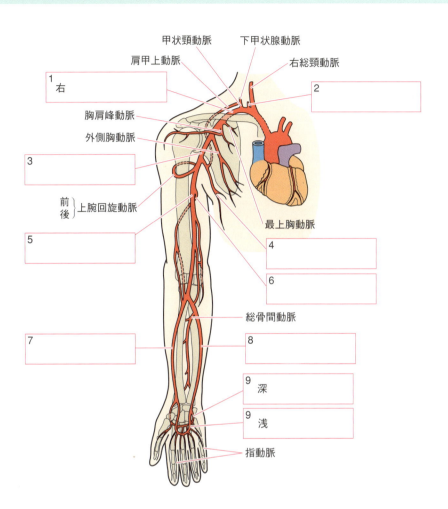

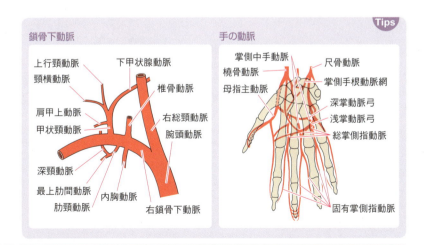

Tips　鎖骨下動脈の枝（ツナコロッケ）
- ツ：椎骨動脈
- ナ：内胸動脈
- コ：甲状頸動脈
- ロッケ：肋頸動脈

Hint 上肢の動脈は，右は腕頭動脈から，左は大動脈弓から直接分かれた動脈が鎖骨の下，腋窩，上腕の内側を通り，肘窩で内・外に二分し，前腕を走行する。

下行大動脈(胸・腹)

Q16. 胸大動脈・腹大動脈の枝である各部の名称を書きなさい。

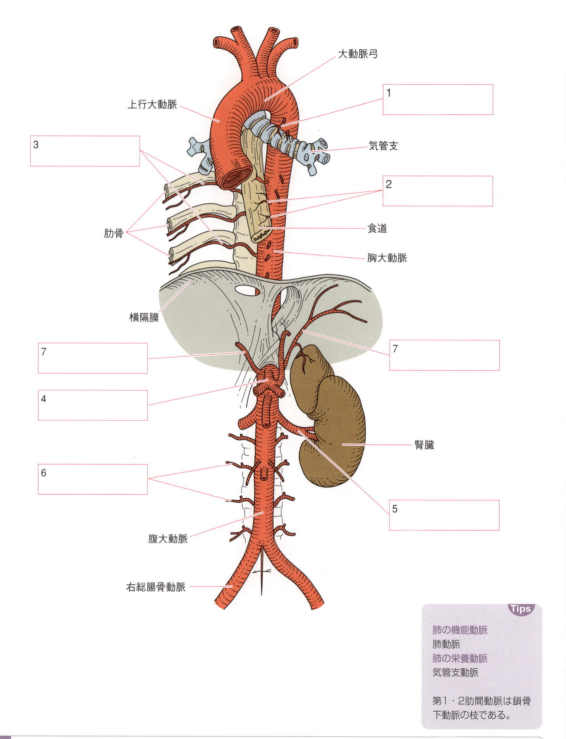

Tips

肺の機能動脈
肺動脈
肺の栄養動脈
気管支動脈

第1・2肋間動脈は鎖骨下動脈の枝である。

Hint 胸大動脈と腹大動脈の枝は,それぞれ筋や皮膚などを栄養する壁側枝と,内臓(気管や食道,肝臓,腎臓など)を栄養する臓側枝に分けられる。

腹大動脈

Q17. 腹部消化器に分布する腹大動脈の枝各部の名称を書きなさい。

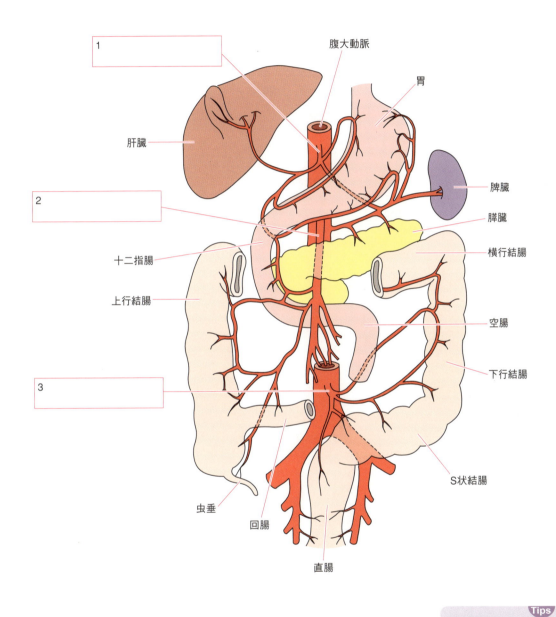

Hint 消化管下部，横行結腸の後半から直腸上部は下腸間膜動脈が分布している。

Tips

腹大動脈
 壁側枝
  下横隔動脈
  腰動脈（4対）
 臓側枝
  腹腔動脈（無対）
  上腸間膜動脈（無対）
  腎動脈（有対）
  卵巣・精巣動脈（有対）
  下腸間膜動脈（無対）

腹腔動脈

Q18. 腹腔動脈の3主要枝（[1]〜[3]）と，その主な枝の名称を書きなさい。

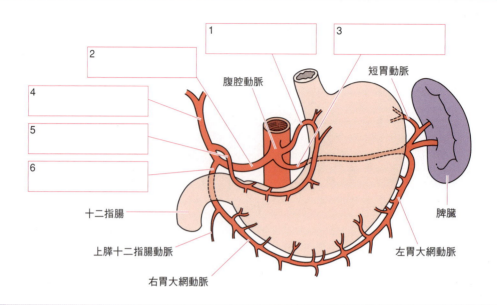

Hint: 腹腔動脈は胃や肝臓・十二指腸・膵臓など腹腔上部の内臓に分布している。

動脈（生殖器）

Q19. 生殖器も器官によって本幹が異なる。女性生殖器における各動脈の名称を書きなさい。

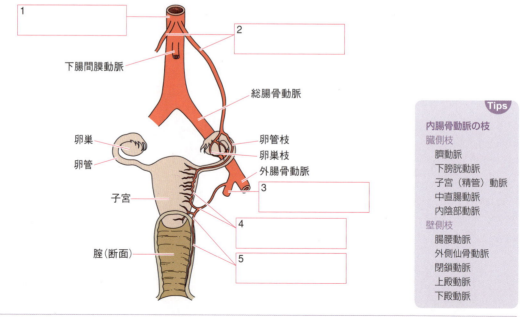

Tips
内腸骨動脈の枝
臓側枝
　臍動脈
　下膀胱動脈
　子宮（精管）動脈
　中直腸動脈
　内陰部動脈
壁側枝
　腸腰動脈
　外側仙骨動脈
　閉鎖動脈
　上殿動脈
　下殿動脈

Hint: 男性生殖器においては，精巣には腹大動脈の枝が分布し，その他の大多数の臓器は骨盤内への動脈の枝が分布している。

動脈（下肢）

Q20. 下肢動脈各部の名称を書きなさい。

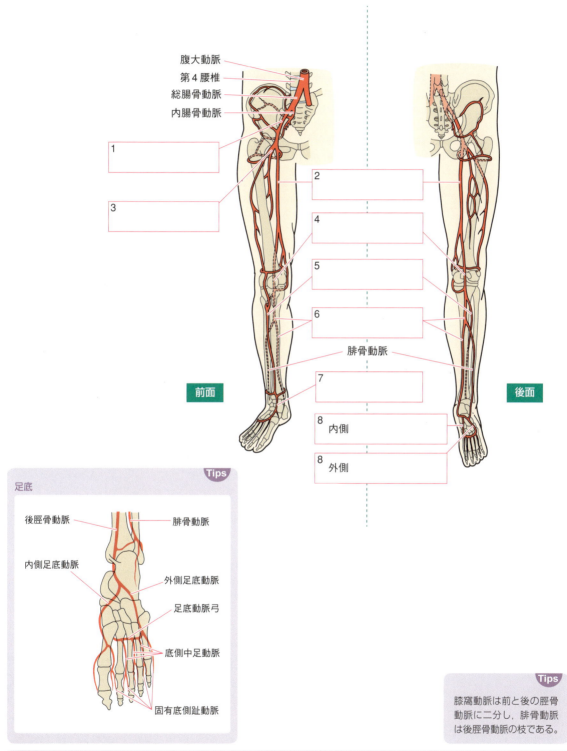

Hint 腹大動脈は，第4腰椎の前で左右に二分し，さらに仙腸関節の前で内外に分かれ，外の動脈は鼠径部から大腿部に至り，名称を変え下行，足底でさらに内外に分けられた後，外側足底動脈は，足背動脈の足底枝と足底動脈弓をつくる。

脈を触れる動脈

Q21. 皮下に脈拍が触れる部位を示した図である。各部位で触れることのできる動脈名を書きなさい。

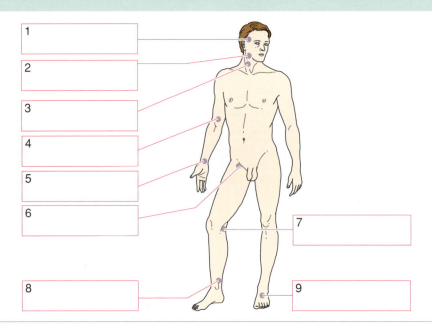

Hint　頸で拍動の触れる部位を頸動脈三角，大腿部の付け根では大腿三角という。

静脈系の体循環

Q22. 体循環における静脈系を示した図である。各部の名称を書きなさい。

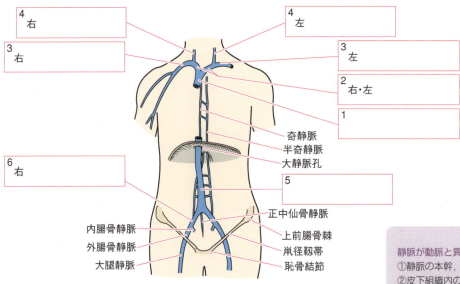

Hint　静脈の大部分は動脈と並走する伴行静脈であり，名称も同じである。ただ，大動脈が1本であるのに対し，大静脈は2本ある。

Tips
静脈が動脈と異なる点
①静脈の本幹，大静脈は2本
②皮下組織内の静脈＝皮静脈
③腹腔内消化器臓器から戻ってくる静脈＝門脈
④胸腹壁の静脈＝奇静脈
⑤頭蓋腔内に脳硬膜中の硬膜静脈洞

皮静脈（上肢）

Q23. 上肢の皮静脈各部の名称を書きなさい。

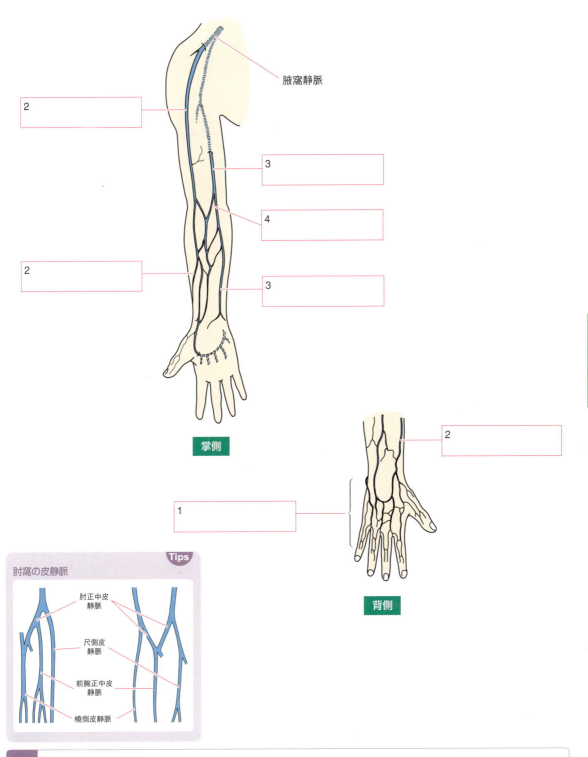

Hint 手背側の静脈網より始まった皮静脈は、前腕前面の内外両側を上行する。内側は上腕静脈に、外側は腋窩静脈に流入する。

皮静脈（体幹・下肢）

Q24. 体幹と下肢の皮静脈各部の名称を書きなさい。

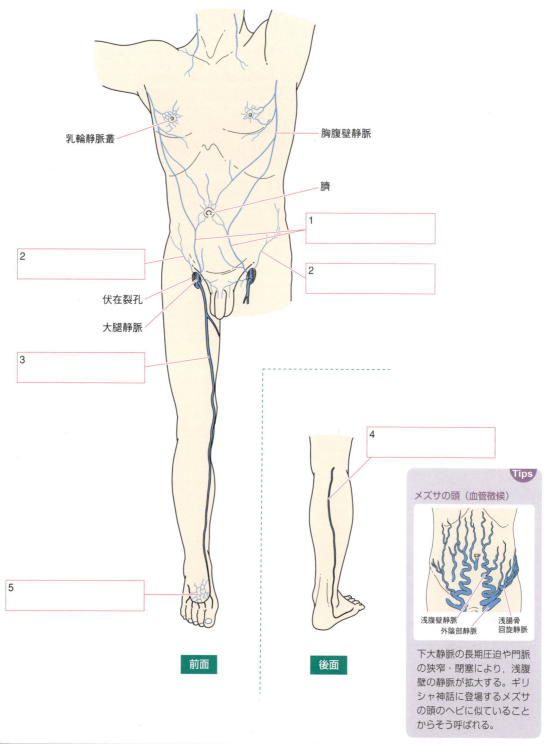

Tips
メドゥサの頭（血管徴候）

下大静脈の長期圧迫や門脈の狭窄・閉塞により、浅腹壁の静脈が拡大する。ギリシャ神話に登場するメドゥサの頭のヘビに似ていることからそう呼ばれる。

Hint 体幹と下肢の皮静脈の名称に「皮」はつかない。大腿内側の皮静脈は伏在裂孔から入り大腿静脈に、下腿後面の皮静脈は膝窩で、膝窩静脈に流入する。

門　脈

Q25. 門脈に加わる3本の主静脈の名称を書きなさい。

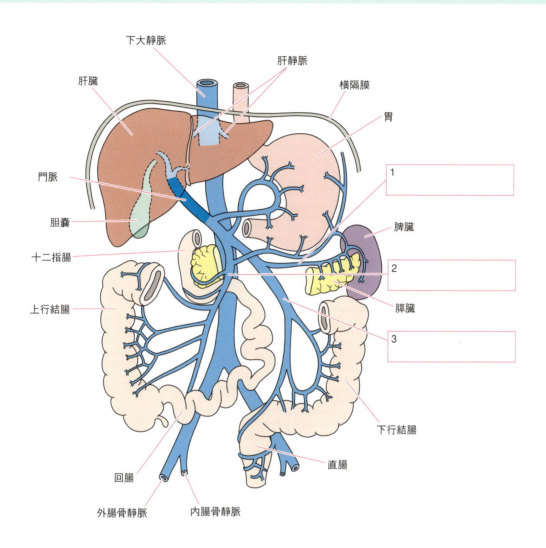

1.
2.
3.

Tips
門脈系と体循環系との交通
・食道静脈との間の交通
　→これが拡張すると食道静脈瘤となる。
・直腸静脈との間の交通
　→これが拡張すると痔核となる。
・臍傍静脈（門脈系）が前腹壁の静脈と吻合
　→これらの静脈が拡張すると静脈瘤（メズサの頭）をつくる。

Hint 門脈は胃や腸などの消化管，膵臓および脾臓からの血液を集めて1本となり，肝門から肝臓に運ぶ静脈である。

壁側の静脈

Q26. 体壁の静脈を集めて脊柱の両側を上行する各静脈の名称を書きなさい。

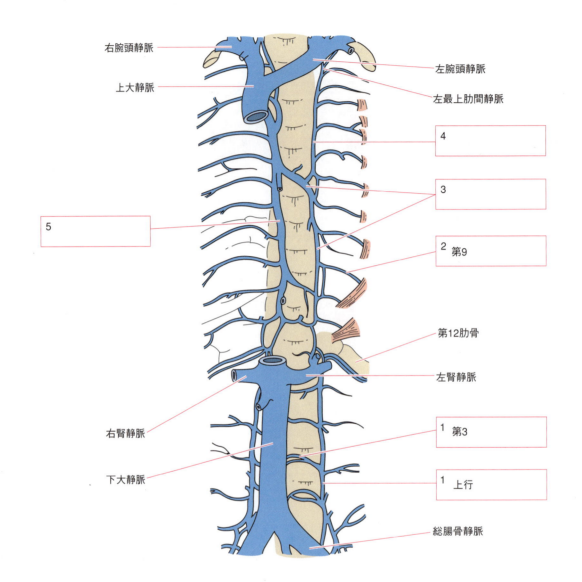

Hint 腹部・胸部の両側の静脈は最終的に1本となり、上大静脈に注ぐ。

Tips 肋間動脈（第3～第12）は胸大動脈の壁側枝であるが、肋間静脈は（上または下）大静脈に直接注ぐわけではない。右側のものは奇静脈に、左側では、上位のものは副半奇静脈に、下位のものは半奇静脈に注ぐ。

硬膜静脈洞

Q27. 硬膜静脈洞各部の名称を書きなさい。

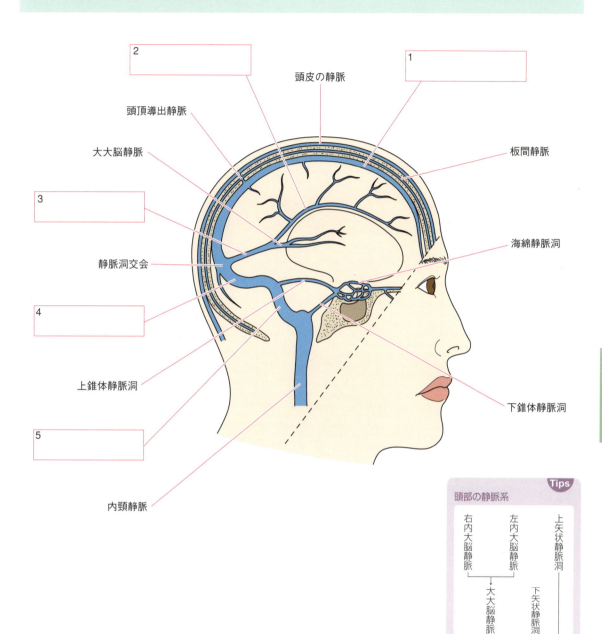

Hint 硬膜静脈洞は頭蓋腔内の脳硬膜2葉間にあり，固有の静脈壁をもたない静脈である。

胎児循環

Q28. 肺呼吸を行わない胎児の循環器特有の名称をそれぞれ書きなさい。

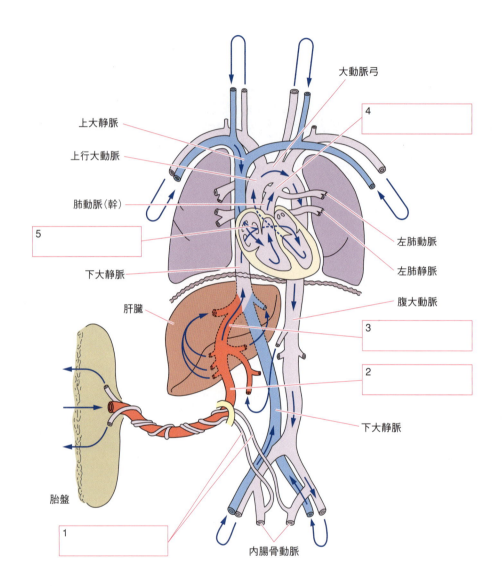

Tips
臍動脈は1対2本あるが，胎盤からの血液を通す臍静脈は1本である。

Hint 栄養摂取，排泄などは母体子宮内の胎盤を通して行われる。

リンパ本幹

Q29. リンパ本幹各部の名称を書きなさい。

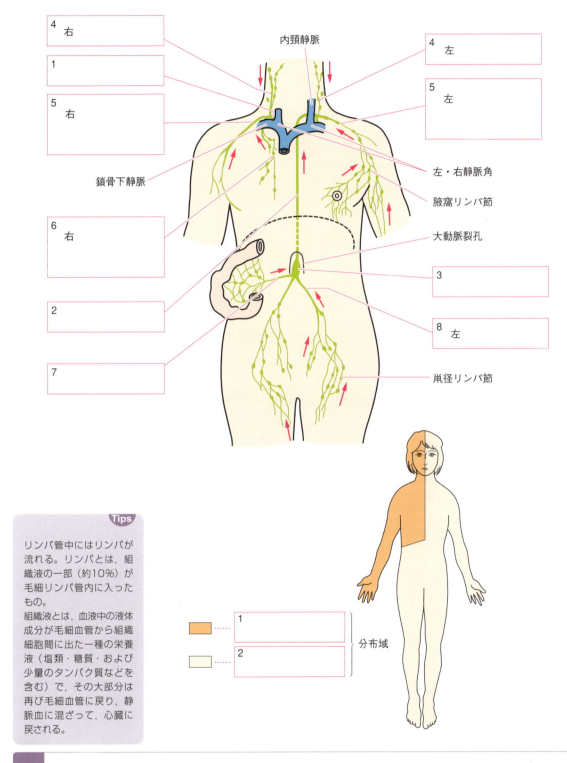

Hint 右上半身では右静脈角へリンパが流れ込み，左上半身と下半身においては，左静脈角から静脈中へ流入する。

リンパ節の構造

Q30. 毛細リンパ管から集まったリンパはリンパ節を経由してリンパ本幹に入る。リンパ節の構造について，各部の名称を書きなさい。

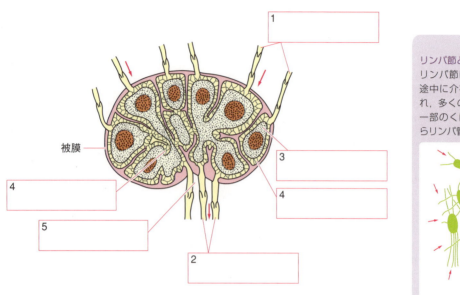

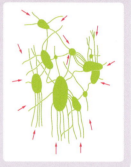

Tips

リンパ節とリンパ管
リンパ節はリンパ管の走行途中に介在し，被膜に包まれ，多くのリンパ管が入り，一部のくぼんだリンパ門からリンパ管が出る。

Hint リンパ節の内部は細網組織からなるリンパ洞と，リンパ球の集まるリンパ小節よりなる。

胸部リンパ節

Q31. 上肢，胸壁，乳房（乳腺）からのリンパを受けるリンパ節各部の名称を書きなさい。

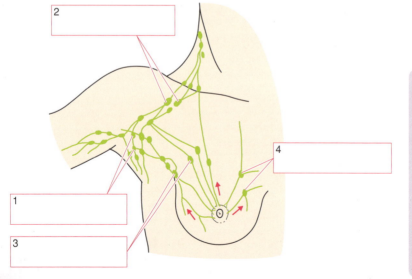

Tips

腋窩リンパ節
腋窩の血管および神経束に沿ってみられ，およそ40個を数える（5つに大別される）。
①上（腋窩）リンパ節
　＝鎖骨下リンパ節
②中心（腋窩）リンパ節
　→狭義の腋窩リンパ節
③外側（腋窩）リンパ節
④胸筋リンパ節
　（前腋窩リンパ節）
⑤肩甲下リンパ節
　（後腋窩リンパ節）

Hint 腋窩リンパ節では乳癌の転移が上図の流れ（→）に沿って起こる。

全身のリンパ節

Q32. 主要なリンパ節の名称を書きなさい。

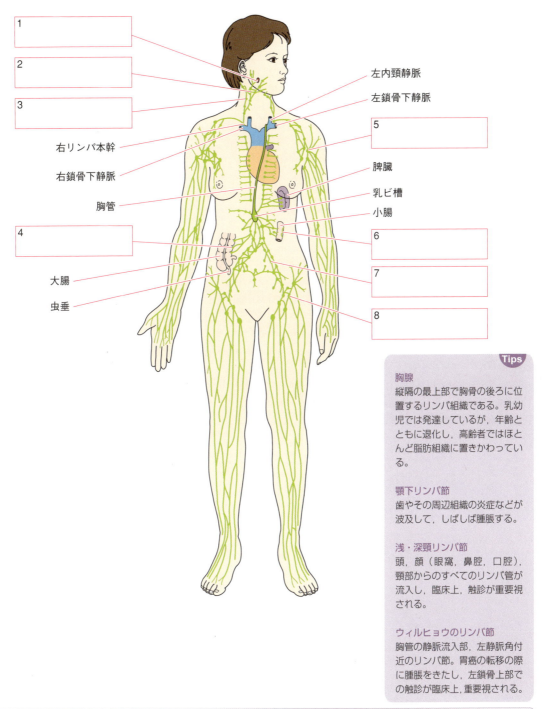

Tips

胸腺
縦隔の最上部で胸骨の後ろに位置するリンパ組織である。乳幼児では発達しているが、年齢とともに退化し、高齢者ではほとんど脂肪組織に置きかわっている。

顎下リンパ節
歯やその周辺組織の炎症などが波及して、しばしば腫脹する。

浅・深頸リンパ節
頭、顔（眼窩、鼻腔、口腔）、頸部からのすべてのリンパ管が流入し、臨床上、触診が重要視される。

ウィルヒョウのリンパ節
胸管の静脈流入部、左静脈角付近のリンパ節。胃癌の転移の際に腫脹をきたし、左鎖骨上部での触診が臨床上、重要視される。

Hint 全身のリンパ管にはそれぞれ対応するリンパ節（＝所属リンパ節）がある。リンパ管を流れるリンパは所属リンパ節を経由し、最終的に左右の大きな幹（胸管とリンパ本幹）に集まって静脈に注ぐ。

Chapter 5 ● 解答

Q1 1 左・右腕頭静脈 2 上大静脈 3 下大静脈 4 大動脈弓 5 上行大動脈 6 胸大動脈 7 腹大動脈 8 左・右総腸骨動脈

Q2 1 内膜 2 中膜 3 外膜 4 静脈弁 5 内皮細胞 6 平滑筋

Q3 1 動脈 2 静脈 3 毛細血管

Q4 1 右心房 2 右心耳 3 冠状溝 4 右心室 5 前室間溝 6 左心耳 7 左心房 8 左心室 9 後室間溝

Q5 1 心内膜 2 心筋層 3 心外膜

Q6 1 線維性心膜 2 漿膜性心膜 3 心膜腔 4 心外膜

Q7 1 右心房 2 上大静脈 3 下大静脈 4 右心室 5 肺動脈 6 左心房 7 肺静脈 8 左心室 9 上行大動脈

Q8 1 三尖弁 2 二尖弁（僧帽弁） 3 肺動脈弁 4 大動脈弁

Q9 1 乳頭筋 2 腱索

Q10 1 右冠状動脈 2 後室間枝 3 左冠状動脈 4 前室間枝 5 回旋枝 6 冠状静脈洞 7 大心臓静脈 8 中心臓静脈 9 小心臓静脈 10 左室後静脈 11 前心臓静脈

Q11 1 洞房結節 2 房室結節 3 房室束（ヒス束） 4 右脚 5 左脚 6 プルキンエ線維

Q12 1 上行大動脈 2 大動脈弓 3 胸大動脈 4 腹大動脈 5 腕頭動脈 6 左総頸動脈 7 左鎖骨下動脈 8 総腸骨動脈

Q13 1 舌動脈 2 顔面動脈 3 後頭動脈 4 顎動脈 5 浅側頭動脈

Q14 1 前大脳動脈 2 中大脳動脈 3 前交通動脈 4 後交通動脈 5 眼動脈 6 脳底動脈 7 後大脳動脈

Q15 1 鎖骨下動脈 2 椎骨動脈 3 腋窩動脈 4 肩甲下動脈 5 上腕動脈 6 上腕深動脈 7 橈骨動脈 8 尺骨動脈 9 掌動脈弓

Q16 1 気管支動脈 2 食道動脈 3 肋間動脈 4 腹腔動脈 5 腎動脈 6 腰動脈 7 下横隔動脈

Q17 1 腹腔動脈 2 上腸間膜動脈 3 下腸間膜動脈

Q18 1 左胃動脈 2 総肝動脈 3 脾動脈 4 固有肝動脈 5 右胃動脈 6 胃十二指腸動脈

Q19 1 腹大動脈 2 卵巣動脈 3 内腸骨動脈 4 子宮動脈 5 膣動脈

Q20 1 外腸骨動脈 2 大腿動脈 3 大腿深動脈 4 膝窩動脈 5 前脛骨動脈 6 後脛骨動脈 7 足背動脈 8 足底動脈

Q21 1 浅側頭動脈 2 顔面動脈 3 総頸動脈 4 上腕動脈 5 橈骨動脈 6 大腿動脈 7 膝窩動脈 8 後脛骨動脈 9 足背動脈

Q22 1 上大静脈 2 腕頭静脈 3 鎖骨下静脈 4 内頸静脈 5 下大静脈 6 総腸骨静脈

Q23 1 手背静脈網 2 橈側皮静脈 3 尺側皮静脈 4 肘正中皮静脈

Q24 1 浅腹壁静脈 2 浅腸骨回旋静脈 3 大伏在静脈 4 小伏在静脈 5 足背静脈網

Q25 1 脾静脈 2 上腸間膜静脈 3 下腸間膜静脈

Q26 1 腰静脈 2 肋間静脈 3 半奇静脈 4 副半奇静脈 5 奇静脈

Q27 1 上矢状静脈洞 2 下矢状静脈洞 3 直静脈洞 4 横静脈洞 5 S状静脈洞

Q28 1 臍動脈 2 臍静脈 3 静脈管（アランチウス管） 4 動脈管（ボタロー管） 5 卵円孔

Q29 1 右リンパ本幹 2 胸管 3 乳ビ槽 4 頸リンパ本幹 5 鎖骨下リンパ本幹 6 気管支縦隔リンパ本幹 7 腸リンパ本幹 8 腰リンパ本幹

Q30 1 輸入リンパ管 2 輸出リンパ管 3 リンパ小節 4 リンパ洞 5 リンパ門

Q31 1 腋窩リンパ節 2 鎖骨下リンパ節 3 胸筋リンパ節 4 胸骨傍リンパ節

Q32 1 扁桃 2 顎下リンパ節 3 頸リンパ節 4 腸間膜リンパ節 5 腋窩リンパ節 6 集合リンパ小節（パイエル板） 7 総腸骨リンパ節 8 鼠径リンパ節

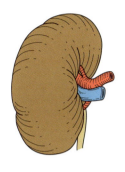
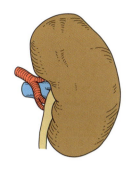
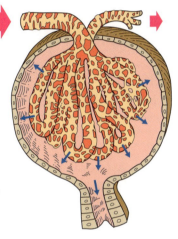
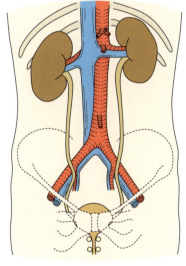

- Q.1 泌尿器の名称
- Q.2 腎臓の位置
- Q.3 腎門
- Q.4 腎臓の内部構造
- Q.5 腎臓の微細構造
- Q.6 ネフロン
- Q.7 腎小体
- Q.8 膀胱
- Q.9 骨盤内器官（男性）
- Q.10 骨盤内器官（女性）

Chapter 6
泌尿器

泌尿器の名称

Q1. 泌尿器各器官の名称を書きなさい。

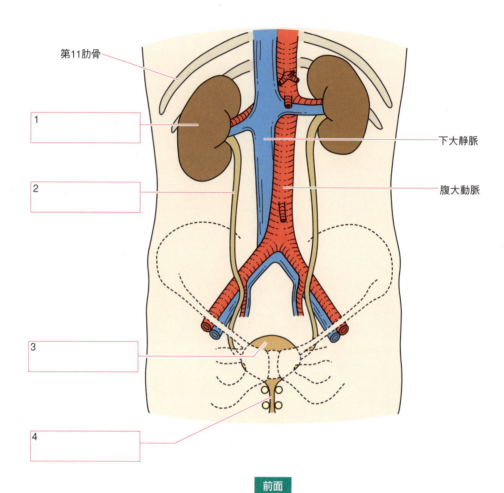

前面

Hint 泌尿器は尿を生成する実質臓器と，排泄する尿路からなる。

腎臓の位置

Q2. 腎臓がもつ骨格や他臓器との関係を考え，各部の名称を書きなさい。

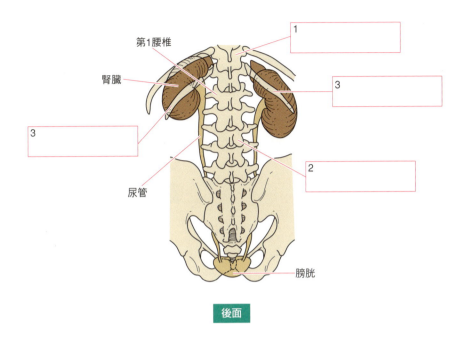

後面

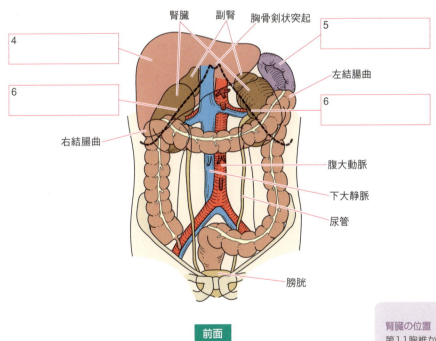

前面

Tips
腎臓の位置
第11胸椎から第3腰椎位にあり，右の腎臓は肝臓によって圧迫されるため，左の腎臓よりやや低い。

Hint 腎臓は脊柱の両側に位置し，後腹膜腔（腹膜後隙）に位置する腹膜後器官である。

腎門

Q3. 腎門を出入りする各管の名称を書きなさい。

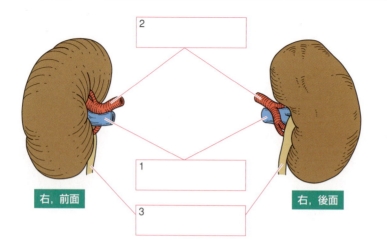

右, 前面　　　右, 後面

Tips
腎門
内側縁の中央にある陥凹部で，腎動・静脈，尿管，神経，リンパ管などが出入りする。

Hint 前から [1] ・ [2] ・ [3] の順である。

腎臓の内部構造

Q4. 腎臓各部の名称を書きなさい。

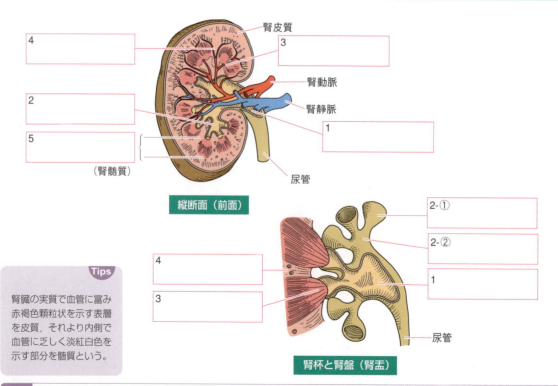

腎皮質
腎動脈
腎静脈
尿管
縦断面（前面）
（腎髄質）
腎杯と腎盤（腎盂）

Tips
腎臓の実質で血管に富み赤褐色顆粒状を示す表層を皮質，それより内側で血管に乏しく淡紅白色を示す部分を髄質という。

Hint 腎臓は外層の皮質と内層の髄質に分けられる。皮質には腎小体が密集している。皮質で腎錐体（髄質）の間に入り込んでいる部分を腎柱という。

腎臓の微細構造

Q5. 腎臓の微細構造における各部の名称を書きなさい。

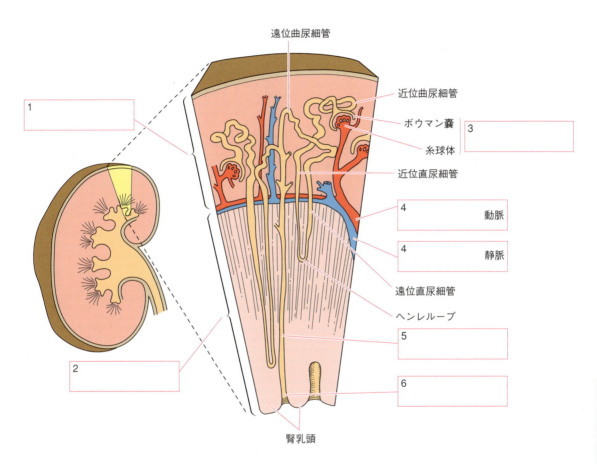

Tips
ボウマン嚢に続く尿細管は，近位尿細管・ヘンレループ・遠位尿細管の3部に区分される。
近位尿細管の始まりは曲部で，近位曲尿細管ともいう。それに続き直部となり，近位直尿細管ともいう。近位直尿細管に続き，ヘンレループとなる。ヘンレループに続き遠位尿細管となり，その始まりは直部で遠位直尿細管ともいう。遠位直尿細管は曲がって曲部（遠位曲尿細管）となって集合管に入る。

Hint 尿細管が注がれた [5]_____ は腎乳頭で合流して [6]_____ となる。1つの乳頭につき20～30本の [6]_____ となり，小腎杯に開口している。

ネフロン

Q6. ネフロン（腎単位）の構造図である。尿細管を細分してあるが，各部の名称を書きなさい。

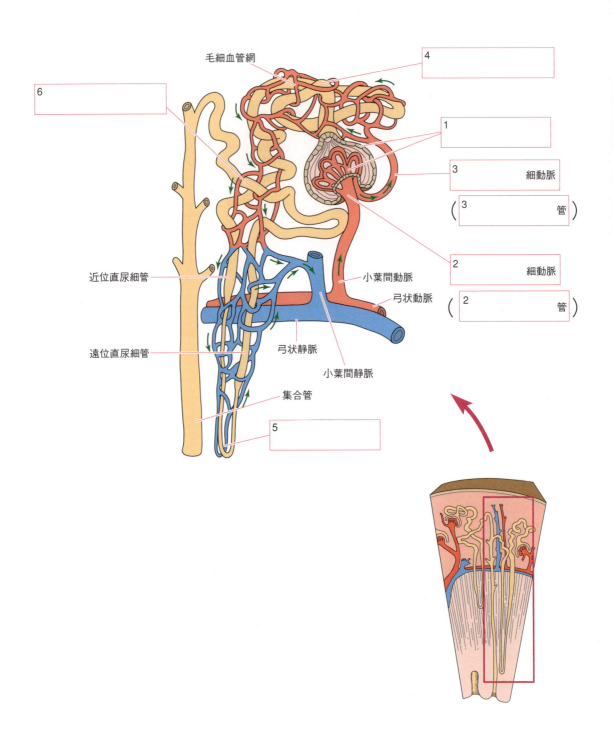

Hint ネフロンは1つの腎小体と，それに続く1本の尿細管からなる。一側の腎臓におよそ100万個あるといわれる。

腎小体

Q7. 腎小体（マルピギー小体）内の構造図である。各部の名称を書きなさい。

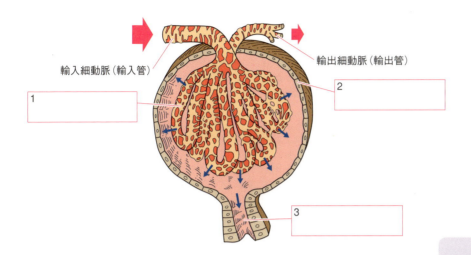

Tips
腎小体（マルピギー小体）とは、糸球体とそれを包むボウマン嚢とからなる。

Hint 輸入細動脈（輸入管）は内部で毛細血管となり、輸出細動脈（輸出管）として出ていく。

膀 胱

Q8. 膀胱内部における管の開口部などの名称を書きなさい。

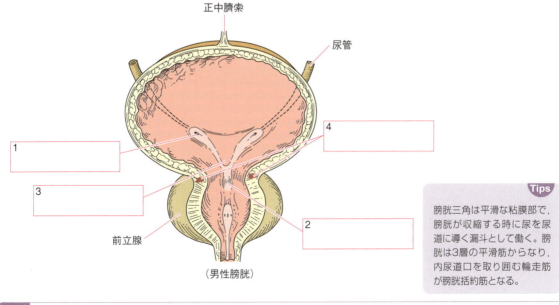

Tips
膀胱三角は平滑な粘膜部で、膀胱が収縮する時に尿を尿道に導く漏斗として働く。膀胱は3層の平滑筋からなり、内尿道口を取り囲む輪走筋が膀胱括約筋となる。

Hint 膀胱内腔には、ヒダのない三角形の平滑な粘膜部分がある（³　　　）。その3つの角には、それぞれ管の出入口が開いている。

骨盤内器官（男性）

Q9. 男性骨盤の矢状断面図である。膀胱の前後の器官などの名称を書きなさい。

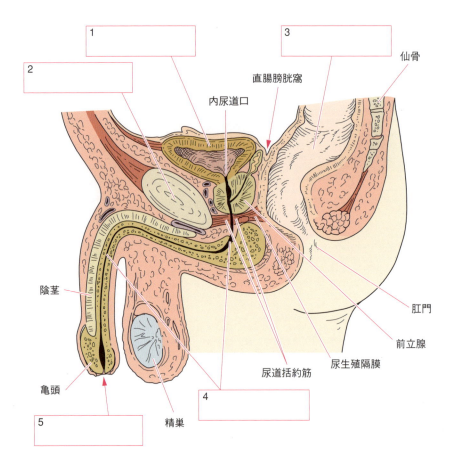

Hint 男性の場合，膀胱のすぐ後ろに直腸がある。尿道は陰茎内を走るため，16〜18cmと女性に比べるとずっと長い。

Tips
尿道括約筋
尿道が尿生殖隔膜を貫くところで，男女とも横紋筋が輪状に取り巻き，括約筋となる。

骨盤内器官（女性）

Q10. 女性骨盤の矢状断面図である。膀胱の前後の器官などの名称を書きなさい。

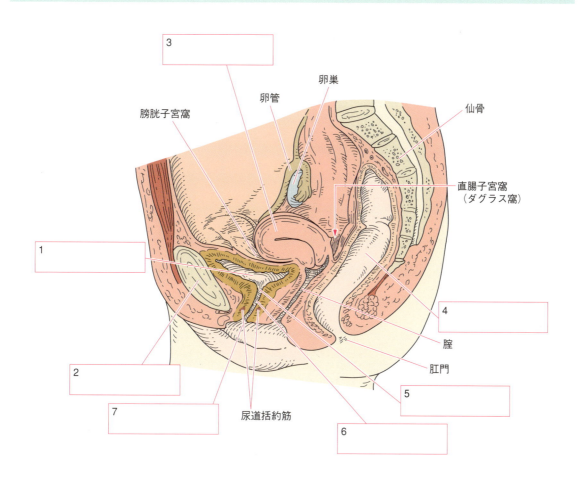

Tips

外尿道口は腟口の前方で腟前庭に開く。女性は男性より外尿道口が肛門に近いので、尿路感染を起こしやすい。尿道に炎症が起こると尿道炎、膀胱に起こると膀胱炎となる。感染すると排尿痛があり、排尿障害を伴う。

Hint 女性には子宮があるため、膀胱の後ろはすぐ直腸ではない。女性の尿道の長さは3〜4cm。

Chapter 6 ● 解答

Q1 1 腎臓　2 尿管　3 膀胱　4 尿道

Q2 1 第11胸椎（T₁₁）　2 第3腰椎（L₃）　3 第12肋骨　4 肝臓　5 脾臓　6 肋骨弓

Q3 1 腎静脈　2 腎動脈　3 尿管

Q4 1 腎盤（腎盂）　2 腎杯　①小腎杯　②大腎杯　3 腎乳頭　4 腎柱　5 腎錐体

Q5 1 (腎)皮質　2 (腎)髄質　3 腎小体（マルピギー小体）　4 弓状　5 集合管　6 乳頭管

Q6 1 腎小体（マルピギー小体）　2 輸入　3 輸出　4 近位曲尿細管　5 ヘンレループ　6 遠位曲尿細管

Q7 1 糸球体　2 ボウマン嚢（糸球体嚢）　3 尿細管

Q8 1 尿管口　2 内尿道口　3 膀胱三角　4 膀胱括約筋

Q9 1 膀胱　2 恥骨　3 直腸　4 尿道　5 外尿道口

Q10 1 膀胱　2 恥骨　3 子宮　4 直腸　5 内尿道口　6 尿道　7 外尿道口

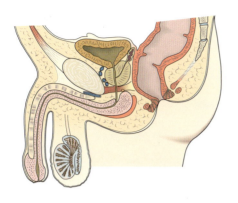
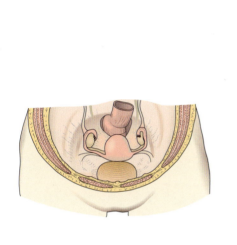
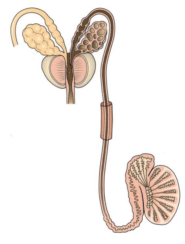
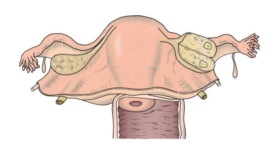

- Q.1 女性生殖器
- Q.2 子宮・卵巣支持組織
- Q.3 子宮・腟内腔
- Q.4 女性外陰部
- Q.5 女性会陰
- Q.6 乳房
- Q.7 男性生殖器1
- Q.8 男性生殖器2
- Q.9 精管の周辺器官
- Q.10 陰茎
- Q.11 陰茎体と亀頭

Chapter 7
生殖器

女性生殖器

Q1. 骨盤腔内の女性生殖器である。それぞれの器官名を書きなさい。

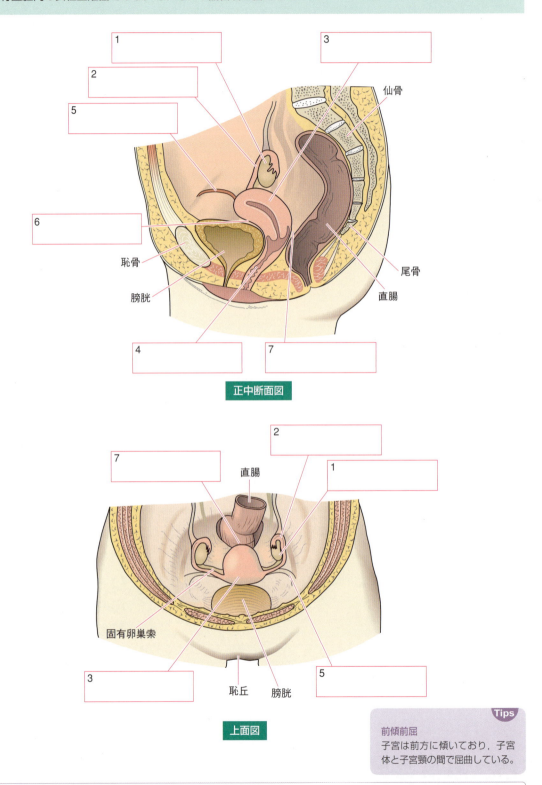

正中断面図

上面図

Tips
前傾前屈
子宮は前方に傾いており，子宮体と子宮頸の間で屈曲している。

Hint 子宮は膀胱と直腸の間にあり，両側に卵管がつながっている。

子宮・卵巣支持組織

Q2. 子宮と卵巣を固定している膜などの図である。各部の名称を書きなさい。

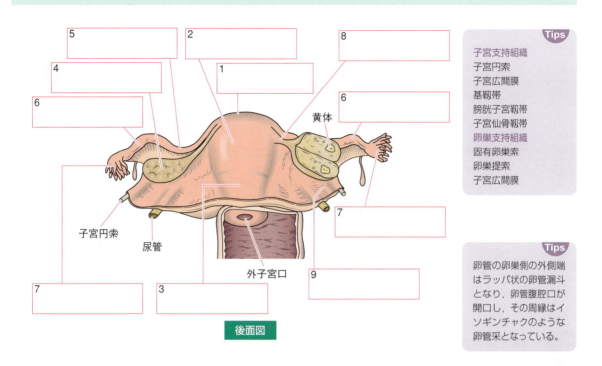

Tips
子宮支持組織
子宮円索
子宮広間膜
基靱帯
膀胱子宮靱帯
子宮仙骨靱帯
卵巣支持組織
固有卵巣索
卵巣提索
子宮広間膜

Tips
卵管の卵巣側の外側端はラッパ状の卵管漏斗となり、卵管腹腔口が開口し、その周縁はイソギンチャクのような卵管采となっている。

子宮・腟内腔

Q3. 子宮および腟の内腔についての図である。各部の名称を書きなさい。

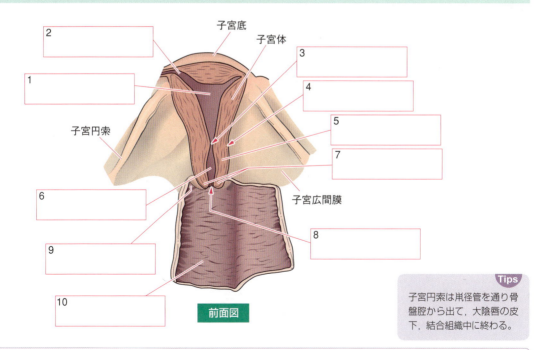

Tips
子宮円索は鼠径管を通り骨盤腔から出て、大陰唇の皮下、結合組織中に終わる。

Hint
子宮の内腔は上方で左右に卵管が、下方では真下に腟が開口している。子宮頸は腟上部と腟部の2部に分けられる。腟部は子宮頸の下約1/3のところで、腟腔上端部に突出して外子宮口が開口する。

女性外陰部

Q4. 女性外陰部各部の名称を書きなさい。

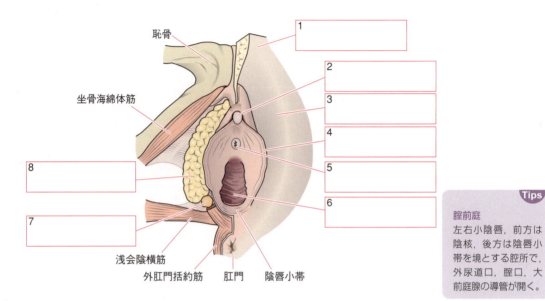

> **Tips**
> 腟前庭
> 左右小陰唇，前方は陰核，後方は陰唇小帯を境とする腔所で，外尿道口，腟口，大前庭腺の導管が開く。

Hint 骨盤腔内には前から膀胱・子宮・直腸の順で入っている。膀胱から続く尿道の出口が外尿道口，子宮から続く腟の出口が腟口，直腸の出口が肛門である。

女性会陰

Q5. 女性会陰各部の名称を書きなさい。

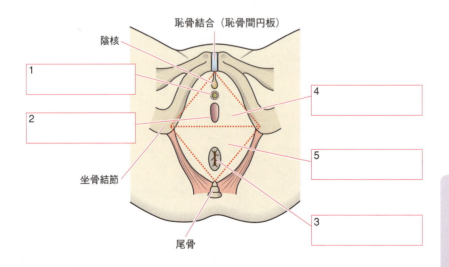

> **Tips**
> 会陰は前後2つの三角形の領域に分けられる。尿生殖三角にある深層の筋は尿生殖隔膜とよばれ，肛門三角にある筋は，広い骨盤隔膜を構成する。

Hint 会陰とは骨盤の出口，恥骨結合から尾骨に至るまでをいう。臨床的に女性の場合，腟口から肛門までの部をいう。

乳房

Q6. 乳房の断面図である。各部の名称を書きなさい。

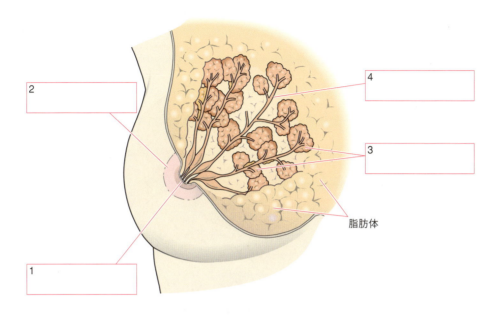

前面

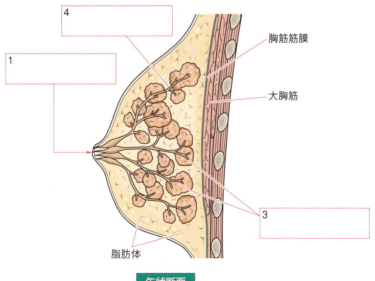

矢状断面

Hint 乳腺は皮膚腺であるが，女性生殖器の補助器官でもある。前胸部のふくらみをつくる乳房と [1]_____・[2]_____ からなる。

男性生殖器 1

Q7. 男性生殖器各器官の名称を書きなさい。

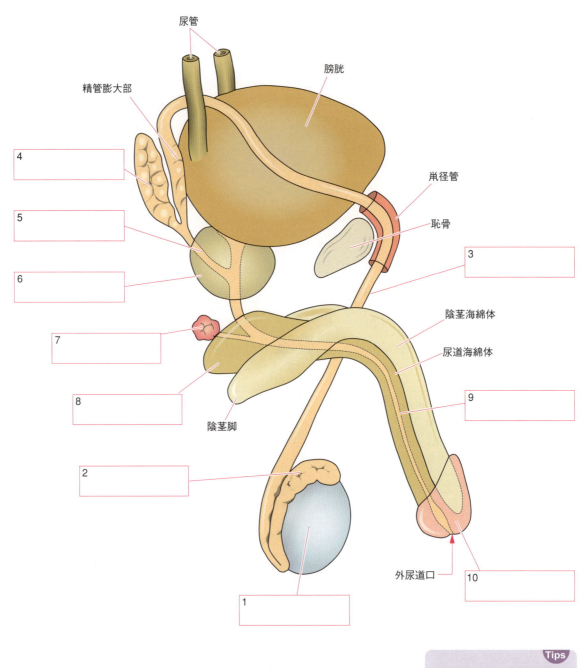

Hint 精路は精巣上体→精管→尿道と続く。

男性生殖器 2

Q8. 男性生殖器の位置を示した断面図である。各器官の名称を書きなさい。

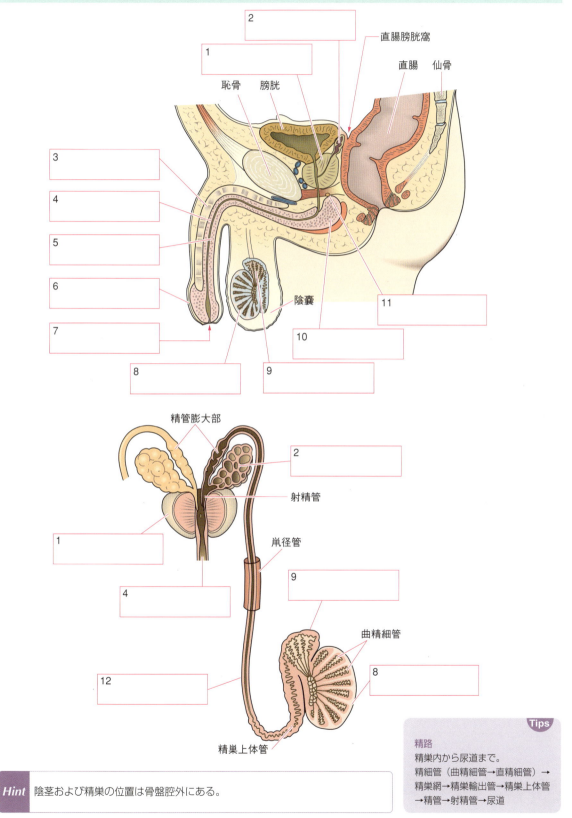

Hint 陰茎および精巣の位置は骨盤腔外にある。

Tips
精路
精巣内から尿道まで。
精細管（曲精細管→直精細管）→
精巣網→精巣輸出管→精巣上体管
→精管→射精管→尿道

精管の周辺器官

Q9. 鼡径管を通り腹腔内に入った精管は，膀胱の後ろに回り込み前立腺内へと入る。その周辺の器官名を書きなさい。

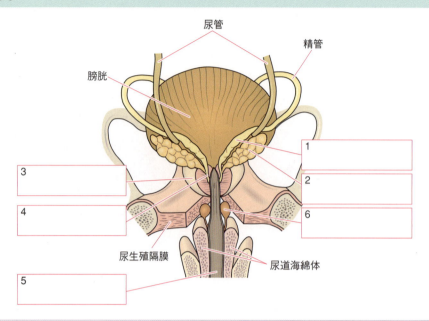

> **Hint** 精管の終部で，精嚢の導管と合流したところから尿道に開口するまでを射精管という。

陰 茎

Q10. 陰茎各部の名称を書きなさい。

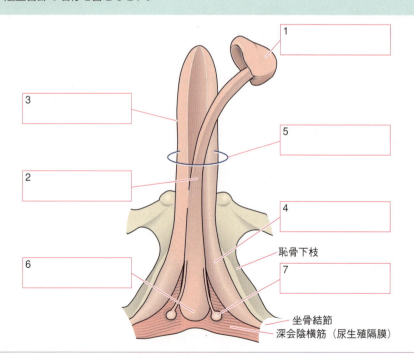

> **Hint** 陰茎は2つの海綿体からなる。

陰茎体と亀頭

Q11. 陰茎体と亀頭の断面である。各部の名称を書きなさい。

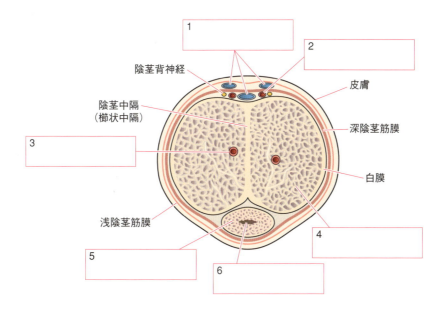

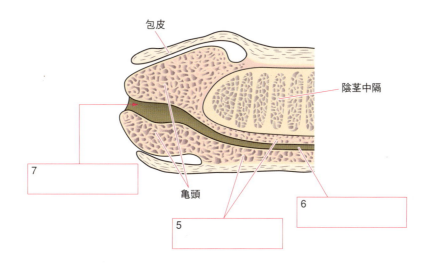

Hint 勃起は，多量の血液が陰茎深動脈を通って海綿体に注がれて，周囲の静脈が圧迫され，血液の流出が妨げられ，海綿体が充血・膨張して硬くなることにより起こる。

Chapter 7 ● 解答

Q1 1 卵巣　2 卵管　3 子宮　4 腟　5 子宮円索　6 膀胱子宮窩　7 直腸子宮窩（ダグラス窩）

Q2 1 子宮底　2 子宮体　3 子宮頸　4 卵巣　5 卵管峡部　6 卵管膨大部　7 卵管采　8 固有卵巣索　9 子宮広間膜

Q3 1 子宮腔　2 卵管子宮口　3 内子宮口　4 子宮峡部　5 子宮頸　6 子宮頸管　7 子宮頸腟部　8 外子宮口　9 腟円蓋　10 腟腔

Q4 1 恥丘　2 陰核　3 大陰唇　4 小陰唇　5 外尿道口　6 腟口　7 大前庭腺（バルトリン腺）　8 前庭球

Q5 1 外尿道口　2 腟口　3 肛門　4 尿生殖三角（尿生殖部）　5 肛門三角（肛門部）

Q6 1 乳頭　2 乳輪　3 乳腺　4 乳管

Q7 1 精巣　2 精巣上体　3 精管　4 精嚢　5 射精管　6 前立腺　7 尿道球腺（カウパー腺）　8 尿道球　9 尿道　10 亀頭

Q8 1 前立腺　2 精嚢　3 陰茎海綿体　4 尿道　5 尿道海綿体　6 亀頭　7 外尿道口　8 精巣　9 精巣上体　10 尿道球　11 尿道球腺（カウパー腺）　12 精管

Q9 1 精管膨大部　2 精嚢　3 前立腺　4 射精管　5 尿道　6 尿道球腺（カウパー腺）

Q10 1 亀頭　2 尿道海綿体　3 陰茎海綿体　4 陰茎根（陰茎脚）　5 陰茎体　6 尿道球　7 尿道球腺（カウパー腺）

Q11 1 陰茎背静脈　2 陰茎背動脈　3 陰茎深動脈　4 陰茎海綿体　5 尿道海綿体　6 尿道　7 外尿道口

関節と筋

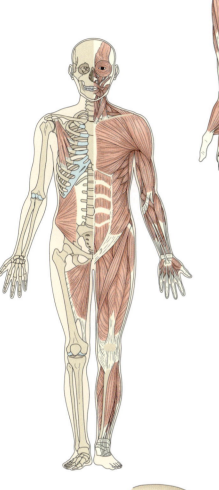

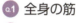

- Q.1 全身の筋
- Q.2 浅頭筋群
- Q.3 顎関節
- Q.4 深頭筋群
- Q.5 側頸部と前頸部の筋
- Q.6 前・後頸部の筋
- Q.7 前頸部深層の筋
- Q.8 頸部の間隙
- Q.9 胸部の筋
- Q.10 胸鎖関節
- Q.11 横隔膜
- Q.12 腹部の筋
- Q.13 腹壁の筋
- Q.14 鼠径部
- Q.15 椎間円板
- Q.16 椎骨をつなぐ靱帯
- Q.17 浅背筋群
- Q.18 固有背筋
- Q.19 後頭下筋
- Q.20 肩関節
- Q.21 肩関節と肩鎖関節の靱帯
- Q.22 上肢帯と上腕後面の筋
- Q.23 上肢帯と上腕前面の筋
- Q.24 肘関節
- Q.25 腕尺関節
- Q.26 前腕前面の筋
- Q.27 前腕後面の筋
- Q.28 手の筋
- Q.29 手根と手根中手の靱帯
- Q.30 股関節
- Q.31 骨盤の靱帯
- Q.32 内寛骨筋（腸腰筋）群
- Q.33 外寛骨筋（殿筋）群
- Q.34 大腿前面の筋
- Q.35 大腿三角
- Q.36 膝関節と脛腓関節
- Q.37 膝関節
- Q.38 大腿後面の筋
- Q.39 膝窩
- Q.40 下腿後面の筋
- Q.41 下腿前面の筋
- Q.42 距腿関節
- Q.43 足の筋

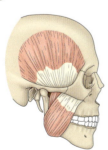

Chapter 8
関節と筋

全身の筋

Q1. 全身の主な筋の名称を書きなさい。

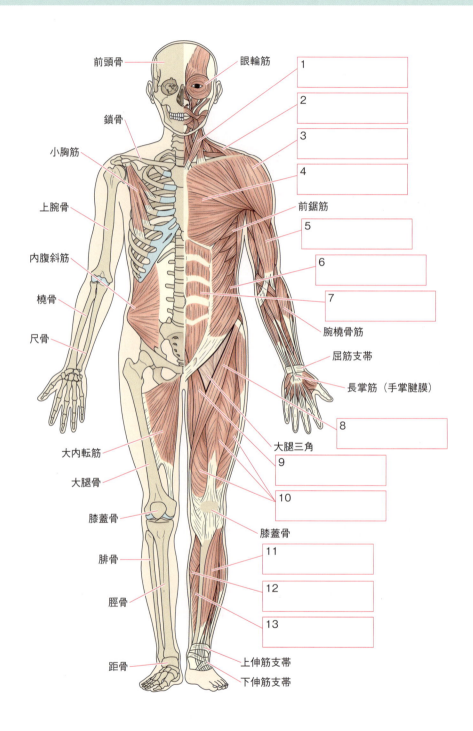

Hint 筋名の一部には，胸・腹・上腕・大腿などの部位名が使われている。

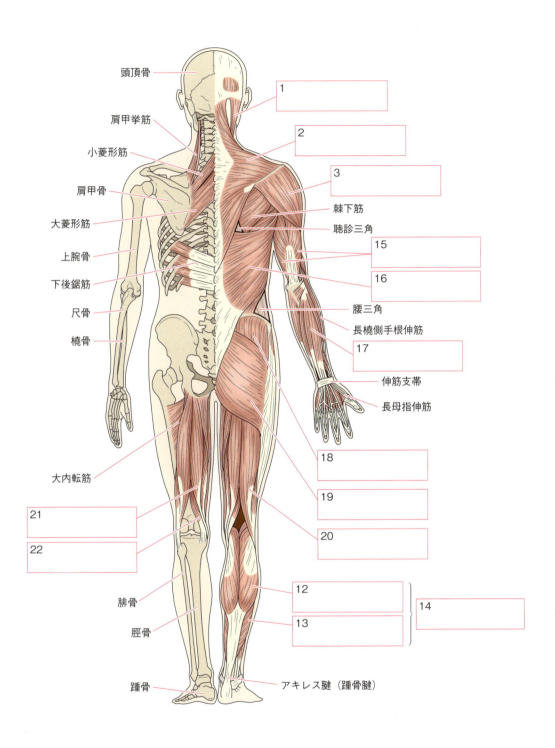

浅頭筋群

Q2. 頭部浅層の筋の名称を書きなさい。

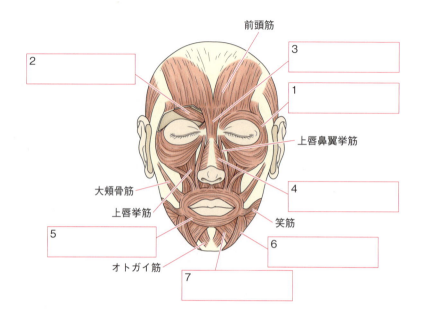

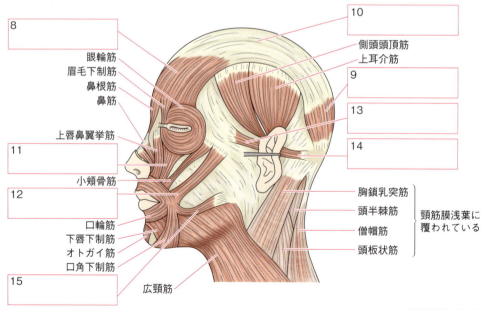

Hint 頭部浅層の筋は、眉・目のまわり、鼻や口のまわり（上唇や下唇）の皮膚についている。

Tips 頭部浅層の筋は皮膚に停止する皮筋で、その働きから表情筋ともいわれ、第7脳神経（顔面神経）支配である。

顎関節

Q3. 頭蓋骨の連結で，唯一関節をなしているのが顎関節である。各部の名称を書きなさい。

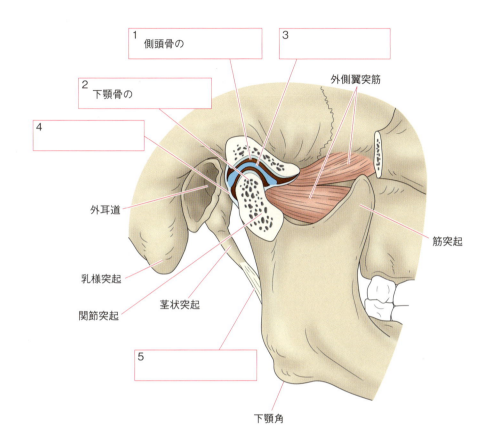

1. 側頭骨の
2. 下顎骨の
3.
4.
5.

Hint 顎関節の働きは，外耳道内に指を入れて開口・閉口すると感じられる。

Tips
顎がはずれるとは？
あくびなどで大口を開けたときに外側翼突筋が過剰に収縮し，下顎頭が前方に脱臼すること。

深頭筋群

Q4. 頭部深層の筋は頭蓋の側面・底面から起こり下顎骨につき，閉口や咀嚼運動を行う咀嚼筋である。深頭筋各筋の名称を書きなさい。

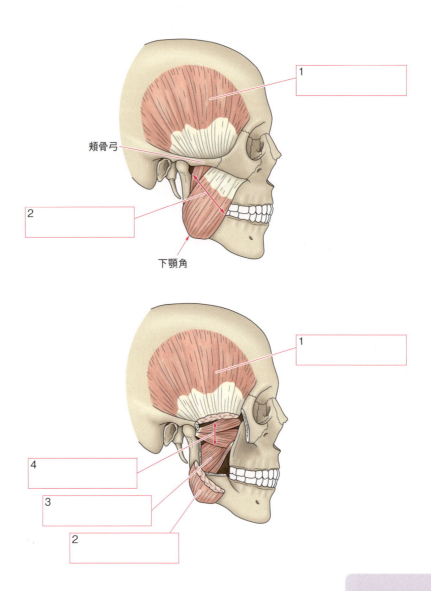

Tips

咀嚼筋は，第5脳神経（三叉神経）の第3枝（下顎神経）支配である。
側頭筋はこめかみ辺り，咬筋は下顎のエラの辺りで，ぐっと噛みしめると収縮し硬くなるのが感じられる。

Hint

咀嚼筋は4種の筋からなり，その名称は筋腹のある位置・働き・起始部などからつけられている。
1. 　　　　は下顎骨を引き上げ，筋の後部は下顎骨を後方に引く。
2. 　　　　は下顎骨を引き上げる。
3. 　　　　は下顎骨を引き上げ，筋の片側のみでは反対の側方に動かす。
4. 　　　　は下顎骨を前方に出し，筋の片側のみでは反対の側方に動かす。

側頸部と前頸部の筋

Q5. 側頸部と前頸部の各筋の名称を書きなさい。

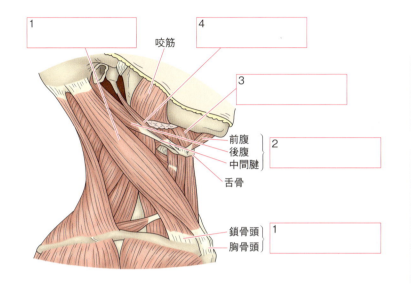

Tips
顎二腹筋前腹→下顎神経支配
顎二腹筋後腹→顔面神経支配
顎舌骨筋　　→下顎神経支配
茎突舌骨筋　→顔面神経支配

Tips
斜頸
胸鎖乳突筋の片側の短縮は斜頸となる。

Hint 側頸部の筋は側頭骨と胸骨・鎖骨についている。
2 , 3 , 4 は舌骨上筋群である。

前・後頸部の筋

Q6. 前・後頸部の各筋の名称を書きなさい。

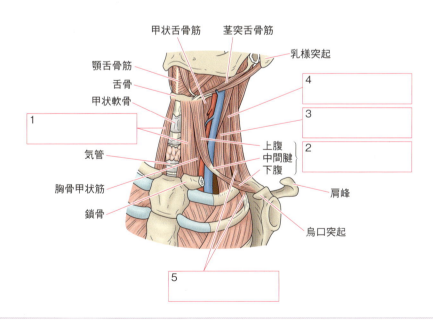

Hint 1 と 2 は舌骨下筋群である。

前頸部深層の筋

Q7. 前頸部深層の各筋の名称を書きなさい。

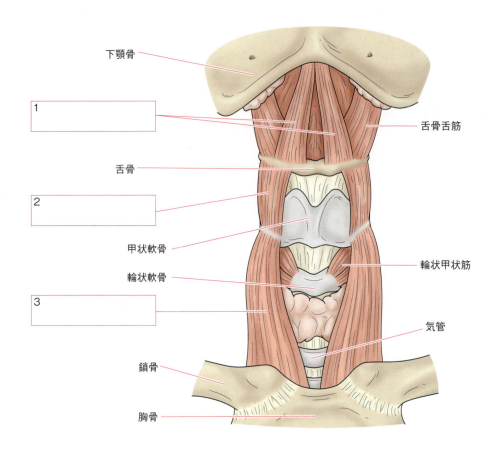

Tips
オトガイ舌骨筋は舌下神経支配である。舌骨下筋群の4筋は，頸神経叢の枝によって支配されている。

Hint　[1]は舌骨上筋群で，[2]，[3]は舌骨下筋群である。

頸部の間隙

Q8. 頸部の筋などによる間隙各部の名称と，そこに存在する各器官の名称を書きなさい。

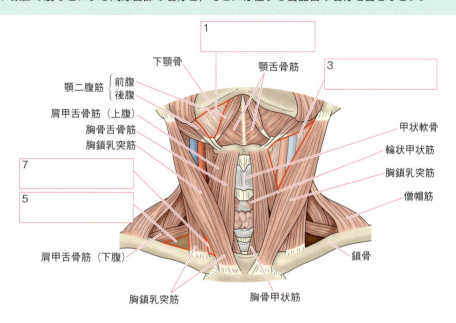

構成する筋など	間隙名	器官名
(1) 顎二腹筋前腹 顎二腹筋後腹 下顎骨	1	2
(2) 肩甲舌骨筋上腹 胸鎖乳突筋 顎二腹筋後腹	3	4
(3) 胸鎖乳突筋 肩甲舌骨筋下腹 鎖骨	5	6
(4) 胸鎖乳突筋の 両頭間	7	8
(5) 前斜角筋 中斜角筋 第1肋骨	9	10

Tips

斜角筋隙

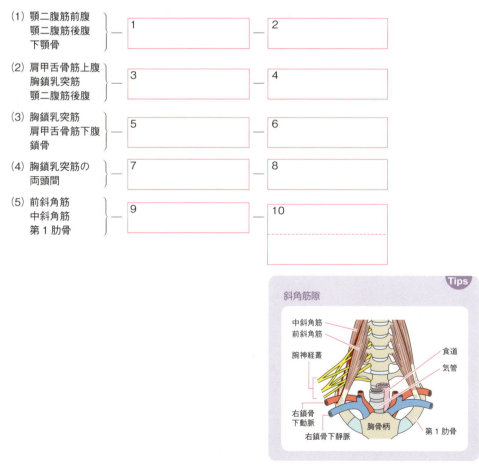

胸部の筋

Q9. 胸部の各筋の名称を書きなさい。

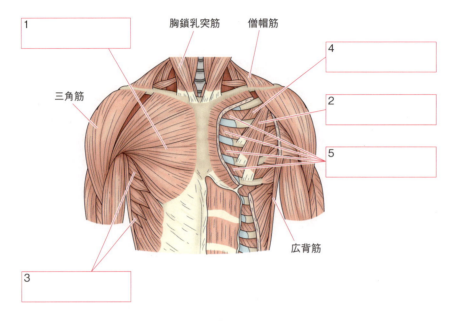

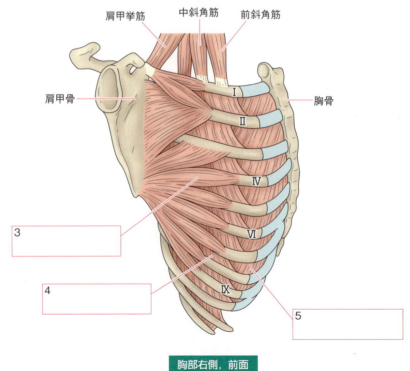

胸部右側，前面

Hint 1 ， 2 ， 3 は浅胸筋で，上腕骨や肩甲骨に停止している。

胸鎖関節

Q10. 胸鎖関節の靭帯名を書きなさい。

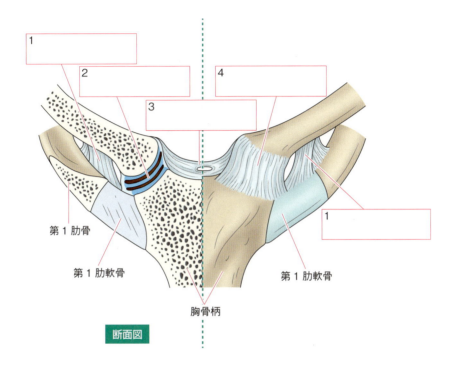

断面図

第1肋骨
第1肋軟骨
胸骨柄
第1肋軟骨

Hint 胸鎖関節は，胸骨柄の鎖骨切痕と鎖骨の胸骨端との間の関節である。

横隔膜

Q11. 横隔膜の起始部（3部）・停止部および3つの孔の各名称を書きなさい。

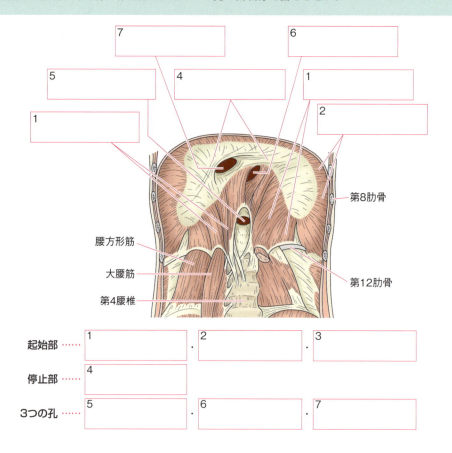

起始部 …… 1 ・ 2 ・ 3
停止部 …… 4
3つの孔 …… 5 ・ 6 ・ 7

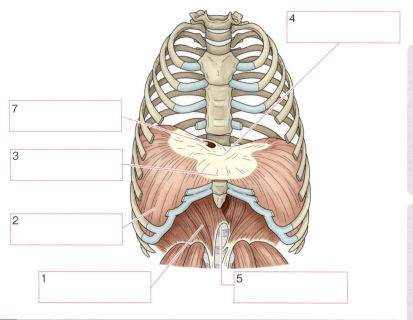

Tips
大動脈裂孔
下行大動脈，胸管，奇静脈が通る。
食道裂孔
食道，迷走神経，左横隔神経の枝，左胃動脈の枝が通る。
大静脈孔
下大静脈，右横隔神経の枝が通る。

Tips
上面図
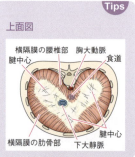

Hint 3 は前胸部で肋軟骨の結合する骨の一部から起こっている。

腹部の筋

Q12. 腹部の筋および腹直筋鞘各部の名称を書きなさい。

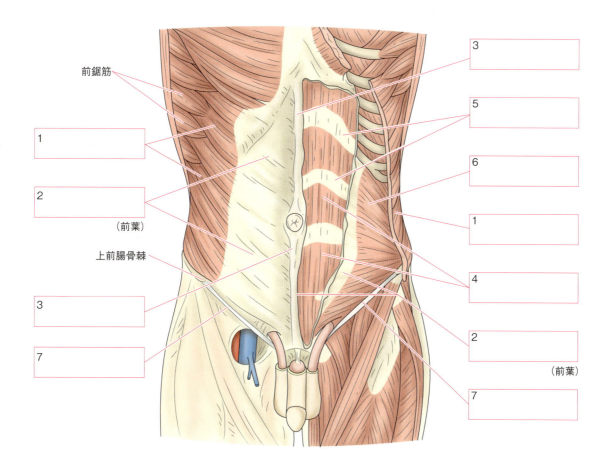

Hint 腹部の筋の名称は筋線維の走る方向からついている。

Tips
腹直筋
長く大きな筋で，中間腱である [5] （3～4個）によって筋腹を4～5節に分ける多腹筋である。

腹壁の筋

Q13. 腹腔を取り巻き腹壁をつくる各筋の名称を書きなさい。

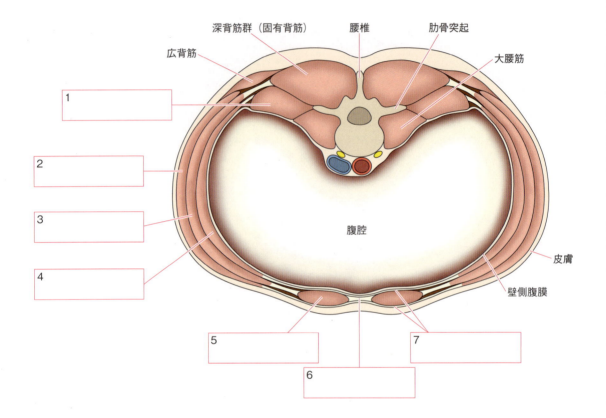

Hint 大腰筋は下肢の筋, 広背筋は上肢を動かす筋である。

鼠径部

Q14. 鼠径部の各器官の名称を書きなさい。

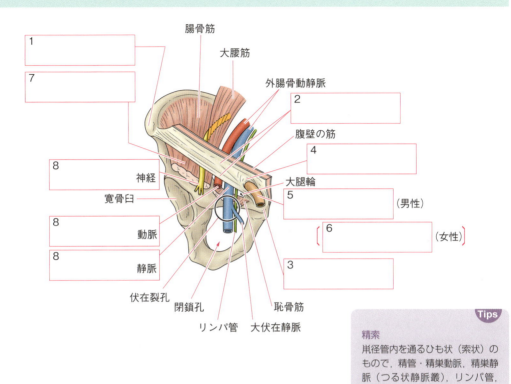

Tips
精索
鼠径管内を通るひも状（索状）のもので，精管・精巣動脈，精巣静脈（つる状静脈叢），リンパ管，神経などが含まれている。

Tips
鼠径ヘルニア
腹腔内の腸やその他の臓器が深鼠径輪を抜けて鼠径管に入る。陰嚢中まで下降するヘルニアもある。

Hint 鼠径靱帯は外腹斜筋の鼠径部における停止腱で，[1] と [3] についている。

椎間円板

Q15. 椎間円板各部の名称を書きなさい。

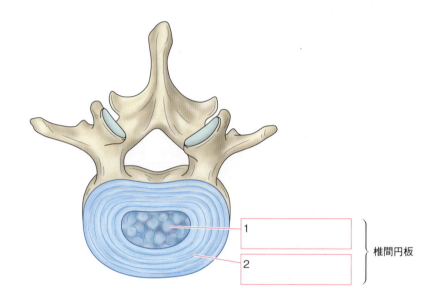

> Hint　椎間円板は外側が線維軟骨で，中央のゼラチン質を取り囲んでいる。

椎骨をつなぐ靱帯

Q16. 椎骨をつなぐ各靱帯名を書きなさい。

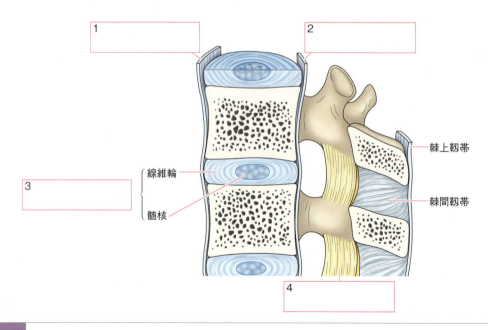

> Hint　椎体の前面・後面をつなぐ靱帯がある。

浅背筋群

Q17. 浅背筋群の各名称を書きなさい。

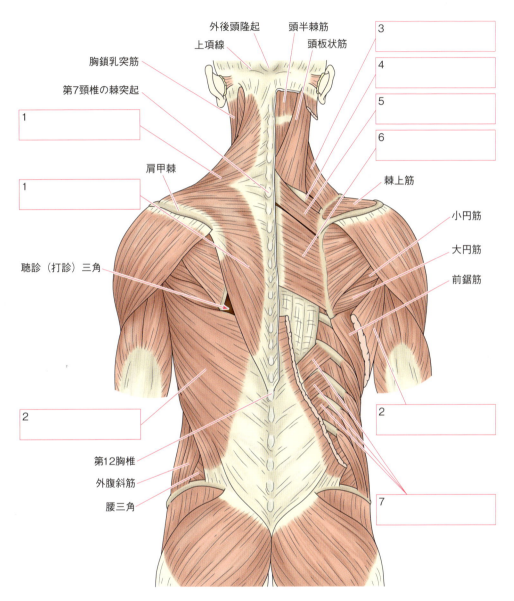

Tips

聴診三角
広背筋，僧帽筋，肩甲骨の間の三角部。呼吸音が聴診器で明瞭に聴き取れる。

腰三角
広背筋，外腹斜筋，腸骨稜の間の間隙で，腰ヘルニアを生じる。

Hint 浅層の背筋は上肢の運動を行う。

固有背筋

Q18. 固有背筋に属する各筋名を書きなさい。

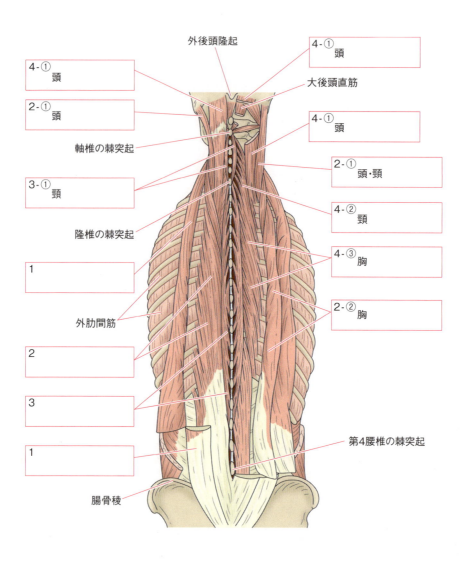

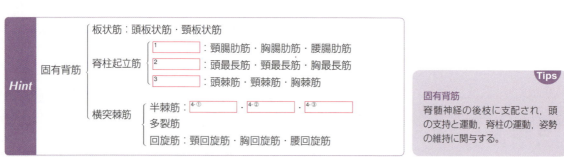

Hint
固有背筋
- 板状筋：頭板状筋・頸板状筋
- 脊柱起立筋
  - 1____：頸腸肋筋・胸腸肋筋・腰腸肋筋
  - 2____：頭最長筋・頸最長筋・胸最長筋
  - 3____：頭棘筋・頸棘筋・胸棘筋
- 横突棘筋
  - 半棘筋：4-① ____ ・ 4-② ____ ・ 4-③ ____
  - 多裂筋
  - 回旋筋：頸回旋筋・胸回旋筋・腰回旋筋

Tips
固有背筋
脊髄神経の後枝に支配され、頭の支持と運動、脊柱の運動、姿勢の維持に関与する。

後頭下筋

Q19. 後頭下筋の各筋名を書きなさい。

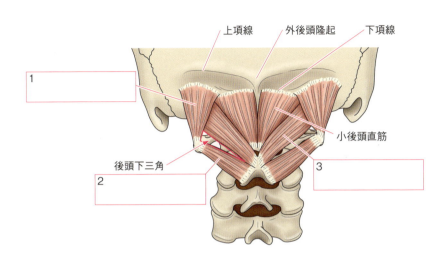

Hint　後頭下三角を椎骨動脈・後頭下神経が通る。

肩関節

Q20. 肩関節の骨や靭帯の各名称を書きなさい。

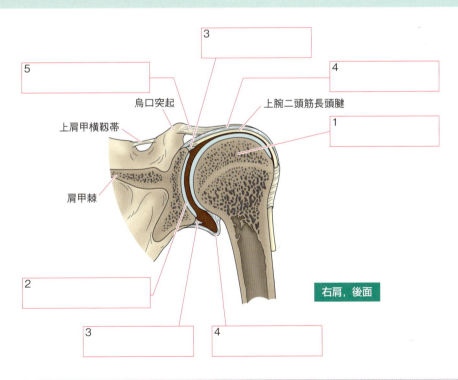

Hint　関節頭および関節窩は硝子軟骨性の関節軟骨に覆われている。関節窩は関節頭より小さいが，辺縁には線維性の軟骨（³　　　　　）が輪状にあり，拡大されている。

肩関節と肩鎖関節の靱帯

Q21. 肩関節と肩鎖関節における各靱帯名を書きなさい。

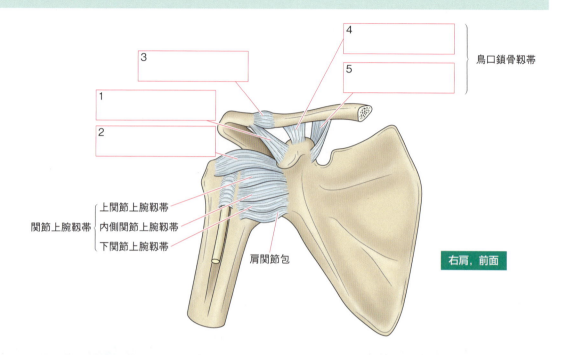

上肢帯と上腕後面の筋

Q22. 肩関節の運動に関係する上肢帯後面と上腕後面の筋の各名称を書きなさい。

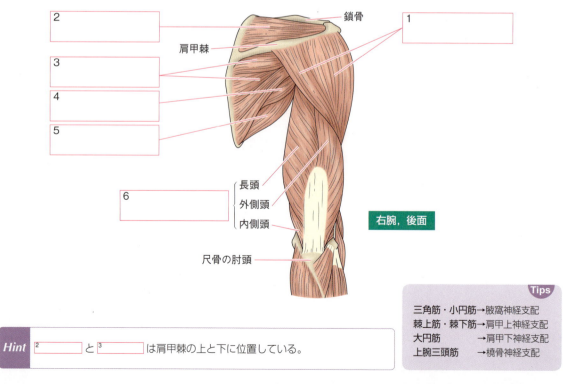

Tips
三角筋・小円筋→腋窩神経支配
棘上筋・棘下筋→肩甲上神経支配
大円筋　　　　→肩甲下神経支配
上腕三頭筋　　→橈骨神経支配

Hint ² ___ と ³ ___ は肩甲棘の上と下に位置している。

上肢帯と上腕前面の筋

Q23. 上肢帯と上腕前面の各筋の名称を書きなさい。

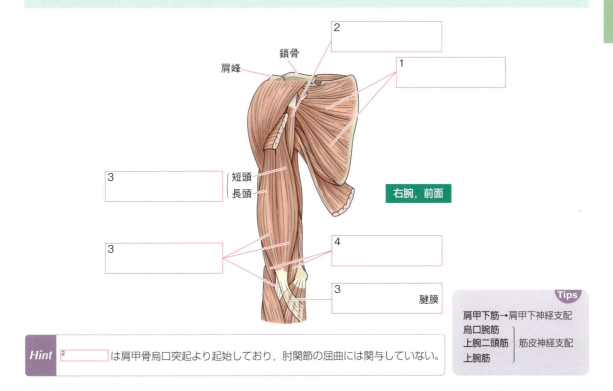

右腕，前面

Tips
肩甲下筋→肩甲下神経支配
烏口腕筋
上腕二頭筋　｝筋皮神経支配
上腕筋

Hint ² ＿＿＿ は肩甲骨烏口突起より起始しており，肘関節の屈曲には関与していない。

肘関節

Q24. 肘関節の靱帯などの名称を書きなさい。

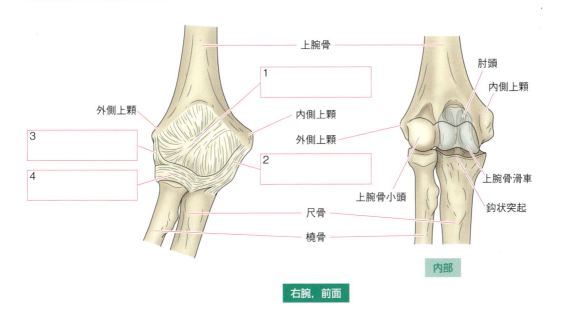

右腕，前面　　内部

Hint 肘関節は複関節であり，腕橈関節，腕尺関節，そして上橈尺関節から構成される。

腕尺関節

Q25. 肘関節を構成する腕尺関節の断面図である。関節頭と関節窩の各名称を書きなさい。

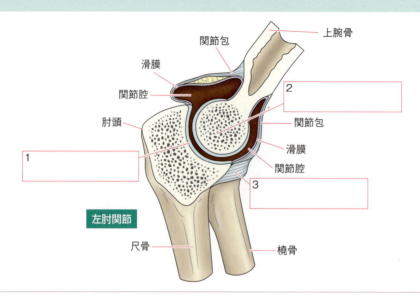

> **Hint** 腕尺関節は蝶番関節（p.47）に分類される。

前腕前面の筋

Q26. 前腕前面各部の筋（屈筋）の名称を書きなさい。

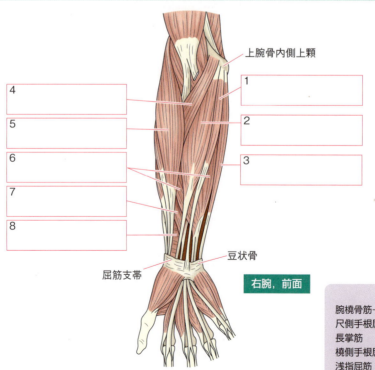

Tips
腕橈骨筋→橈骨神経支配
尺側手根屈筋→尺骨神経支配
長掌筋
橈側手根屈筋
浅指屈筋　　正中神経支配
長母指屈筋
円回内筋
方形回内筋

> **Hint** 前腕前面の筋は、手首（手根）や指の屈曲と、手の回内（p.153）の際に働く。

前腕後面の筋

Q27. 前腕後面各部の筋（伸筋）の名称を書きなさい。

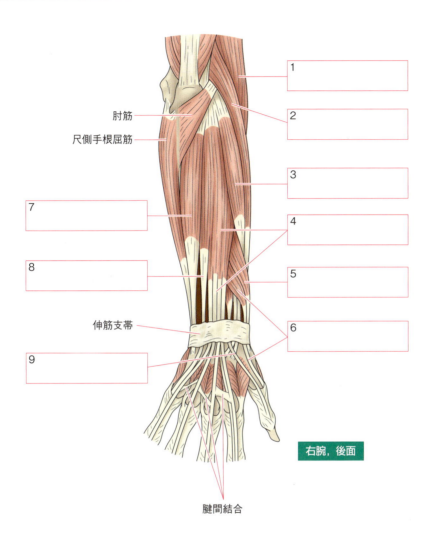

肘筋
尺側手根屈筋
伸筋支帯
腱間結合

1. ＿＿＿＿＿＿＿＿
2. ＿＿＿＿＿＿＿＿
3. ＿＿＿＿＿＿＿＿
4. ＿＿＿＿＿＿＿＿
5. ＿＿＿＿＿＿＿＿
6. ＿＿＿＿＿＿＿＿
7. ＿＿＿＿＿＿＿＿
8. ＿＿＿＿＿＿＿＿
9. ＿＿＿＿＿＿＿＿

右腕, 後面

Tips
腕の回内・回外

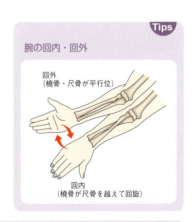

回外（橈骨・尺骨が平行位）
回内（橈骨が尺骨を越えて回旋）

Hint 前腕の後面の筋は，手首（手根）や指の伸展の働きをもつ。すべて橈骨神経支配である。

手の筋

Q28. 掌側の各筋の名称を書きなさい。

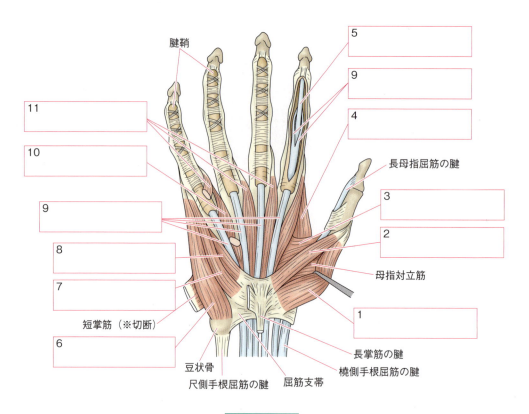

右手，掌側面

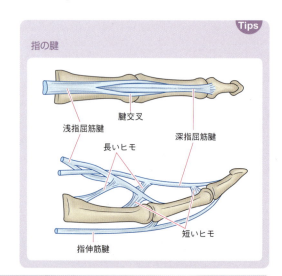

指の腱

Tips
母指球筋のうち，母指内転筋のみ尺骨神経支配で，ほかは正中神経支配である。

Hint 手の掌側の筋は，指の屈曲や内転・外転の働きをもつ。

手根と手根中手の靱帯

Q29. 手根関節および手根中手関節における靱帯についてその名称を書きなさい。

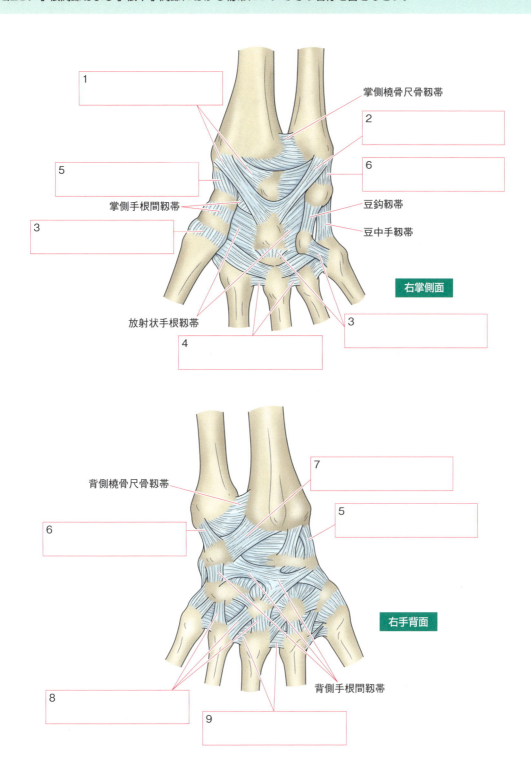

Hint 手の関節は，手根関節と手根中手関節，そして指関節からなる。

股関節

Q30. 股関節各部の名称を書きなさい。

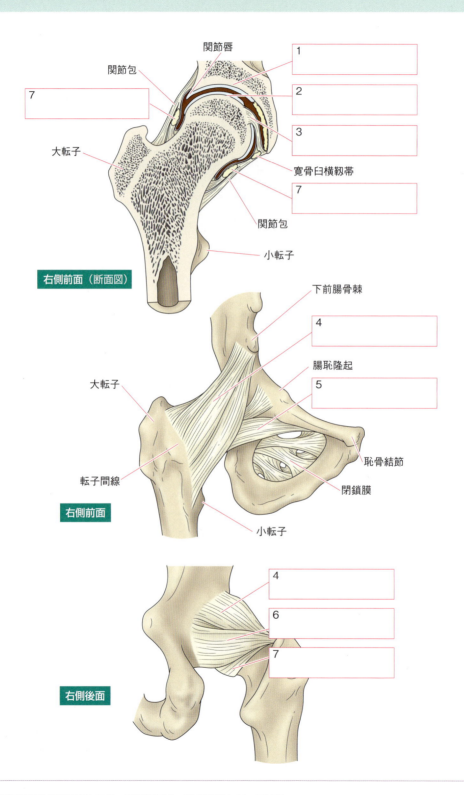

Hint 股関節は寛骨が関節窩となり，臼状に深く，臼状関節となっている。

骨盤の靱帯

Q31. 骨盤後面における靱帯の名称を書きなさい。

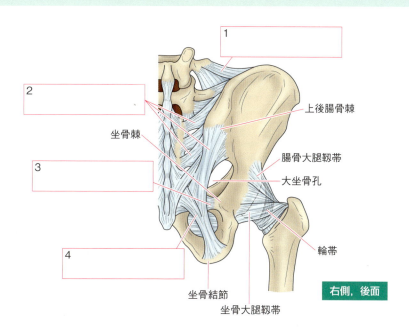

内寛骨筋（腸腰筋）群

Q32. 腸腰筋は股関節を屈曲させる筋で，大腿骨小転子に停止する。二頭ある筋頭の名称を書きなさい。

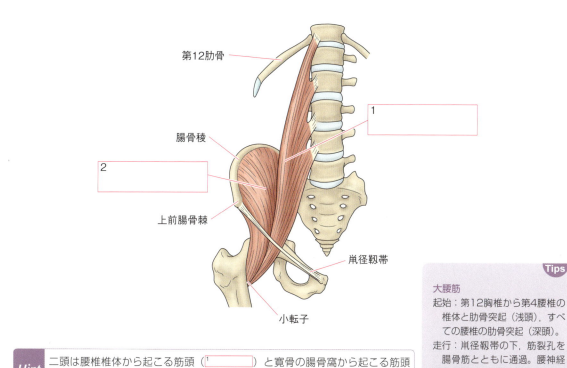

Hint 二頭は腰椎椎体から起こる筋頭（[1]　　　）と寛骨の腸骨窩から起こる筋頭（[2]　　　）である。

Tips
大腰筋
起始：第12胸椎から第4腰椎の椎体と肋骨突起（浅頭），すべての腰椎の肋骨突起（深頭）。
走行：鼡径靱帯の下，筋裂孔を腸骨筋とともに通過。腰神経叢の筋枝に支配される。

外寛骨筋（殿筋）群

Q33. 殿筋は股関節の伸展や外転・外旋の働きをもつ。各部の名称を書きなさい。

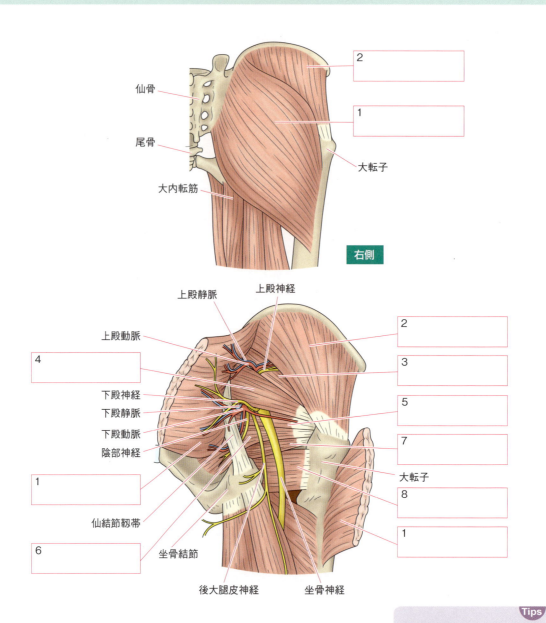

Hint ①___は股関節の伸展，②___と③___は外転の作用をもつ。

Tips

大殿筋
下殿神経支配
中・小殿筋
上殿神経支配
大坐骨孔
梨状筋によって二分され，梨状筋上孔・下孔となる。
梨状筋上孔
上殿動脈・静脈・神経が通る。
梨状筋下孔
下殿動脈・静脈・神経，内陰部動脈・静脈，陰部神経，後大腿皮神経，坐骨神経が通る。

大腿前面の筋

Q34. 大腿前面にある伸筋と，内側にある内転筋の各名称を書きなさい。

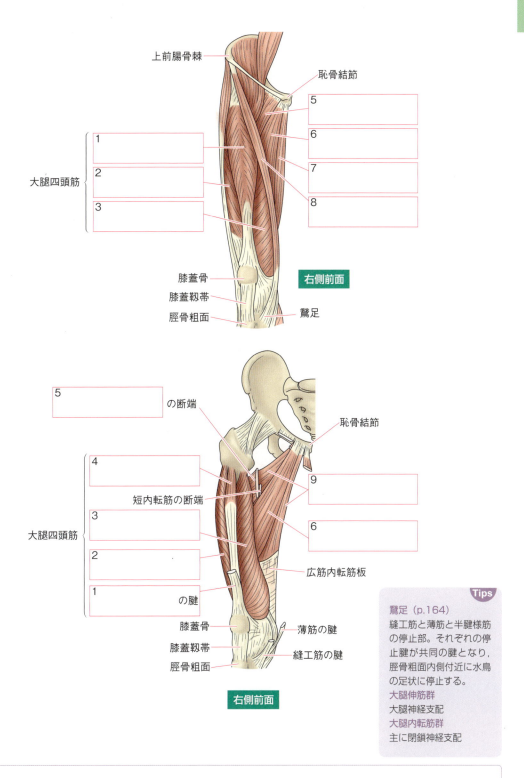

Hint 大腿四頭筋は四頭からなり，主に膝関節の伸展の働きを行い，脛骨粗面に膝蓋靱帯として停止する。

大腿三角

Q35． 大腿三角を構成する筋と，そこを通る血管および神経の名称を書きなさい。

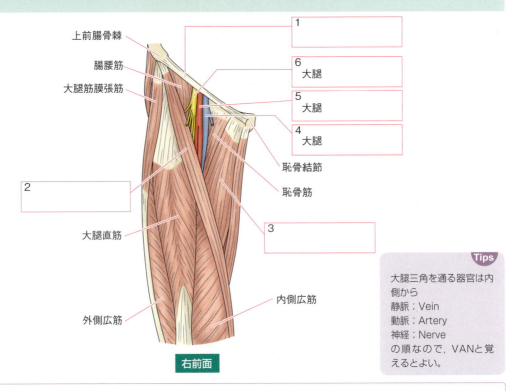

右前面

Tips
大腿三角を通る器官は内側から
静脈；Vein
動脈；Artery
神経；Nerve
の順なので，VANと覚えるとよい。

Hint 皮膚の鼠径溝にほぼ対応して上前腸骨棘と恥骨結節の間に張っている外腹斜筋の停止腱が，大腿三角の上縁である。

膝関節と脛腓関節

Q36． 膝の関節の後面にみられる靱帯の名称を書きなさい。

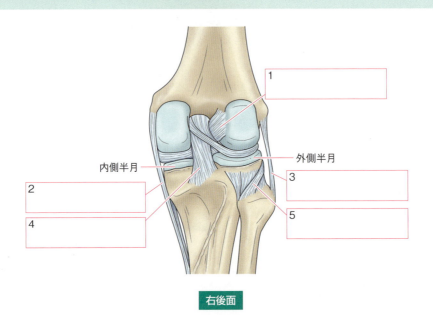

右後面

膝関節

Q37. 膝関節にある靱帯など各部の名称を書きなさい。

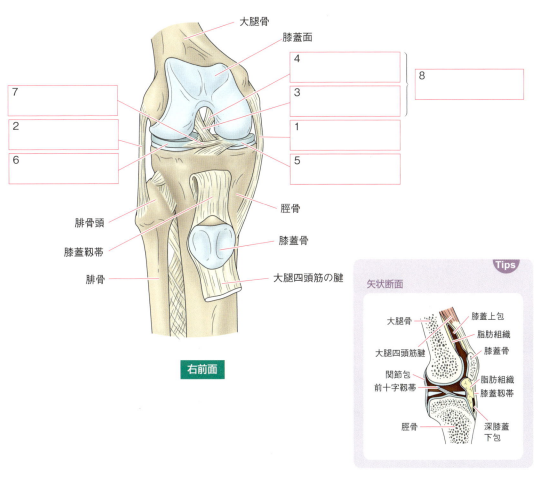

右前面

矢状断面

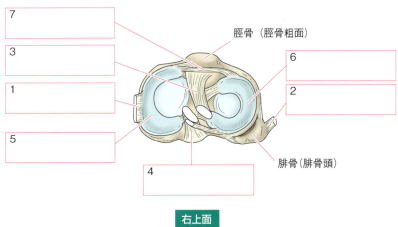

右上面

Hint 脛骨内側顆・外側顆の上面の関節窩には線維軟骨からなる関節半月がある。

大腿後面の筋

Q38. 大腿後面にあり，主に膝関節の屈曲に働く各筋の名称を書きなさい。

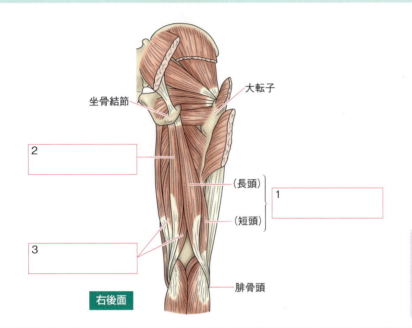

Hint 外側にあり腓骨頭に停止する筋は，起始が二頭からなる。

Tips
大腿二頭筋短頭
総腓骨神経支配
長頭および
半腱様筋・半膜様筋
脛骨神経支配

膝窩

Q39. 膝窩を構成する各筋の名称を書きなさい。

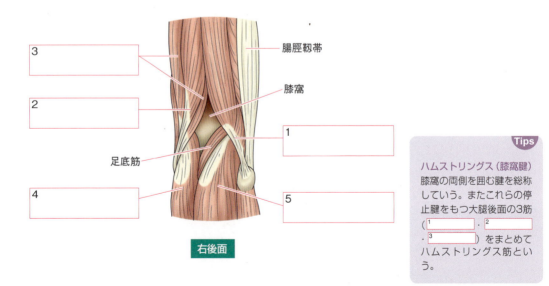

Tips
ハムストリングス（膝窩腱）
膝窩の両側を囲む腱を総称している。またこれらの停止腱をもつ大腿後面の3筋（¹　　・²　　・³　　）をまとめてハムストリングス筋という。

Hint 膝窩は，上半分は大腿後面の屈筋で構成され，下半分は下腿三頭筋（腓腹筋・ヒラメ筋）のうち腓腹筋の二頭によって構成されている。

下腿後面の筋

Q40. 下腿後面にある各筋の名称を書きなさい。

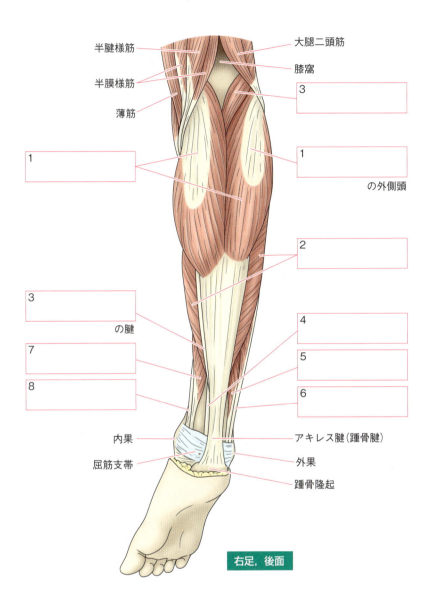

右足，後面

Tips
下腿屈筋群
脛骨神経支配
長・短腓骨筋
浅腓骨神経支配

Hint アキレス腱として踵骨隆起に停止する下腿三頭筋以外は，腱が足底にまで伸びている。

下腿前面の筋

Q41. 下腿前面にある伸筋の各名称を書きなさい。

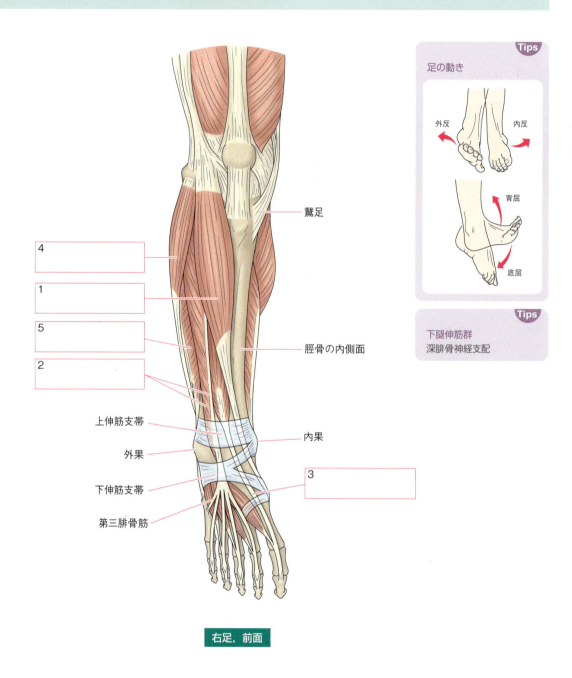

右足，前面

Hint 第1趾の伸筋と第2～第5趾の伸筋は別の筋である。[1]_____は足を背屈し，内反する。第三腓骨筋は足を背屈し，外反する。[4]_____は足を底屈し，外反する。後脛骨筋は足を底屈し，内反する。

距腿関節

Q42. 距腿関節に付属する各靱帯の名称を書きなさい。

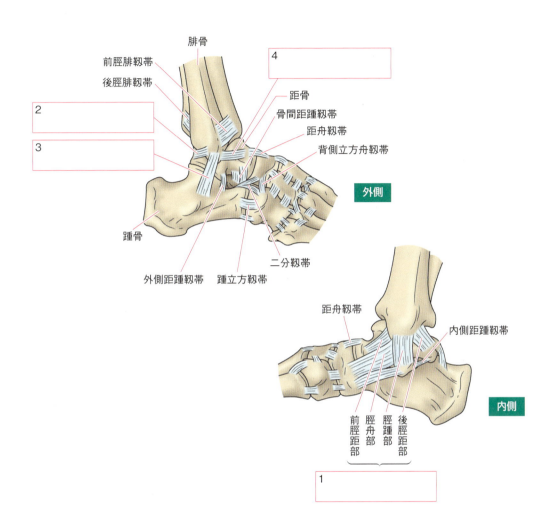

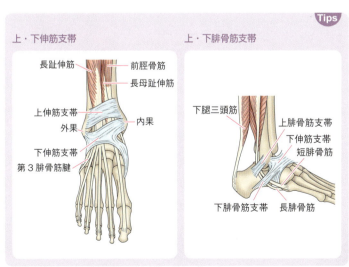

足の筋

Q43. 足背と足底にある各筋の名称を書きなさい。

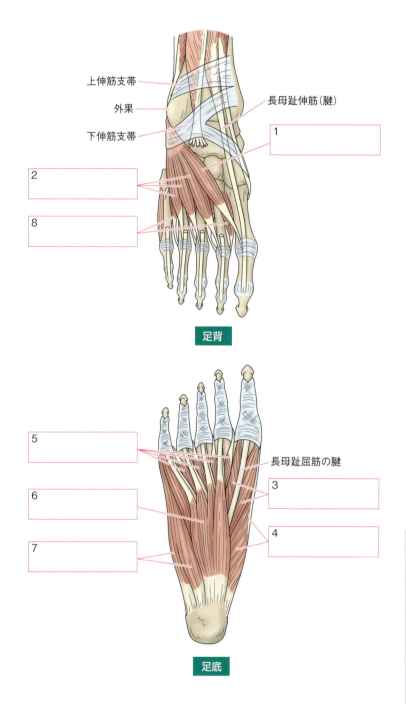

足背

足底

Tips

足背の筋
短母趾伸筋
短趾伸筋

足底の筋
母趾球筋
　母趾外転筋
　短母趾屈筋
　母趾内転筋
小趾球筋
　小趾外転筋
　短小趾屈筋
中足筋
　短趾屈筋
　足底方形筋
　虫様筋
　背側骨間筋
　底側骨間筋

Hint 足背には伸筋があり，足底には屈筋がある。

Chapter 8 ● 解答

a.1 1 胸鎖乳突筋　2 僧帽筋　3 三角筋　4 大胸筋　5 上腕二頭筋　6 外腹斜筋　7 腹直筋　8 縫工筋　9 長内転筋　10 大腿四頭筋　11 前脛骨筋　12 腓腹筋　13 ヒラメ筋　14 下腿三頭筋　15 上腕三頭筋　16 広背筋　17 (総)指伸筋　18 中殿筋　19 大殿筋　20 大腿二頭筋　21 半腱様筋　22 半膜様筋

a.2 1 眼輪筋　2 皺眉筋　3 鼻根筋　4 鼻筋　5 口輪筋　6 口角下制筋　7 下唇下制筋　8 前頭筋　9 後頭筋　10 帽状腱膜　11 上唇挙筋　12 大頬骨筋　13 前耳介筋　14 後耳介筋　15 笑筋

a.3 1 下顎窩　2 下顎頭　3 関節円板　4 関節包　5 茎突下顎靱帯

a.4 1 側頭筋　2 咬筋　3 内側翼突筋　4 外側翼突筋

a.5 1 胸鎖乳突筋　2 顎二腹筋　3 顎舌骨筋　4 茎突舌骨筋

a.6 1 胸骨舌骨筋　2 肩甲舌骨筋　3 前斜角筋　4 中斜角筋　5 後斜角筋

a.7 1 オトガイ舌骨筋　2 甲状舌骨筋　3 胸骨甲状筋

a.8 1 顎下三角　2 顎下腺　3 頸動脈三角　4 総頸動脈　5 大鎖骨上窩　6 鎖骨下動脈　7 小鎖骨上窩　8 鎖骨下静脈　9 斜角筋隙　10 腕神経叢, 鎖骨下動脈

a.9 1 大胸筋　2 小胸筋　3 前鋸筋　4 外肋間筋　5 内肋間筋

a.10 1 肋鎖靱帯　2 関節円板　3 鎖骨間靱帯　4 前胸鎖靱帯

a.11 1 腰椎部　2 肋骨部　3 胸骨部　4 腱中心　5 大動脈裂孔　6 食道裂孔　7 大静脈孔

a.12 1 外腹斜筋　2 腹直筋鞘　3 白線　4 腹直筋　5 腱画　6 内腹斜筋　7 鼠径靱帯

a.13 1 腰方形筋　2 外腹斜筋　3 内腹斜筋　4 腹横筋　5 腹直筋　6 白線　7 腹直筋鞘

a.14 1 上前腸骨棘　2 鼠径靱帯　3 恥骨結節　4 浅鼠径輪　5 精索　6 子宮円索　7 腸腰筋　8 大腿

a.15 1 髄核　2 線維輪

a.16 1 前縦靱帯　2 後縦靱帯　3 椎間円板　4 黄色靱帯

a.17 1 僧帽筋　2 広背筋　3 肩甲挙筋　4 上後鋸筋　5 小菱形筋　6 大菱形筋　7 下後鋸筋

a.18 1 腸肋筋　2 最長筋　3 棘筋　4 半棘筋

a.19 1 上頭斜筋　2 下頭斜筋　3 大後頭直筋

a.20 1 上腕骨頭　2 肩甲骨関節窩　3 関節唇　4 関節包　5 烏口上腕靱帯

a.21 1 烏口肩峰靱帯　2 烏口上腕靱帯　3 肩鎖靱帯　4 菱形靱帯　5 円錐靱帯

a.22 1 三角筋　2 棘上筋　3 棘下筋　4 小円筋　5 大円筋　6 上腕三頭筋

a.23 1 肩甲下筋　2 烏口腕筋　3 上腕二頭筋　4 上腕筋

a.24 1 関節包　2 内側側副靱帯　3 外側側副靱帯　4 橈骨輪状靱帯

a.25 1 滑車切痕　2 上腕骨滑車　3 橈骨輪状靱帯

a.26 1 長掌筋　2 橈側手根屈筋　3 尺側手根屈筋　4 円回内筋　5 腕橈骨筋　6 浅指屈筋　7 長母指屈筋　8 方形回内筋

a.27 1 腕橈骨筋　2 長橈側手根伸筋　3 短橈側手根伸筋　4 指伸筋　5 長母指外転筋　6 短母指伸筋　7 尺側手根伸筋　8 小指伸筋　9 長母指伸筋

a.28 1 短母指外転筋　2 短母指屈筋　3 母指内転筋　4 背側骨間筋　5 深指屈筋(腱)　6 小指外転筋　7 短小指屈筋　8 小指対立筋　9 浅指屈筋(腱)　10 掌側骨間筋　11 虫様筋

a.29 1 掌側橈骨手根靱帯　2 掌側尺骨手根靱帯　3 掌側手根中手靱帯　4 掌側中手靱帯　5 外側手根側副靱帯　6 内側手根側副靱帯　7 背側橈骨手根靱帯　8 背側手根中手靱帯　9 背側中手靱帯

a.30 1 寛骨臼　2 大腿骨頭　3 大腿骨頭靱帯　4 腸骨大腿靱帯　5 恥骨大腿靱帯　6 坐骨大腿靱帯　7 輪帯

a.31 1 腸腰靱帯　2 後仙腸靱帯　3 仙棘靱帯　4 仙結節靱帯

a.32 1 大腰筋　2 腸骨筋

a.33 1 大殿筋　2 中殿筋　3 小殿筋　4 梨状筋　5 上双子筋　6 内閉鎖筋　7 下双子筋　8 大腿方形筋

a.34 1 大腿直筋　2 外側広筋　3 内側広筋　4 中間広筋　5 恥骨筋　6 長内転筋　7 薄筋　8 縫工筋　9 大内転筋

a.35 1 鼠径靱帯　2 縫工筋　3 長内転筋　4 静脈　5 動脈　6 神経

a.36 1 前十字靱帯　2 内側側副靱帯　3 外側側副靱帯　4 後十字靱帯　5 後腓骨頭靱帯

a.37 1 内側側副靱帯　2 外側側副靱帯　3 前十字靱帯　4 後十字靱帯　5 内側半月　6 外側半月　7 膝横靱帯　8 膝十字靱帯

a.38 1 大腿二頭筋　2 半腱様筋　3 半膜様筋

a.39 1 大腿二頭筋　2 半腱様筋　3 半膜様筋　4 腓腹筋内側頭　5 腓腹筋外側頭

a.40 1 腓腹筋　2 ヒラメ筋　3 足底筋　4 長母趾屈筋　5 短腓骨筋　6 長腓骨筋　7 長趾屈筋　8 後脛骨筋

Chapter 8 ● 解答

Q.41 1 前脛骨筋　2 長趾伸筋　3 長母趾伸筋　4 長腓骨筋　5 短腓骨筋

Q.42 1 内側（三角）靱帯　2 後距腓靱帯　3 踵腓靱帯　4 前距腓靱帯

Q.43 1 短母趾伸筋　2 短趾伸筋　3 短母趾屈筋　4 母趾外転筋　5 虫様筋　6 短趾屈筋　7 小趾外転筋　8 背側骨間筋

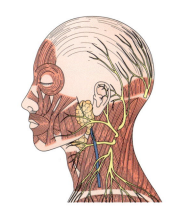
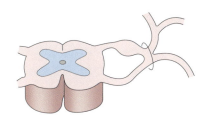
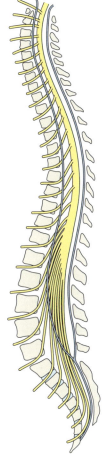
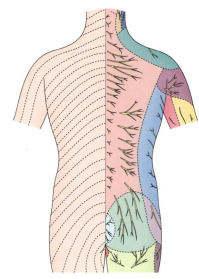

- Q.1 脊髄神経の構成
- Q.2 脊髄神経（ベル・マジャンディーの法則）
- Q.3 脊髄神経31対
- Q.4 脊髄神経叢
- Q.5 頭・頸部の神経
- Q.6 頸神経叢
- Q.7 腕神経叢の構成
- Q.8 腕神経叢の分枝
- Q.9 腕神経叢の枝
- Q.10 上肢の皮神経
- Q.11 神経麻痺 1
- Q.12 神経麻痺 2
- Q.13 神経麻痺 3
- Q.14 胸腹壁の皮膚感覚
- Q.15 体幹後面の神経
- Q.16 下肢の神経
- Q.17 腰神経叢の構成
- Q.18 腰神経叢の枝
- Q.19 仙骨神経叢の構成と枝
- Q.20 下肢後面の筋枝
- Q.21 足底の筋の支配神経
- Q.22 下腿の筋枝
- Q.23 下肢の皮神経

Chapter 9
脊髄神経

脊髄神経の構成

Q1. 脊髄に出入りする各神経の名称を書きなさい。

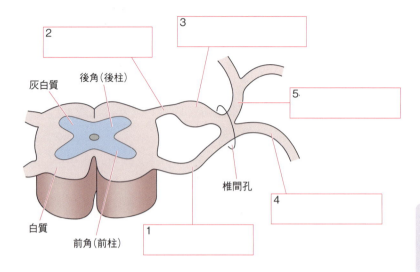

Hint 脊髄神経は，脊髄の灰白質の前角（前柱）および後角（後柱）から出入りする。

Tips
脊柱管内から出入りする脊髄神経の通り道は，上下の椎骨の間の椎間孔である。

脊髄神経（ベル・マジャンディーの法則）

Q2. 脊髄の前角および後角に出入りする脊髄神経の図である。前根と後根に含まれる神経線維をそれぞれ書きなさい。

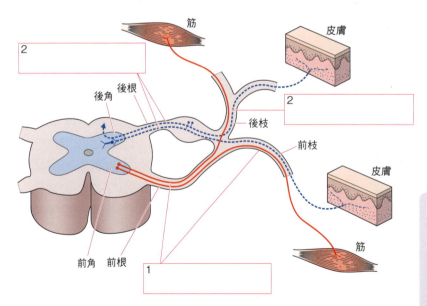

Tips
ベル・マジャンディーの法則
脊髄後角に入る脊髄神経後根は感覚神経線維の束で，感覚神経。前角から出る前根は運動神経線維の束で，運動神経である。

Hint 後根は末梢から中枢神経に情報を運ぶ求心性の神経線維で，前根は中枢神経から末梢へと情報を運ぶ遠心性の神経線維である。

脊髄神経31対

Q3. 脊髄神経各部の名称を書きなさい。

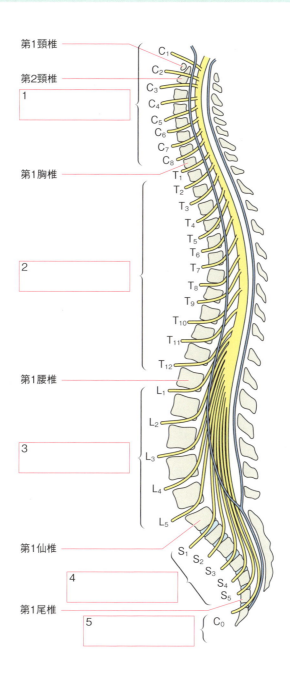

1.
2.
3.
4.
5.

Hint 脊髄神経は対応する脊柱の椎骨名の頭文字と番号がつけられている。ただし，胸神経以降は「第1○椎」と「第2○椎」の間を出入りする神経から番号がふられているのに対し，頸神経は後頭骨と第1頸椎の間を出入りする神経が「C_1」である。つまり，頸神経だけは，頸椎の番号より一つ大きい番号でよばれる。また，仙椎および尾椎は成長に伴い骨結合しそれぞれ1個の骨（仙骨・尾骨）となり，神経名もその名称を取って仙骨神経・尾骨神経とよばれている。

脊髄神経叢

Q4. 各神経叢の名称と，それを構成するのは何神経の前枝かを書きなさい。

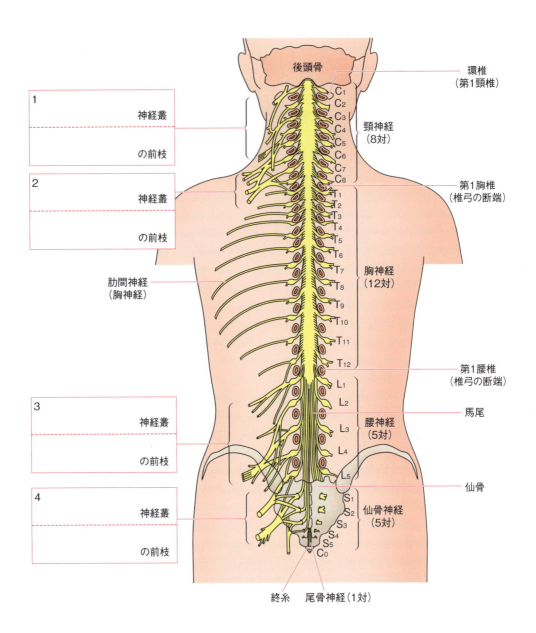

1. ［　　　］神経叢
   ［　　　］の前枝

2. ［　　　］神経叢
   ［　　　］の前枝

3. ［　　　］神経叢
   ［　　　］の前枝

4. ［　　　］神経叢
   ［　　　］の前枝

Hint 脊髄神経叢は主に上肢・下肢への枝を出す神経叢で，脊髄神経の前枝によって構成される。

頭・頸部の神経

Q5. 頭部・頸部にある皮膚への各感覚神経（主に頸神経叢の枝）の名称を書きなさい。

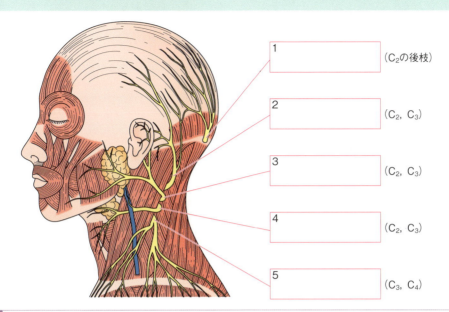

1. _____（C_2の後枝）
2. _____（C_2, C_3）
3. _____（C_2, C_3）
4. _____（C_2, C_3）
5. _____（C_3, C_4）

Hint 頸神経叢は，C_1〜C_4の前枝によって構成され，皮膚への枝は後頭部・頸部・鎖骨付近に分布している。ただし，大後頭神経はC_2の後枝である。

頸神経叢

Q6. 頸神経叢の枝で，筋を支配している神経の名称を書きなさい。

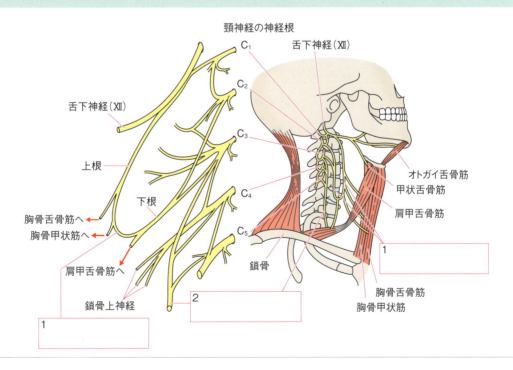

Hint 1._____は前頸部の筋（舌骨下筋群）を支配する枝で，2._____は体幹内腔の境となる横隔膜を支配する枝である。

腕神経叢の構成

Q7. 腕神経叢を構成する各神経の名称を書きなさい。

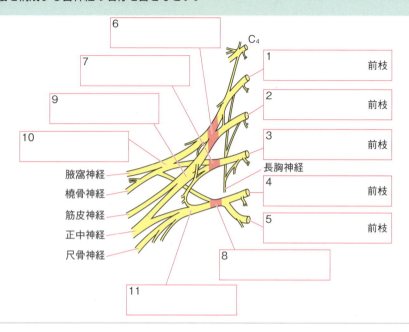

Hint　腕神経叢は頸神経下半部と第1胸神経の前枝により構成される。

腕神経叢の分枝

Q8. 腕神経叢から分枝する各神経の名称を書きなさい。

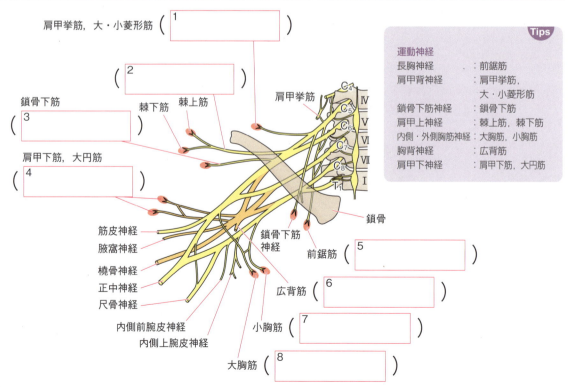

Tips
運動神経
長胸神経　　　　：前鋸筋
肩甲背神経　　　：肩甲挙筋，大・小菱形筋
鎖骨下筋神経　　：鎖骨下筋
肩甲上神経　　　：棘上筋，棘下筋
内側・外側胸筋神経：大胸筋，小胸筋
胸背神経　　　　：広背筋
肩甲下神経　　　：肩甲下筋，大円筋

腕神経叢の枝

Q9. 上腕・前腕・手に分布する5つの神経の名称を書きなさい。

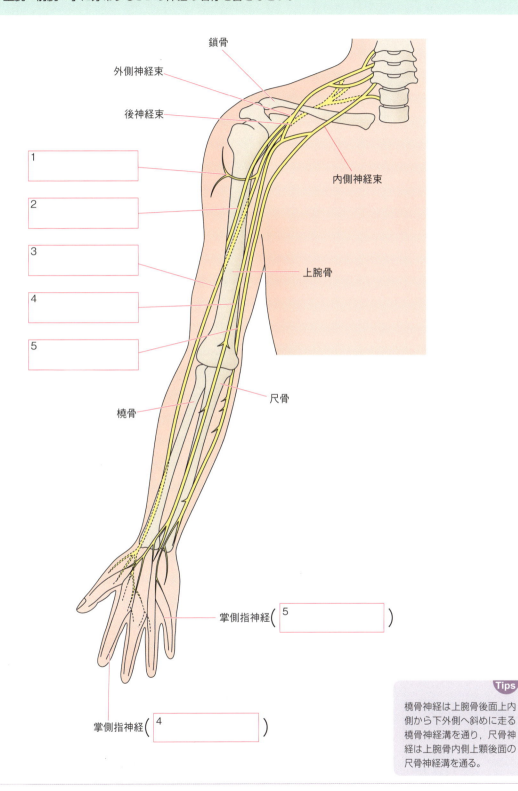

Hint 前腕には，橈側と尺側およびその中央を走る神経があり，その走行に関連した名称がついている。

Tips 橈骨神経は上腕骨後面上内側から下外側へ斜めに走る橈骨神経溝を通り，尺骨神経は上腕骨内側上顆後面の尺骨神経溝を通る。

上肢の皮神経

Q10. 上肢の皮神経分布域の図である。各神経の名称を書きなさい。

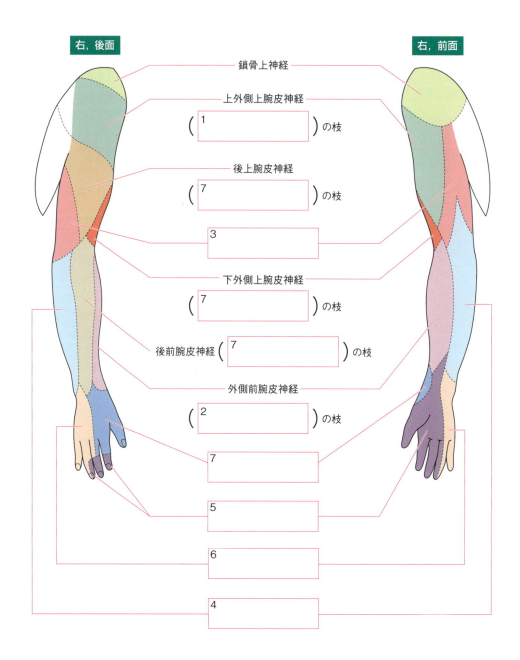

Hint 内側上腕皮神経と内側前腕皮神経以外は，腋窩神経・筋皮神経・正中神経・尺骨神経・橈骨神経の枝が分布している。

Tips 手掌と手背の皮膚には正中神経・尺骨神経・橈骨神経が分布し，枝の名称はない。

神経麻痺 1

Q11. 支配している筋名および神経麻痺の手つきなどから考察し，神経名を書きなさい。

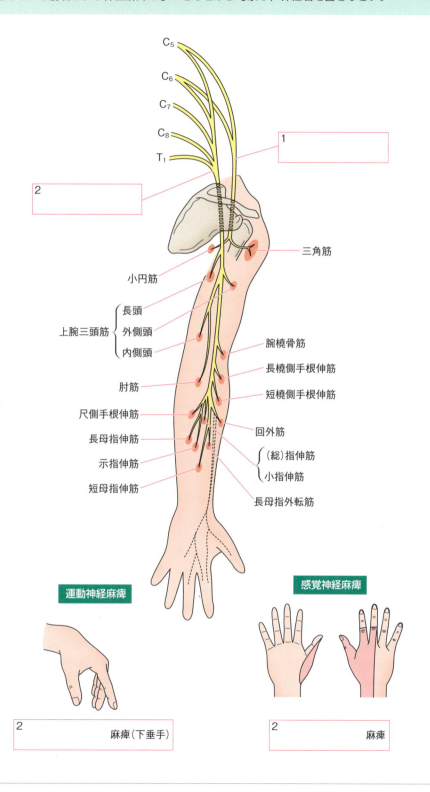

Hint 上腕・前腕の伸筋群を支配しているのが [2]　　　で，三角筋と小円筋のみを支配しているのが [1]　　　である。

神経麻痺 2

Q12. 支配している筋名および神経麻痺の手つきなどから考察し，神経名を書きなさい。

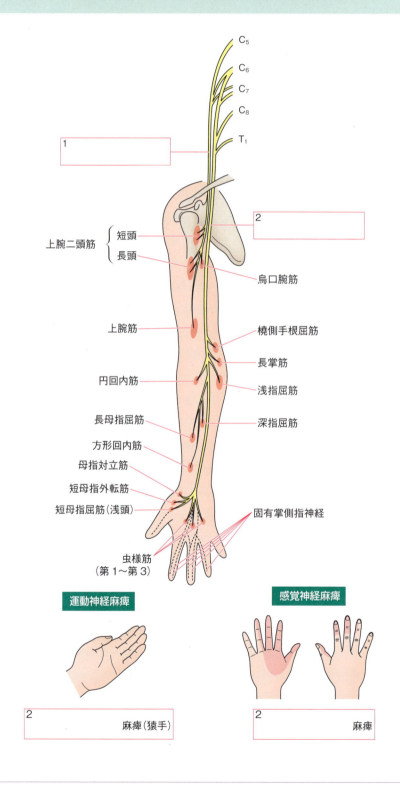

Hint: 1____ は上腕の屈筋を支配し，2____ は前腕屈筋および手の筋（母指球筋と虫様筋）を支配している。

神経麻痺 3

Q13. 支配している筋名および神経麻痺の手つきなどから考察し，神経名を書きなさい。

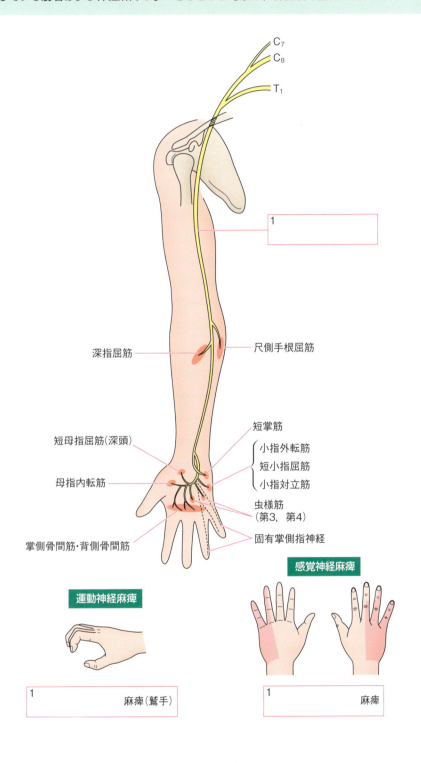

Hint 1_____ は，前腕屈筋のうち内側（尺側）の一部と，手掌の筋（母指球筋のうちの母指内転筋と中手筋の大部分と小指球筋）を支配している。

胸腹壁の皮膚感覚

Q14. 胸腹壁の皮膚感覚に関する肋間神経は，それぞれ第何番目であるか書きなさい。

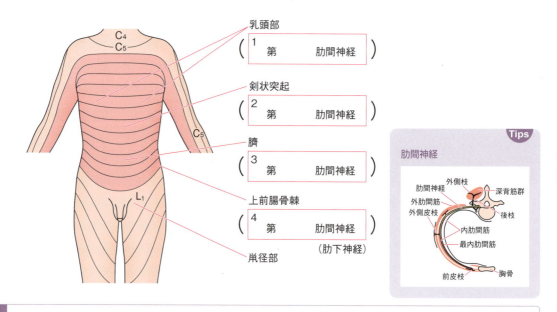

乳頭部 (1 第　　肋間神経)
剣状突起 (2 第　　肋間神経)
臍 (3 第　　肋間神経)
上前腸骨棘 (4 第　　肋間神経)（肋下神経）
鼠径部

Hint 腹部にも胸神経の前枝である肋間神経が分布している。

体幹後面の神経

Q15. 体幹後面の各神経の名称を書きなさい。

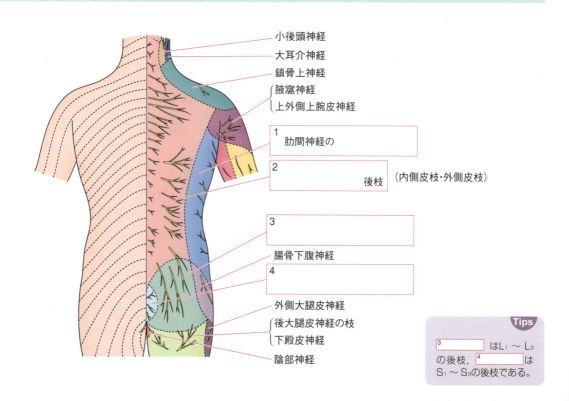

小後頭神経
大耳介神経
鎖骨上神経
腋窩神経
上外側上腕皮神経
1 肋間神経の
2　　　　後枝（内側皮枝・外側皮枝）
3
腸骨下腹神経
4
外側大腿皮神経
後大腿皮神経の枝
下殿皮神経
陰部神経

Tips 3 はL_1〜L_3の後枝，4 はS_1〜S_3の後枝である。

下肢の神経

Q16. 下肢の各神経の名称を書きなさい。

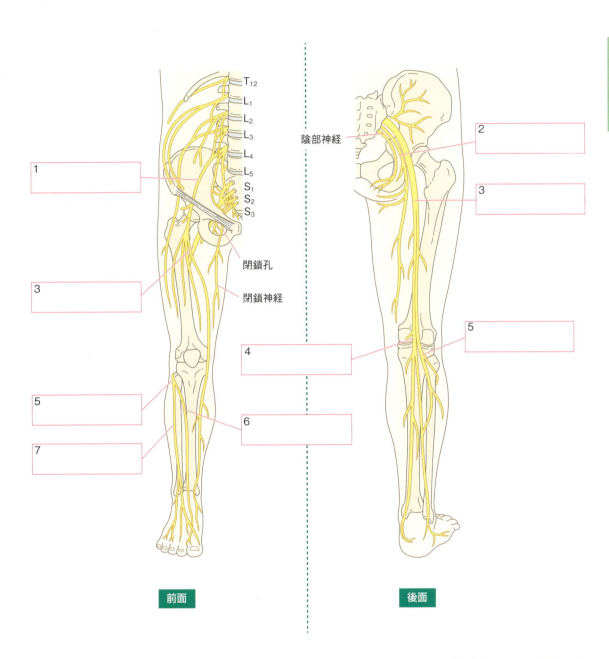

前面 / 後面

Tips
骨盤を構成する左右の寛骨は、腸骨・坐骨・恥骨が骨結合したものである（p.21）。下腿は内側の脛骨と外側の腓骨よりなる（p.23）。

Hint 各神経の名称には、部位名や骨の名称が使用されている。

腰神経叢の構成

Q17. 腰神経叢を構成する脊髄神経前枝の各名称を書きなさい。

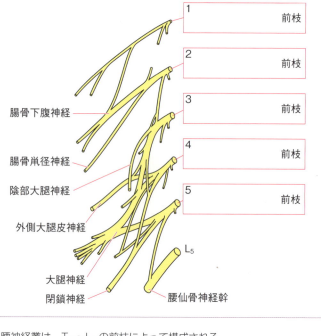

1 ___ 前枝
2 ___ 前枝
3 ___ 前枝
4 ___ 前枝
5 ___ 前枝

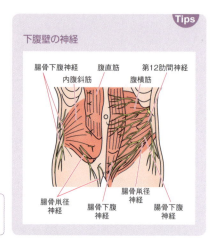

Tips 下腹壁の神経

Hint 腰神経叢は，T_{12}〜L_4 の前枝によって構成される。

腰神経叢の枝

Q18. 腰神経叢の枝である各神経の名称を書きなさい。

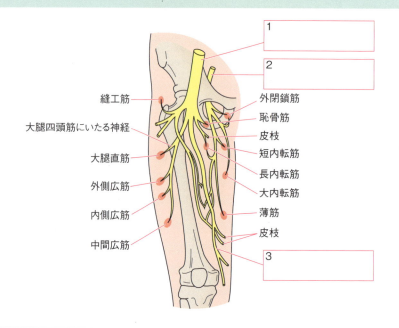

1 ___
2 ___
3 ___

Tips 大腿の伸筋群は大腿神経に支配され，内転筋群は閉鎖神経に支配される。

Hint 1 ___ は大腿の前面に分布し，2 ___ は寛骨の閉鎖孔を通って大腿内側に分布している。
3 ___ は下腿と足背の内側の皮膚に分布している。

仙骨神経叢の構成と枝

Q19. 仙骨神経叢を構成している脊髄神経前枝の名称と，仙骨神経叢の主な枝の名称を書きなさい。

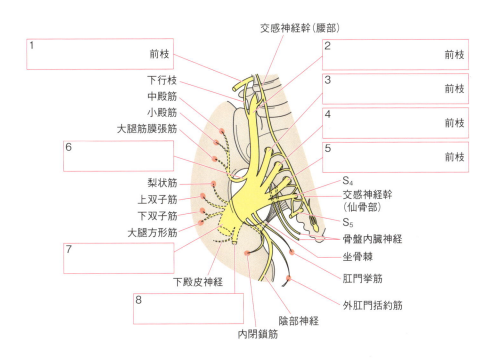

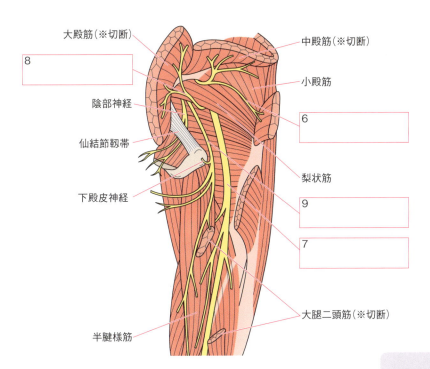

Hint 仙骨神経叢は，L_4〜S_3 の前枝によって構成される。

Tips 梨状筋を境にして上部を上殿神経が通り，下部を坐骨神経・後大腿皮神経・下殿神経・陰部神経が通る。

下肢後面の筋枝

Q20. 下肢後面の筋を支配している神経の名称を書きなさい。

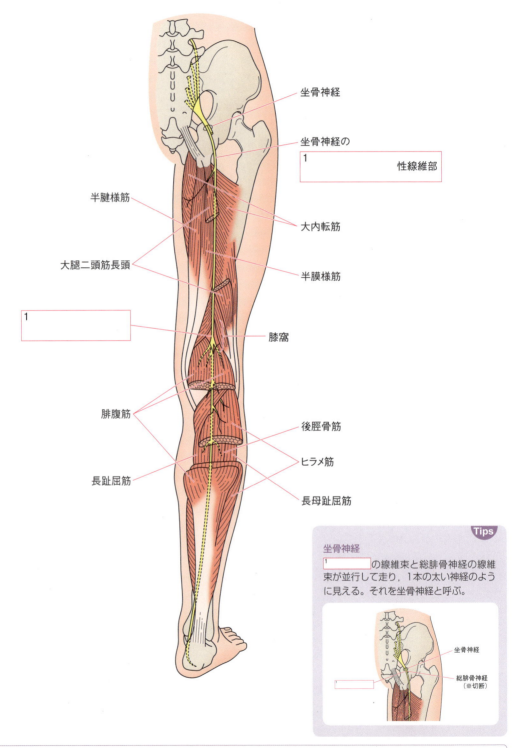

Tips
坐骨神経
[1]   の線維束と総腓骨神経の線維束が並行して走り，1本の太い神経のように見える。それを坐骨神経と呼ぶ。

Hint: 坐骨神経を構成する二つの神経（[1]   ・総腓骨神経）が膝窩の上部で2方向に分かれ，[1]   が下腿の屈筋群を支配する（※この図では総腓骨神経を殿部で切断している）。また，大腿後面の屈筋（半腱様筋・半膜様筋・大腿二頭筋）も坐骨神経内の[1]   の線維部が支配している。

足底の筋の支配神経

Q21. 足底の筋は脛骨神経の枝が支配しているが，それぞれ何という神経か書きなさい。

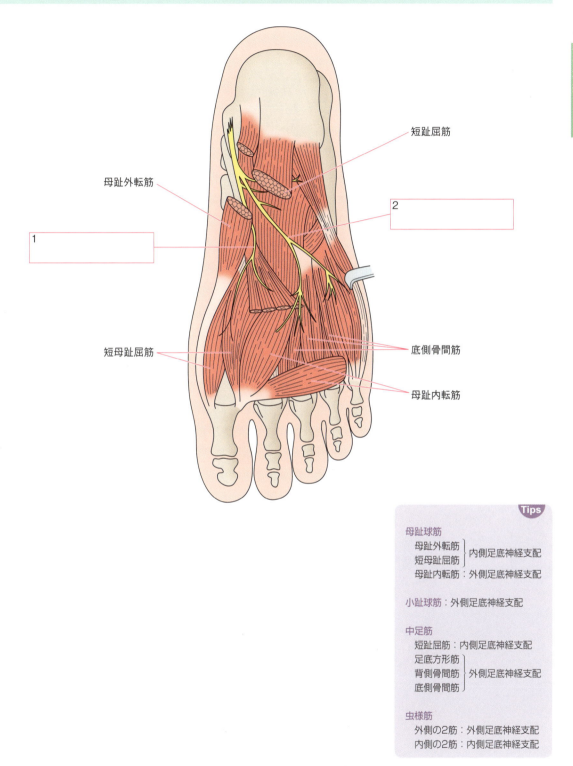

Tips

母趾球筋
　母趾外転筋 ｜内側足底神経支配
　短母趾屈筋 ｜
　母趾内転筋：外側足底神経支配

小趾球筋：外側足底神経支配

中足筋
　短趾屈筋：内側足底神経支配
　足底方形筋 ｜
　背側骨間筋 ｜外側足底神経支配
　底側骨間筋 ｜

虫様筋
　外側の2筋：外側足底神経支配
　内側の2筋：内側足底神経支配

Hint 脛骨神経は内果の後面を通り，二分しながら土踏まずを通って，足底の内側と外側に向かう。

下腿の筋枝

Q22. 下腿の伸筋や腓骨筋を支配している各神経の名称を書きなさい。

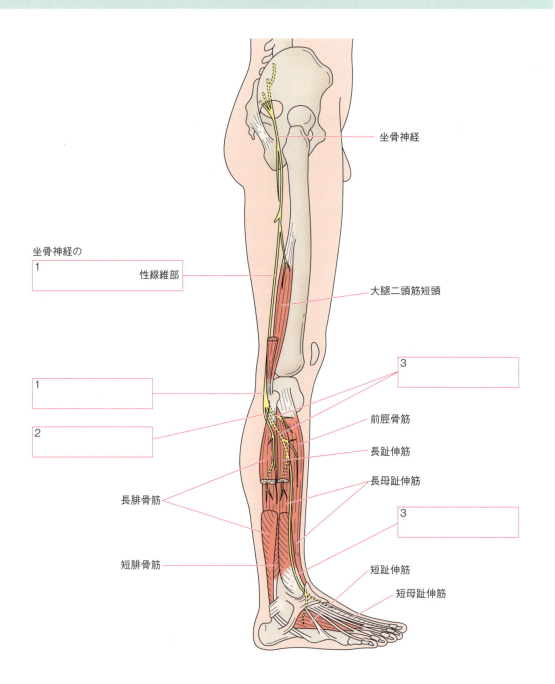

坐骨神経

坐骨神経の
1.｜　　　｜性線維部

大腿二頭筋短頭

1.｜　　　｜

2.｜　　　｜

3.｜　　　｜

前脛骨筋
長趾伸筋
長母趾伸筋

長腓骨筋
短腓骨筋

3.｜　　　｜

短趾伸筋
短母趾伸筋

Tips
下腿の伸筋群（前脛骨筋・長趾伸筋・第3腓骨筋・長母趾伸筋）は深腓骨神経によって支配されている。

Hint 下腿の外側（腓側）を走行する 2.｜　　　｜は長腓骨筋と短腓骨筋を支配する。

下肢の皮神経

Q23. 下肢の皮膚感覚をつかさどる各神経の名称を書きなさい。

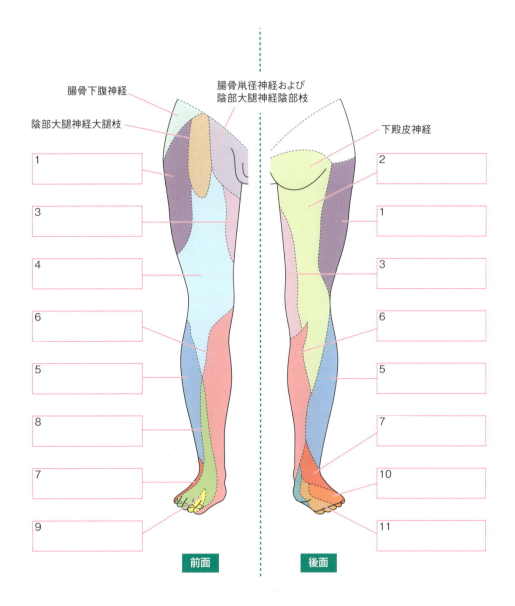

前面 / 後面

Tips
下殿皮神経は、S_1～S_3の前枝, 後大腿皮神経の枝である。

Hint ６ は ４ の枝で、10 と 11 は脛骨神経の枝である。

Chapter 9 ● 解答

Q1 1 前根　2 後根　3 脊髄神経節　4 前枝　5 後枝

Q2 1 運動神経線維　2 感覚神経線維

Q3 1 頸神経（第1頸神経[C_1]～第8頸神経[C_8]）　2 胸神経（第1胸神経[T_1]～第12胸神経[T_{12}]）
3 腰神経（第1腰神経[L_1]～第5腰神経[L_5]）　4 仙骨神経（第1仙骨神経[S_1]～第5仙骨神経[S_5]）　5 尾骨神経（C_0）

Q4 1 頸，第1頸神経（C_1）～第4頸神経（C_4）　2 腕，第5頸神経（C_5）～第1胸神経（T_1）　3 腰，第12胸神経（T_{12}）～第4腰神経（L_4）
4 仙骨，第4腰神経（L_4）～第3仙骨神経（S_3）

Q5 1 大後頭神経　2 小後頭神経　3 大耳介神経　4 頸横神経　5 鎖骨上神経

Q6 1 頸神経ワナ　2 横隔神経（C_3，C_4，C_5）

Q7 1 第5頸神経（C_5）　2 第6頸神経（C_6）　3 第7頸神経（C_7）　4 第8頸神経（C_8）　5 第1胸神経（T_1）　6 上神経幹　7 中神経幹
8 下神経幹　9 外側神経束　10 後神経束　11 内側神経束

Q8 1 肩甲背神経　2 肩甲上神経　3 鎖骨下筋神経　4 肩甲下神経　5 長胸神経　6 胸背神経　7 内側胸筋神経　8 外側胸筋神経

Q9 1 腋窩神経　2 筋皮神経　3 橈骨神経　4 正中神経　5 尺骨神経

Q10 1 腋窩神経　2 筋皮神経　3 内側上腕皮神経　4 内側前腕皮神経　5 正中神経　6 尺骨神経　7 橈骨神経

Q11 1 腋窩神経　2 橈骨神経

Q12 1 筋皮神経　2 正中神経

Q13 1 尺骨神経

Q14 1 5　2 7　3 10　4 12

Q15 1 外側皮枝　2 脊髄神経　3 上殿皮神経　4 中殿皮神経

Q16 1 大腿神経　2 後大腿皮神経　3 坐骨神経　4 脛骨神経　5 総腓骨神経　6 深腓骨神経　7 浅腓骨神経

Q17 1 第12胸神経（T_{12}）　2 第1腰神経（L_1）　3 第2腰神経（L_2）　4 第3腰神経（L_3）　5 第4腰神経（L_4）

Q18 1 大腿神経　2 閉鎖神経　3 伏在神経

Q19 1 第4腰神経（L_4）　2 第5腰神経（L_5）　3 第1仙骨神経（S_1）　4 第2仙骨神経（S_2）　5 第3仙骨神経（S_3）　6 上殿神経
7 坐骨神経　8 下殿神経　9 後大腿皮神経

Q20 1 脛骨神経

Q21 1 内側足底神経　2 外側足底神経

Q22 1 総腓骨神経　2 浅腓骨神経　3 深腓骨神経

Q23 1 外側大腿皮神経　2 後大腿皮神経　3 閉鎖神経　4 大腿神経　5 外側腓腹皮神経　6 伏在神経　7 腓腹神経　8 浅腓骨神経
9 深腓骨神経　10 外側足底神経　11 内側足底神経

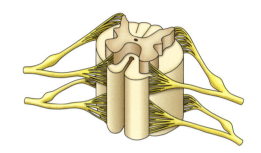
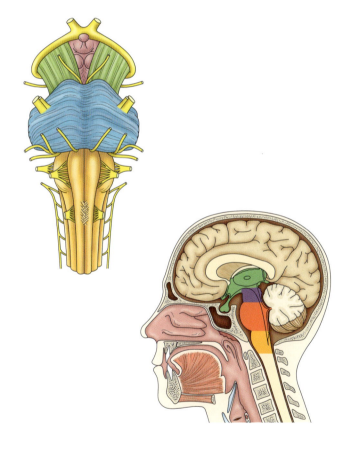

- Q.1 中枢神経
- Q.2 中枢神経の発生と分化
- Q.3 髄膜
- Q.4 脳硬膜と静脈洞
- Q.5 脳室
- Q.6 脳脊髄液
- Q.7 脳の区分
- Q.8 頭頸部の正中矢状断
- Q.9 大脳溝と大脳葉
- Q.10 大脳溝・大脳回
- Q.11 大脳皮質の構造
- Q.12 大脳皮質
- Q.13 大脳核（大脳基底核）
- Q.14 大脳辺縁系
- Q.15 神経路
- Q.16 脳波
- Q.17 脳幹
- Q.18 間脳
- Q.19 中脳
- Q.20 橋・延髄
- Q.21 中脳・橋・延髄
- Q.22 小脳
- Q.23 視覚伝導路
- Q.24 視覚伝導路の傷害
- Q.25 聴覚伝導路
- Q.26 体性感覚伝導路(脊髄神経)
- Q.27 体性感覚伝導路(脳神経)
- Q.28 錐体路
- Q.29 脊髄の区分
- Q.30 脊髄の構造
- Q.31 脊髄反射

脳と脊髄

Chapter 10
脳と脊髄

中枢神経

Q1. 脳と脊髄は灰白質と白質の存在する部位が異なる。それぞれどちらかを書きなさい。

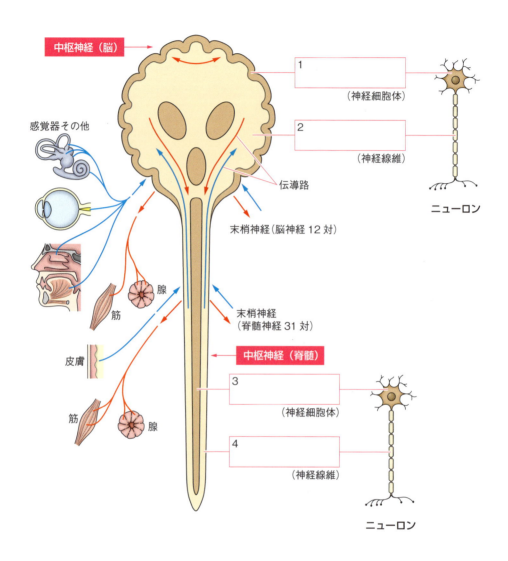

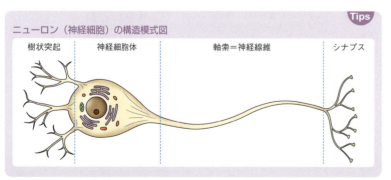

Hint 脳では皮質が [1]_____, 髄質が [2]_____ である。

中枢神経の発生と分化

Q2. 中枢神経の発生と分化における各部位の名称を書きなさい。

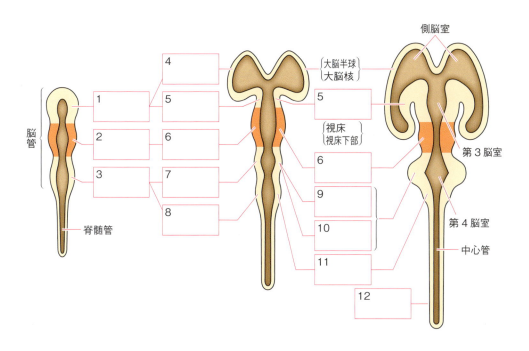

Tips
神経管の形成
胚子期のヒトの神経系の発達過程である。発生後18日目に、脳の原型となる神経板が形成される。下の図は上の図の点線部分の横断面を表す。

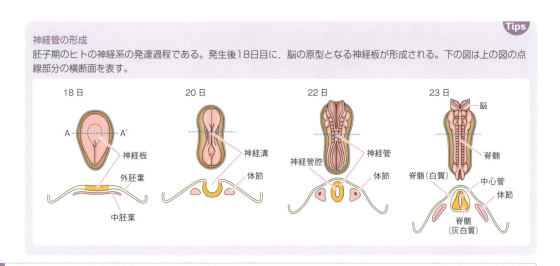

Hint 神経管の前端に3つのふくらみが現れ、脳が分化していく。

髄　膜

Q3. 脳も脊髄も，骨で囲まれた腔（頭蓋腔・脊柱管）内に髄膜に包まれて入っている。髄膜各部の名称を書きなさい。

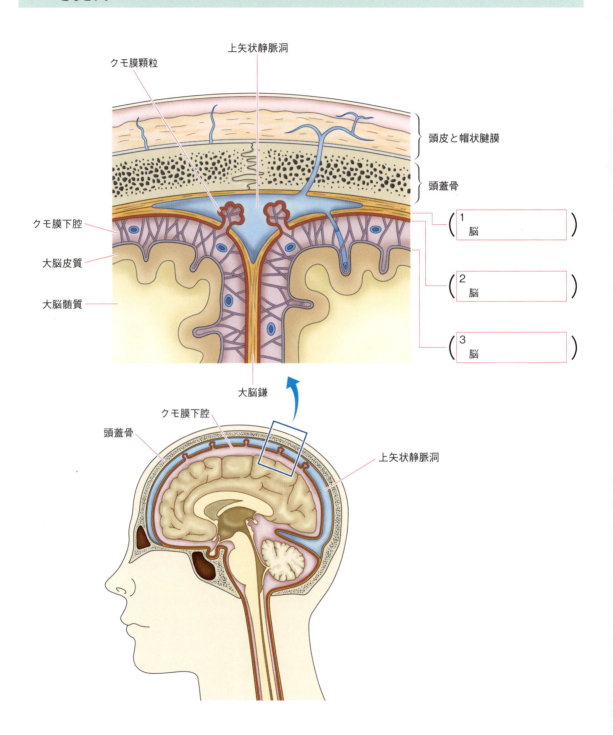

(1　脳　　　　　)

(2　脳　　　　　)

(3　脳　　　　　)

Hint 周囲の骨に接している髄膜は硬い。

脳硬膜と静脈洞

Q4. 脳硬膜各部の名称を書きなさい。

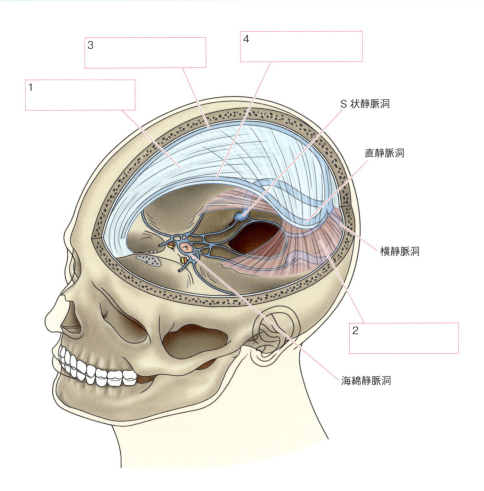

脳室

Q5. 脳室系の各部位の名称を書きなさい。

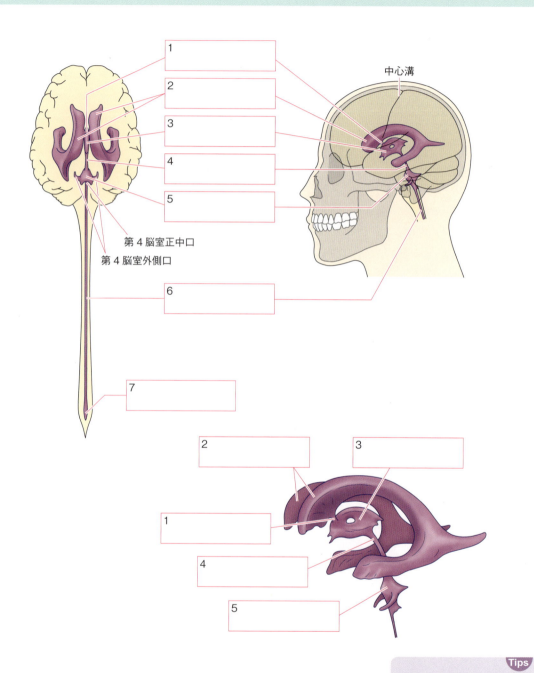

第4脳室正中口
第4脳室外側口

Tips

脳室の存在部位
側脳室　：左右大脳半球
第3脳室　：間脳
中脳水道：中脳
第4脳室　：小脳と橋, 延髄の間
中心管　：脊髄

Hint 側脳室は大脳半球内にあり, 左右両側にある。左右側脳室は第3脳室と室間孔（モンロー孔）を介してつながっている。

脳脊髄液

Q6. 脳脊髄液の循環路の模式図である。関連のある脳室・髄膜の名称を書きなさい。

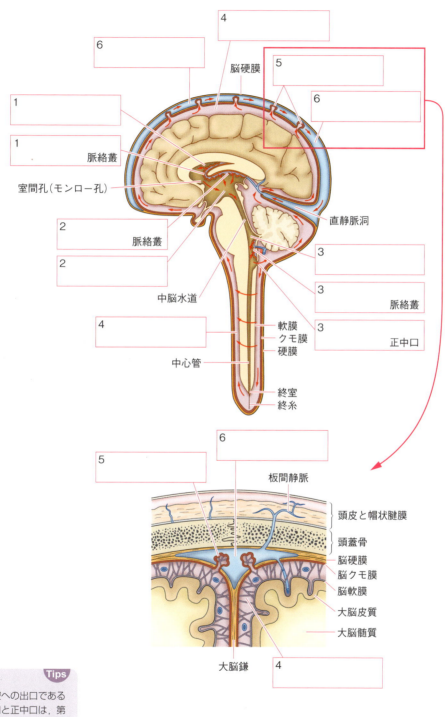

Tips
クモ膜下腔への出口である左右外側口と正中口は、第4脳室より開口している。

Hint 脳室内で分泌された髄液は左右外側口・正中口より髄膜の内側にある腔を通り、最終的に静脈中に排出される。脳脊髄液の産生は脈絡叢で行われる。脈絡叢とは、毛細血管と上衣細胞の複合体である。

脳の区分

Q7. 脳の各部の名称を書きなさい。

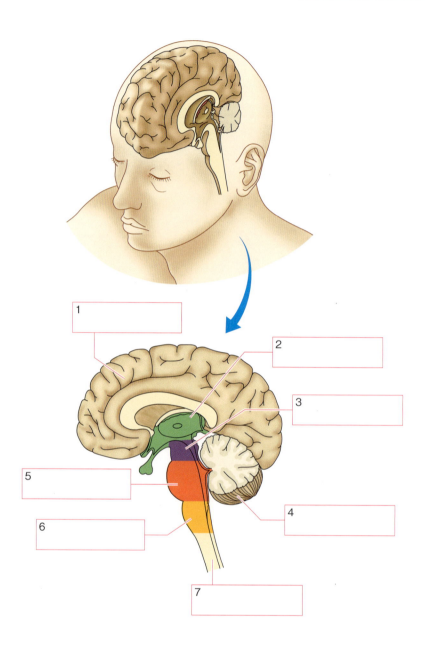

Hint: ▯¹ は左右大脳半球からなる。頭蓋腔内に存在している脳は，▯¹〜▯⁶ までの6つに区分される。

頭頸部の正中矢状断

Q8. 頭頸部の断面図である。各部の名称を書きなさい。

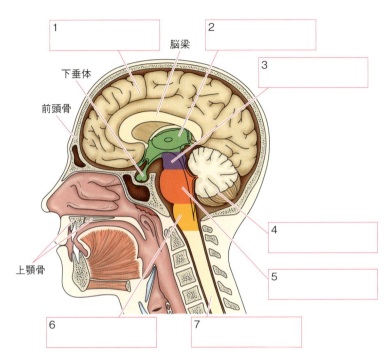

大脳溝と大脳葉

Q9. 大脳半球表面に存在する深く明瞭な脳溝（＝大脳溝，[1]～[3]）と，それによって区分された大脳葉の名称（[4]～[7]）を書きなさい。

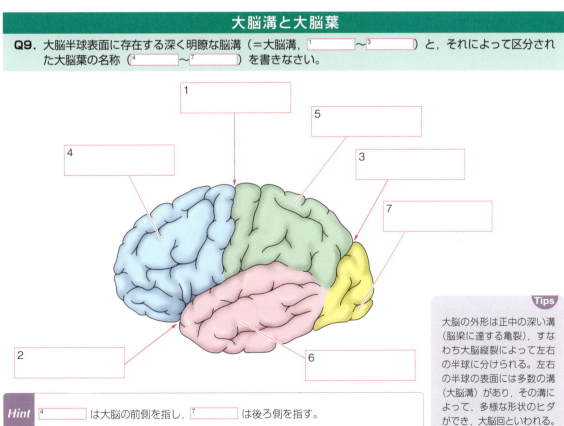

Hint [4]は大脳の前側を指し，[7]は後ろ側を指す。

Tips
大脳の外形は正中の深い溝（脳梁に達する亀裂），すなわち大脳縦裂によって左右の半球に分けられる。左右の半球の表面には多数の溝（大脳溝）があり，その溝によって，多様な形状のヒダができ，大脳回といわれる。

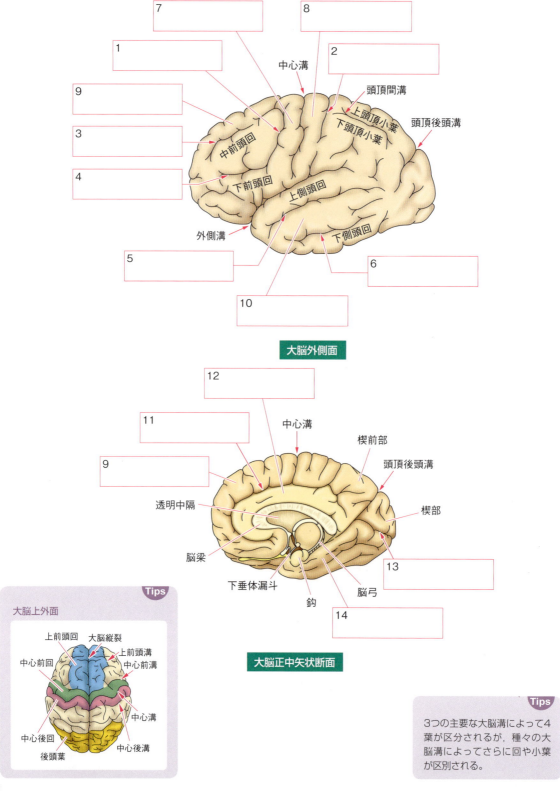

大脳皮質の構造

Q11. 大脳皮質の細胞構築は6層よりなっている。各層の名称を書きなさい。

第1層＝(1　　　　　　　)
第2層＝(2　　　　　　　)
第3層＝(3　　　　　　　)
第4層＝(4　　　　　　　)
第5層＝(5　　　　　　　)
第6層＝(6　　　　　　　)

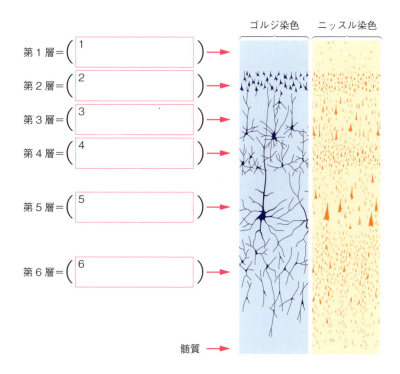

脳と脊髄

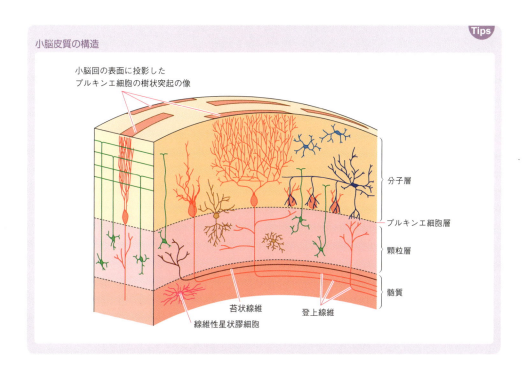

小脳皮質の構造

大脳皮質

Q12. 大脳皮質にある機能局在の図である。各機能の中枢領野の名称を書きなさい。

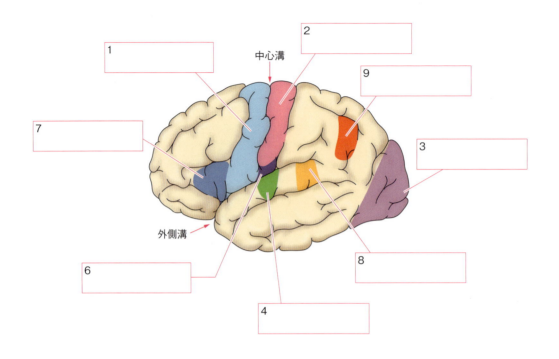

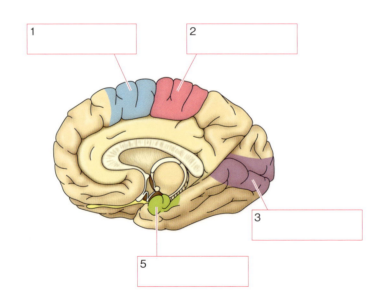

大脳核（大脳基底核）

Q13. 大脳核各部の名称を書きなさい。

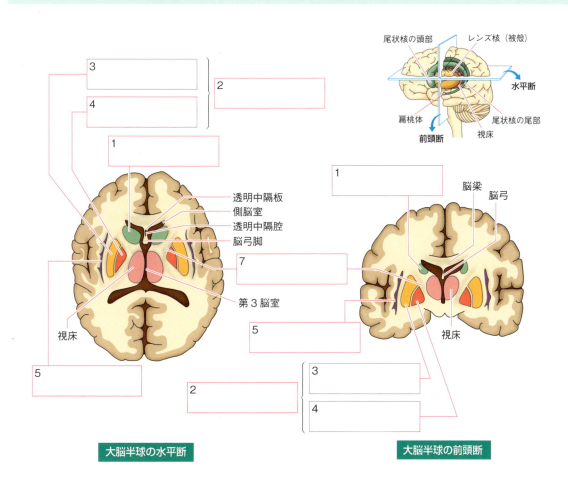

大脳半球の水平断

大脳半球の前頭断

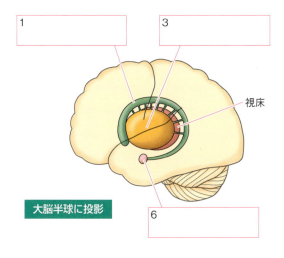

大脳半球に投影

Hint 大脳核は大きく4つに、レンズ核は2つに区分される。尾状核と被殻は線条を呈する灰白質で連絡され、この2つを線条体という。

1. 尾状核 ─┐
2. レンズ核 ┤被殻 線条体
   　　　　└淡蒼球
3. 前障
4. 扁桃体

大脳辺縁系

Q14. 大脳半球内側の大脳辺縁系といわれる部位の各名称を書きなさい。

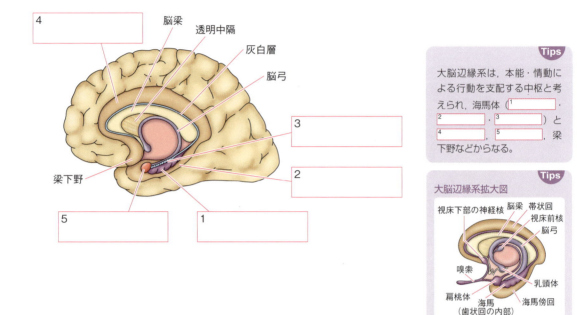

Tips

大脳辺縁系は，本能・情動による行動を支配する中枢と考えられ，海馬体（[1]　・[2]　・[3]　）と[4]　，[5]　，梁下野などからなる。

Tips

大脳辺縁系拡大図

神経路

Q15. 代表的な伝導路である3つの神経路の名称を書きなさい。

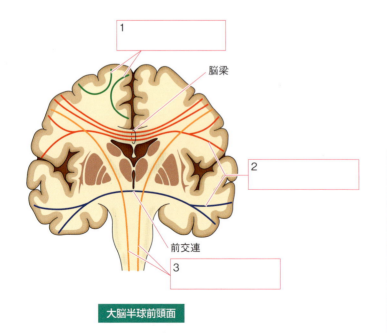

大脳半球前頭面

Tips

連合線維
同側の大脳半球皮質各部を連絡する線維

交連線維
左右両側の大脳半球を連絡する線維（脳梁・前交連・後交連など）

投射線維
大脳皮質と大脳基底核・脳幹・小脳や脊髄とを連絡する線維（上行性線維と下行性線維）

脳 波

Q16. 以下の脳波は，それぞれどのような状態のときのものか。また，その波形の名称を書きなさい。

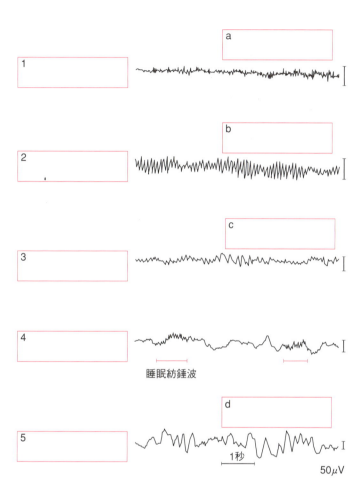

Hint 睡眠時でも浅い眠りと深い眠りでは脳波が異なり，またウトウトまどろんでいるとき（傾眠時）でも異なる。起きていても，安静状態と興奮状態では異なっている。

脳幹

Q17. 脳幹各部の名称を書きなさい。

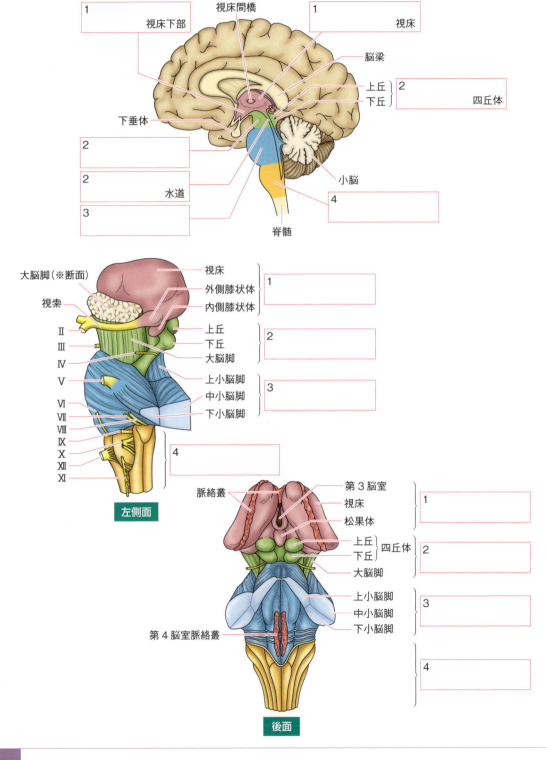

Hint 脳のうち，大脳と小脳を除いた部分を脳幹という（生理学や臨床関係では間脳も除く）。

間　脳

Q18. 間脳は視床脳と視床下部からなり，第3脳室を外側から囲む。各名称を書きなさい。

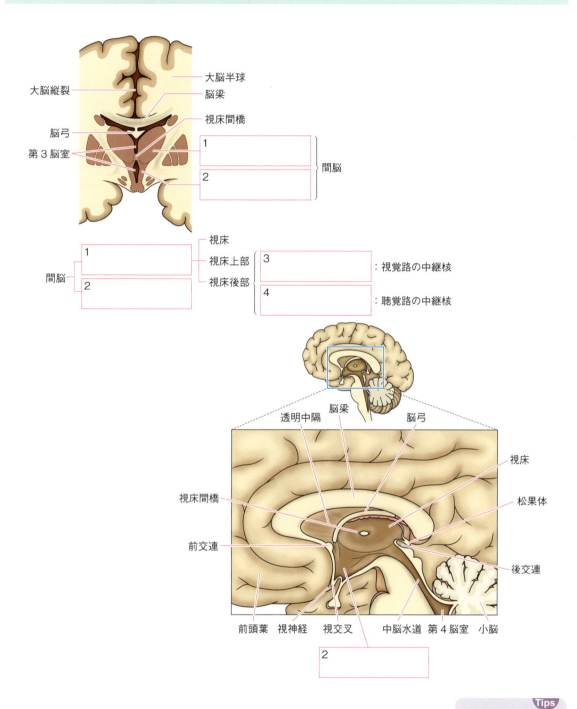

間脳 — 1 ——— 視床 ┐
　　　　　　　視床上部 │ 3　　　：視覚路の中継核
　　　　　　　視床後部 ┤
　　　 2 ──────────── 4　　　：聴覚路の中継核

Tips
視床下部は自律神経の最高中枢と考えられている。

Hint 1 は視床・視床上部・視床後部に分かれ，視床後部には内外2対の灰白質塊がある。

中 脳

Q19. 中脳各部の名称を書きなさい。

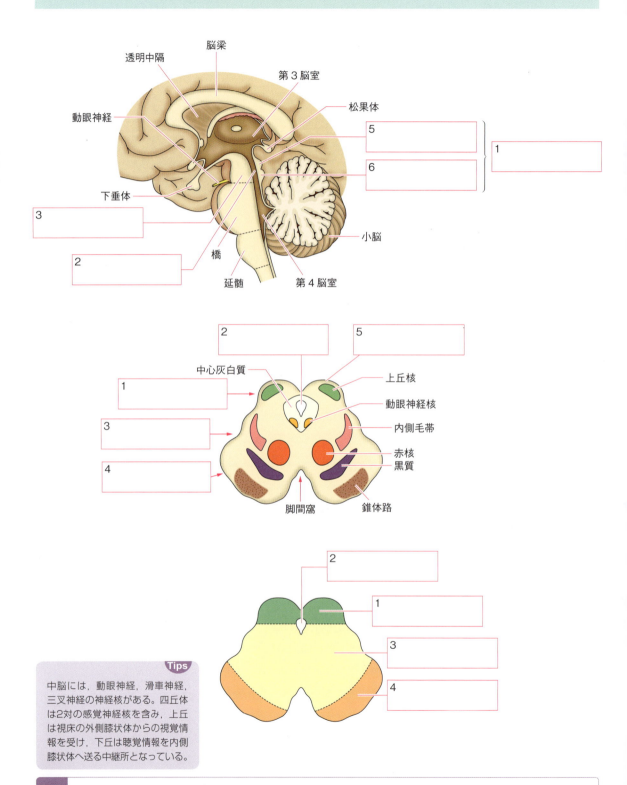

Tips
中脳には，動眼神経，滑車神経，三叉神経の神経核がある。四丘体は2対の感覚神経核を含み，上丘は視床の外側膝状体からの視覚情報を受け，下丘は聴覚情報を内側膝状体へ送る中継所となっている。

Hint 中脳の内部を，第3脳室と第4脳室をつなぐ中脳水道が通る。

橋・延髄

Q20. 橋と延髄の横断模式図である。[1]，[2]にどちらの図が橋・延髄かを書き，[3]〜[6]には各部の名称を書きなさい。

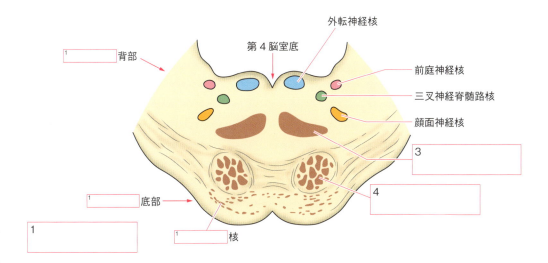

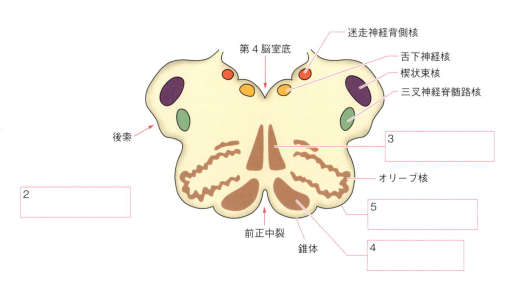

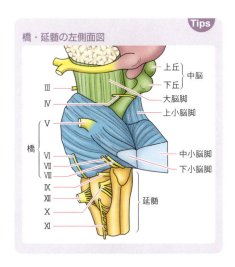

Tips
橋・延髄の左側面図

Tips
橋の脳神経核
三叉神経(Ⅴ)，外転神経(Ⅵ)，
顔面神経(Ⅶ)，内耳神経(Ⅷ)

延髄の脳神経核
舌咽神経(Ⅸ)，迷走神経(Ⅹ)，
副神経(Ⅺ)，舌下神経(Ⅻ)

中脳・橋・延髄

Q21. 中脳・橋・延髄の前面の図である。各部の名称を書きなさい。

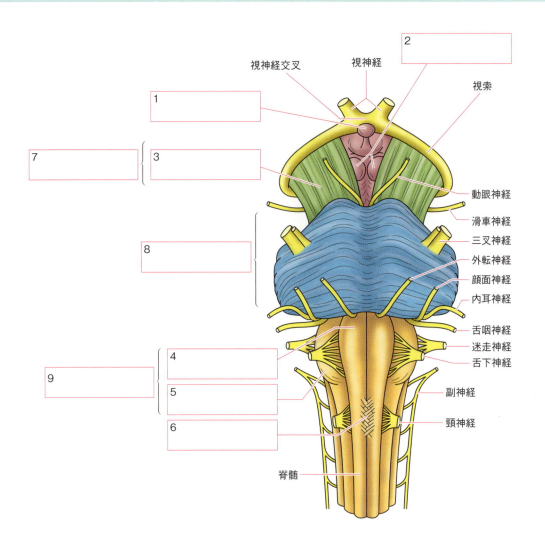

Hint 中脳は目に関する神経核が多い。

小 脳

Q22. 小脳の上面・下面図である。各部の名称を書きなさい。

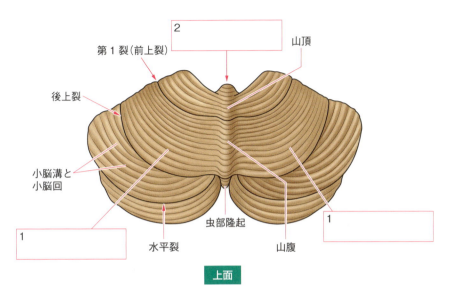

上面

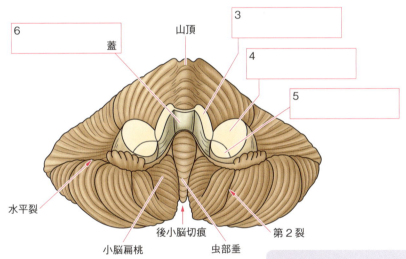

下面

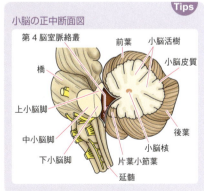

小脳の正中断面図

Hint 小脳は大脳同様，左右の半球から構成される。

視覚伝導路

Q23. 網膜から大脳皮質視覚野までの経路である視覚伝導路について，各部の名称を書きなさい。

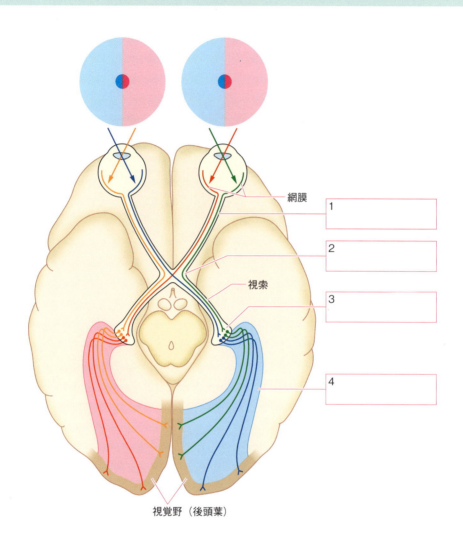

網膜
1
2
視索
3
4
視覚野（後頭葉）

Tips

視覚伝導路
視覚の右側半部は右眼の内側（鼻側）半分の網膜と，左眼の外側（耳側）半分の網膜に投影される。しかし，右眼内側半分の網膜からの線維は視神経交叉で交叉し，左側の視索に入る。つまり視野右半分は全て左側の視索に入り，左側の外側膝状体でニューロンを換え，左側大脳半球の視覚野に投射する。

Hint 1 は 2 で分岐して視索となる。視索は視床後端にある膝状体に入った後，側頭葉内を放射状に走り，後頭葉の視覚野に達する。

視覚伝導路の傷害

Q24. 視覚の傷害部位と視野欠損の図である。視野欠損症状（¹〜⁷）に当てはまる傷害部位（図中A〜G）を書きなさい。

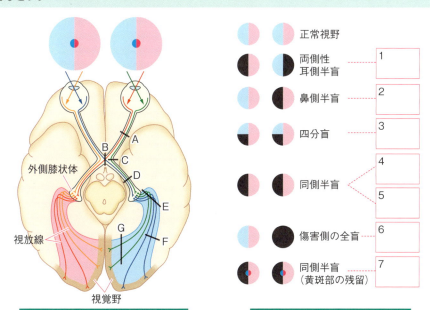

Hint Bは視神経交叉部の傷害、Gは後頭葉皮質の視覚野の傷害である。

聴覚伝導路

Q25. 聴覚伝導路は、内耳ラセン器で受容され側頭葉の聴覚野に達する。各部位の名称を書きなさい。

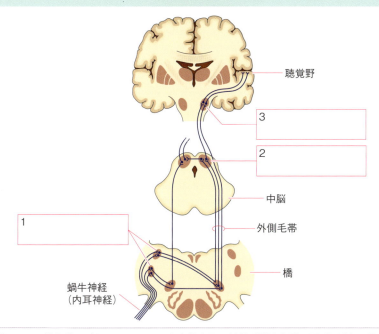

Hint 蝸牛神経は橋に入り、神経核に達してニューロンを交代する。外側毛帯は中脳の下丘に達し、その後下丘から視床後端に至り、中継されて側頭葉の聴覚野に達する。

体性感覚伝導路（脊髄神経）

Q26. 脊髄神経による皮膚感覚の伝導路の図である。各部の名称を書きなさい。また，4，5 にはそれぞれ痛覚・圧覚・温度覚・触覚のうちどの知覚の伝導路であるかを書きなさい。

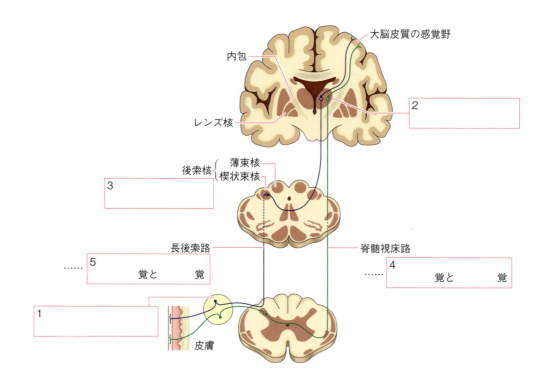

大脳皮質の感覚野
内包
2
レンズ核
後索核 ｛ 薄束核 / 楔状束核
3
長後索路 …… 5 　覚と　覚
脊髄視床路 …… 4 　覚と　覚
1
皮膚

Hint 体幹・体肢の体性感覚は，1 _____ から後角・脊髄視床路・2 _____ ・内包を通って大脳へ至る伝導路と，3 _____ の後索核で2次ニューロンとなって反対側に交叉し，内包を通って大脳へ至る伝導路の2つがある。

体性感覚伝導路（脳神経）

Q27. 脳神経を通る皮膚感覚伝導路各部の名称を書きなさい。

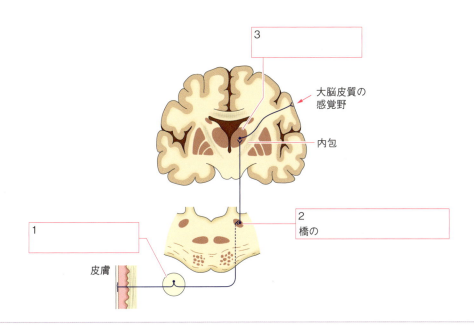

> **Hint** 頭部，特に顔面部の皮膚感覚は主に三叉神経によって伝えられ，橋に入って [2]　　　　 に入る。

錐体路

Q28. 骨格筋の随意運動を支配する神経路である錐体路の経路は2つに大別される。その名称を書きなさい。

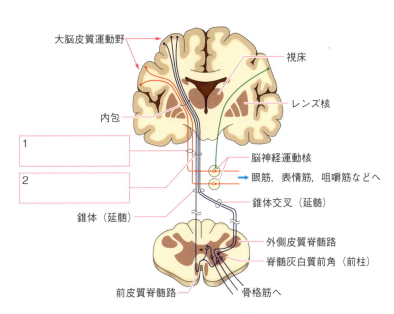

> **Hint** [1]　　　　（皮質核線維）は，脳神経の運動核に終わる。[2]　　　　（皮質脊髄線維）は，脊髄前角（前柱）の運動ニューロンに接続する。

脊髄の区分

Q29. 脊髄は4部に区分される。各部の名称を書きなさい。また、膨大部（[5]　・[6]　）の名称と下端の高さ（[7]　）を書きなさい。

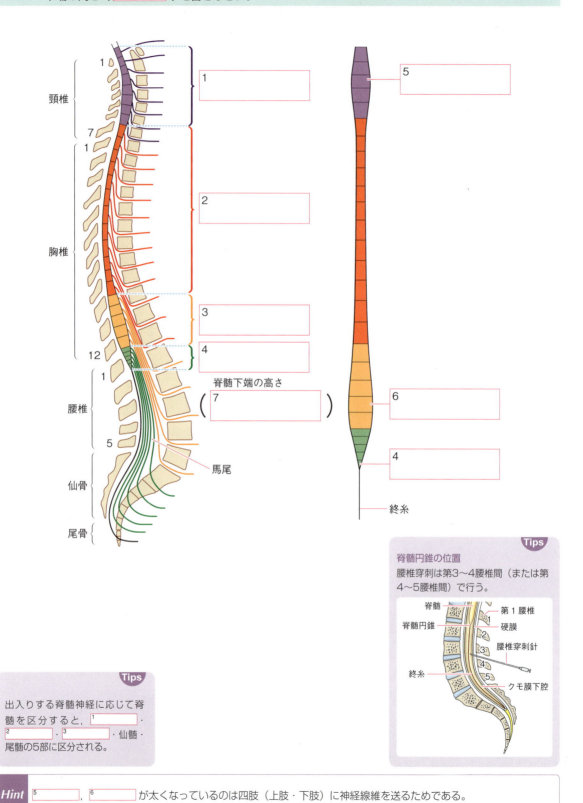

Tips

出入りする脊髄神経に応じて脊髄を区分すると、[1]　・[2]　・[3]　・仙髄・尾髄の5部に区分される。

Tips

脊髄円錐の位置
腰椎穿刺は第3〜4腰椎間（または第4〜5腰椎間）で行う。

Hint [5]　, [6]　が太くなっているのは四肢（上肢・下肢）に神経線維を送るためである。

脊髄の構造

Q30. 脊髄の構造図である。各部位の名称を書きなさい。

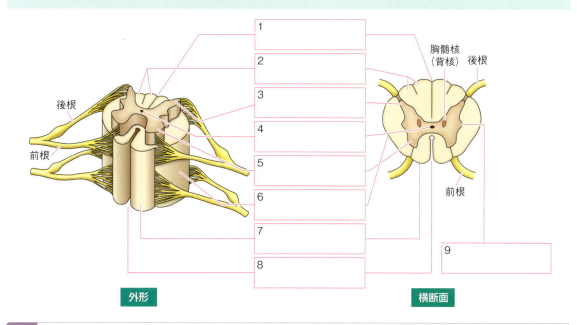

Hint 脊髄は，周囲が白質で内部が灰白質となっている。

脊髄反射

Q31. 脊髄反射の経路の図である。各構成要素の名称を書きなさい。

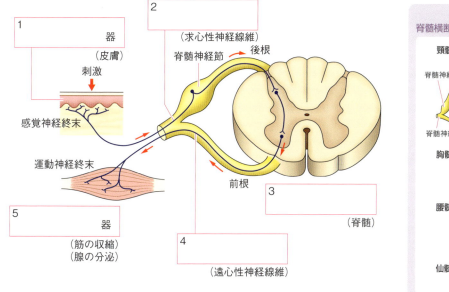
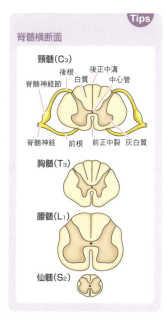

Hint 脊髄反射とは，末梢で受けた刺激が求心性神経を通り，中枢神経（大脳皮質を除く）に達し，その反応が意思とは関係なく，遠心性神経によって末梢の器官に伝わり，効果を引き起こす現象をいう。

Chapter 10 ● 解答

Q.1 1 灰白質　2 白質　3 灰白質　4 白質

Q.2 1 前脳　2 中脳　3 菱脳　4 大脳　5 間脳　6 中脳　7 後脳　8 髄脳　9 橋　10 小脳　11 延髄　12 脊髄

Q.3 1 硬膜　2 クモ膜　3 軟膜

Q.4 1 大脳鎌　2 小脳テント　3 上矢状静脈洞　4 下矢状静脈洞

Q.5 1 室間孔（モンロー孔）　2 側脳室　3 第3脳室　4 中脳水道　5 第4脳室　6 中心管　7 終室

Q.6 1 側脳室　2 第3脳室　3 第4脳室　4 クモ膜下腔　5 クモ膜顆粒　6 上矢状静脈洞

Q.7 1 大脳（終脳）　2 間脳　3 中脳　4 小脳　5 橋　6 延髄　7 脊髄

Q.8 1 大脳（終脳）　2 間脳　3 中脳　4 小脳　5 橋　6 延髄　7 脊髄

Q.9 1 中心溝（ローランド溝）　2 外側溝（シルヴィウス溝）　3 頭頂後頭溝　4 前頭葉　5 頭頂葉　6 側頭葉　7 後頭葉

Q.10 1 中心前溝　2 中心後溝　3 上前頭溝　4 下前頭溝　5 上側頭溝　6 下側頭溝　7 中心前回　8 中心後回　9 上前頭回　10 中側頭回　11 帯状溝　12 帯状回　13 鳥距溝　14 海馬傍回

Q.11 1 分子層　2 外顆粒層　3 外錐体細胞層　4 内顆粒層　5 内錐体細胞層　6 多形細胞層

Q.12 1 運動野　2 体性感覚野　3 視覚野　4 聴覚野　5 嗅覚野　6 味覚野　7 運動性言語野（ブローカ中枢）　8 聴覚性言語野（ウェルニッケ中枢）　9 視覚性言語野

Q.13 1 尾状核　2 レンズ核　3 被殻　4 淡蒼球　5 前障　6 扁桃体　7 内包

Q.14 1 海馬　2 海馬傍回　3 歯状回　4 帯状回　5 扁桃体

Q.15 1 連合神経路　2 交連神経路　3 投射神経路

Q.16 1 覚醒・開眼（興奮状態）　2 覚醒・閉眼（安静状態）　3 傾眠（まどろみ状態）　4 浅い睡眠　5 深い睡眠　a β波　b α波　c θ波　d δ波

Q.17 1 間脳　2 中脳　3 橋　4 延髄

Q.18 1 視床脳　2 視床下部　3 外側膝状体　4 内側膝状体

Q.19 1 中脳蓋　2 中脳水道　3 被蓋　4 大脳脚　5 上丘　6 下丘

Q.20 1 橋　2 延髄　3 内側毛帯　4 錐体路　5 オリーブ

Q.21 1 下垂体　2 乳頭体　3 大脳脚　4 錐体　5 オリーブ　6 錐体交叉　7 中脳　8 橋　9 延髄

Q.22 1 小脳半球　2 虫部　3 上小脳脚　4 中小脳脚　5 下小脳脚　6 第4脳室

Q.23 1 視神経　2 視神経交叉　3 外側膝状体　4 視放線

Q.24 1－B　2－C　3－F　4－D　5－E　6－A　7－G

Q.25 1 蝸牛神経核　2 下丘核　3 内側膝状体

Q.26 1 脊髄神経節　2 視床　3 延髄　4 痛（覚），温度（覚）　5 触（覚），圧（覚）

Q.27 1 三叉神経節　2 三叉神経主感覚核　3 視床

Q.28 1 皮質延髄路　2 皮質脊髄路

Q.29 1 頸部（頸髄）　2 胸部（胸髄）　3 腰部（腰髄）　4 脊髄円錐　5 頸膨大　6 腰膨大　7 第1～第2腰椎

Q.30 1 後正中溝　2 後索　3 後角（後柱）　4 中心管　5 前角（前柱）　6 側索　7 前索　8 前正中裂　9 側角（側柱）

Q.31 1 受容　2 求心性神経路（求心路）　3 反射中枢　4 遠心性神経路（遠心路）　5 効果

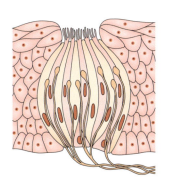
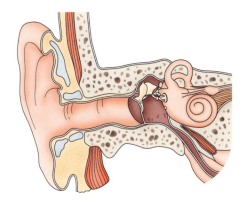
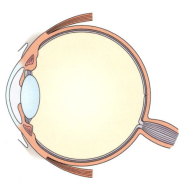
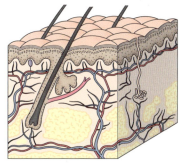

- Q.1 眼球
- Q.2 眼瞼・眼球前半
- Q.3 眼底
- Q.4 網膜
- Q.5 涙器
- Q.6 眼筋
- Q.7 眼球運動と眼筋
- Q.8 屈折異常
- Q.9 耳
- Q.10 内耳
- Q.11 前庭器官
- Q.12 蝸牛
- Q.13 嗅覚器
- Q.14 味覚器
- Q.15 味蕾
- Q.16 皮膚
- Q.17 毛
- Q.18 爪
- Q.19 皮膚感覚器

Chapter 11
感覚器

眼　球

Q1. 眼球の水平断面図である。各部の名称を書きなさい。

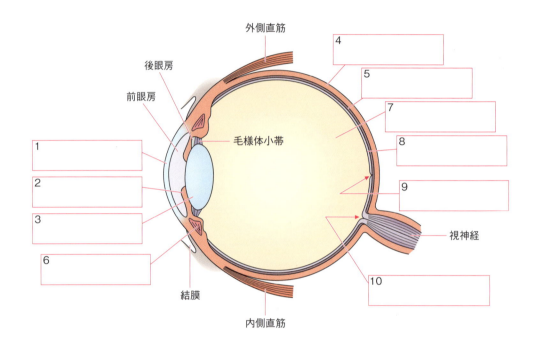

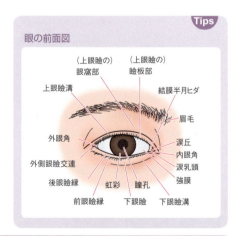

Hint 眼球壁は，①角膜・強膜からなる外膜 ②脈絡膜と毛様体・虹彩からなる中膜 ③網膜からなる内膜の3層からなる。外膜は眼球線維膜，中膜は眼球血管膜，内膜は眼球内膜（網膜）ともよばれる。

眼瞼・眼球前半

Q2. 眼瞼・眼球前半各部の名称を書きなさい。

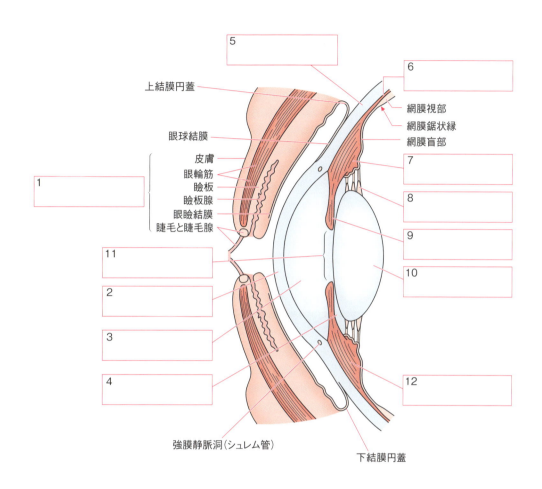

Tips
毛様体筋が収縮すると毛様体小帯はゆるみ，水晶体の厚さが増し，焦点が近くのものに合う。遠くを見るときは，毛様体筋がゆるみ，毛様体小帯が緊引し，水晶体は引かれて扁平になり，遠くのものに焦点が合う。

Hint 10□の前方は9□によって3□と4□に分けられ，9□の中心の円孔を11□という。9□には瞳孔括約筋と瞳孔散大筋とがある。12□は7□の内部の平滑筋である。10□は8□によって毛様体と結合している。

眼　底

Q3. 眼底検眼鏡で見た眼底部位の図である。網膜各部の名称を書きなさい。

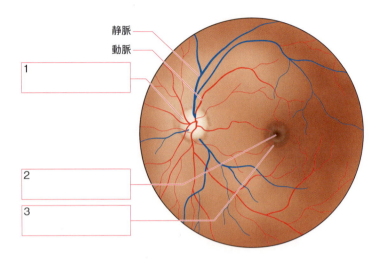

Hint　1_____は視細胞がなく，盲点（マリオット盲点・盲斑）といわれる部である。1_____の約4mm外側を3_____といい，その中央を2_____という。

網　膜

Q4. 網膜の内部構造の模式図である。各部の名称を書きなさい。

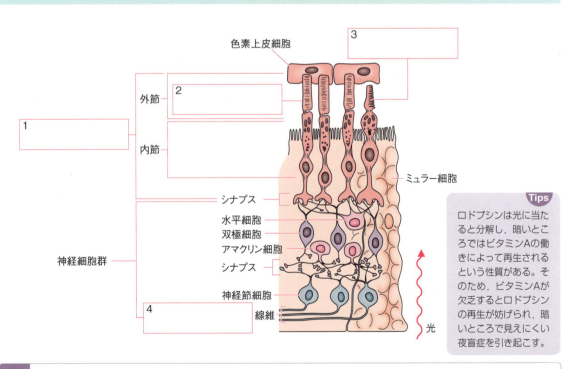

Hint　3_____はヨードプシンを含み色覚を感受し，2_____はロドプシンを含み明暗を感受する。

涙器

Q5. 涙器に関する図である。各部の名称を書きなさい。

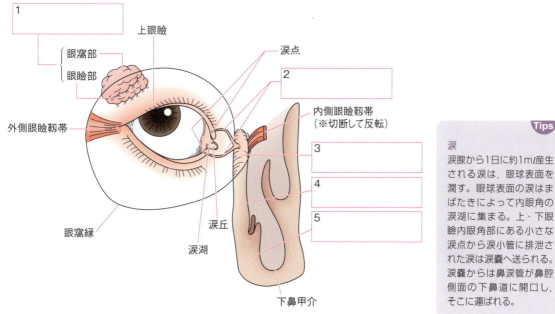

Hint 涙は，上眼瞼外側で分泌され，内眼角から鼻腔に抜ける。

眼筋

Q6. 右眼窩内を上部から見た図である。各筋の名称を書きなさい。

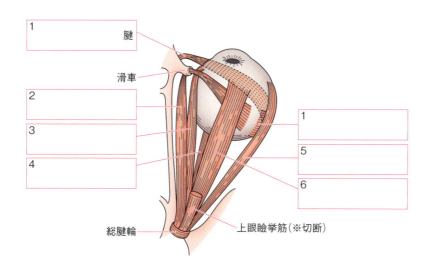

Hint 眼筋は上・下・内・外の直筋と上・下の斜筋の6個からなる。上斜筋が滑車神経支配，外側直筋が外転神経支配で，他4筋は動眼神経によって支配されている。

眼球運動と眼筋

Q7. 右眼における眼球運動の模式図である。各運動では何筋が主に働くか，筋の名称を書きなさい。

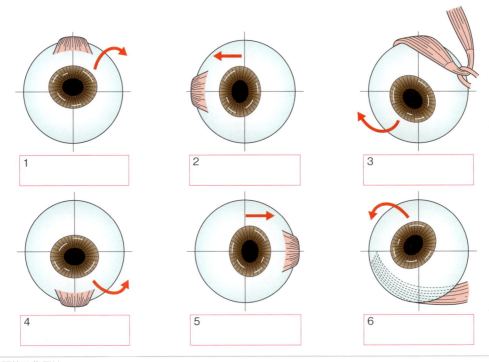

| 1 | 2 | 3 |
| 4 | 5 | 6 |

Hint 眼筋の作用は，
上直筋：上転・内転・内旋　　外側直筋：外転　　上斜筋：下転・外転・内旋
下直筋：下転・内転・外旋　　内側直筋：内転　　下斜筋：上転・外転・外旋　　である。

屈折異常

Q8. 眼の屈折異常についての図である。どれが正視でどれが近視・遠視か，書きなさい。

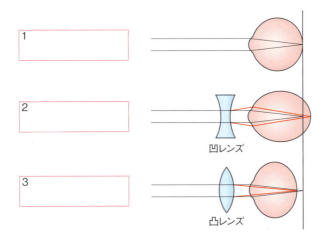

1
2　凹レンズ
3　凸レンズ

Hint 赤線は矯正時のものである。

耳

Q9. 平衡聴覚器である耳の断面図である。各器官の名称を書きなさい。

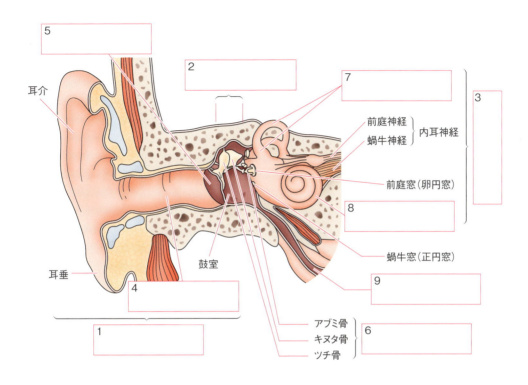

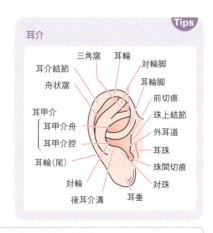

Hint 中耳は鼓膜と鼓室と耳管からなり，鼓室内には小さな骨が3つある。成人の全身骨数は一般的におよそ200個であるが，206個と書かれている場合は，この耳小骨3個×2（左右）＝6個が含まれている。

内耳

Q10. 内耳各部の名称を書きなさい。

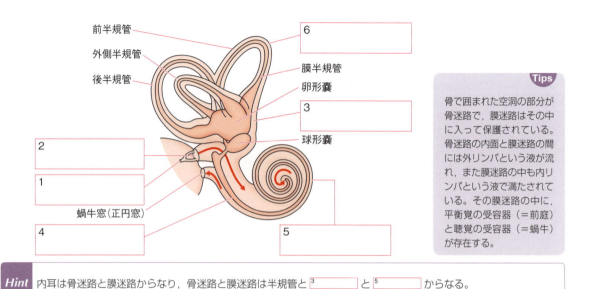

Hint　内耳は骨迷路と膜迷路からなり，骨迷路と膜迷路は半規管と ³___ と ⁵___ からなる。

前庭器官

Q11. 平衡器官である前庭器官の構造図である。各部の名称を書きなさい。

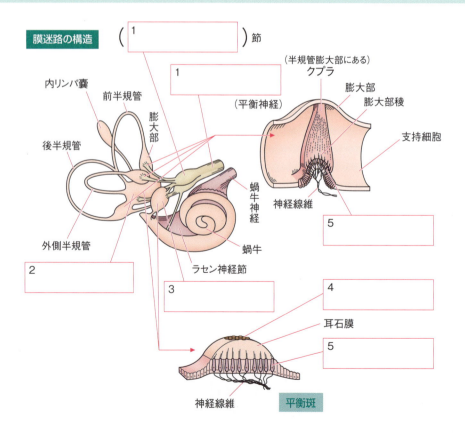

蝸 牛

Q12. 聴覚器官である蝸牛の内部構造の図である。各部の名称を書きなさい。

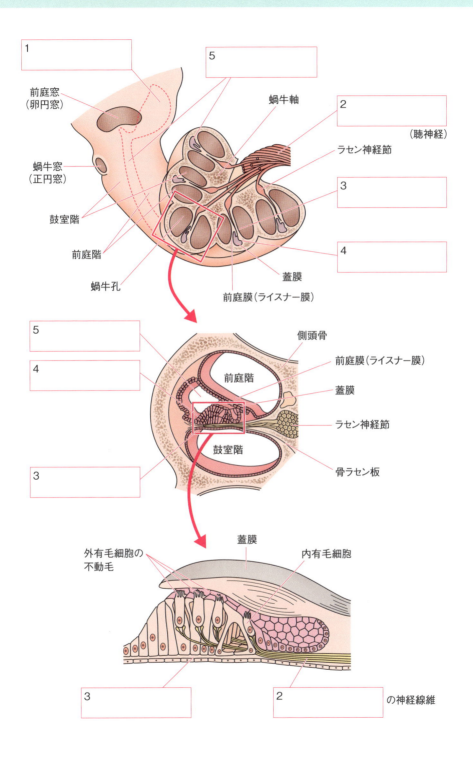

Hint 蝸牛管の一部に聴覚器の本体である [4]_____ があり，[2]_____（聴神経）と連結している。

嗅覚器

Q13. 嗅覚の受容器とその構造図である。各部の名称を書きなさい。

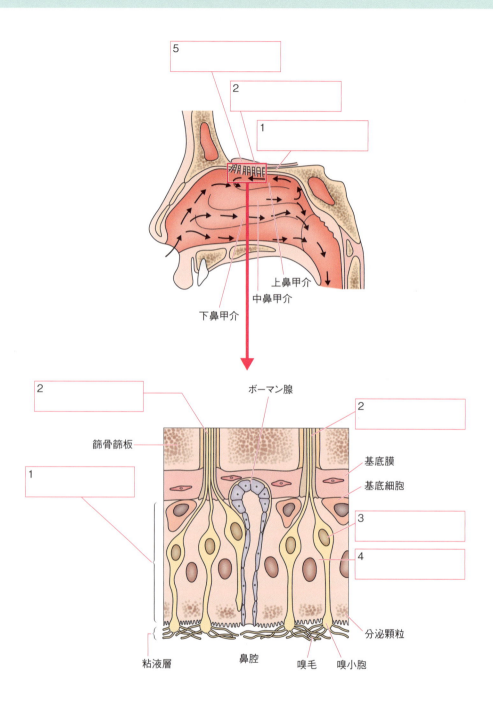

Hint 嗅覚の受容器は鼻腔の最上部にあり，[2]　　　は篩骨篩板の小孔を通り[5]　　　に達する。

味覚器

Q14. 舌における味覚器官のある舌乳頭の分布図である。各部の名称を書きなさい。

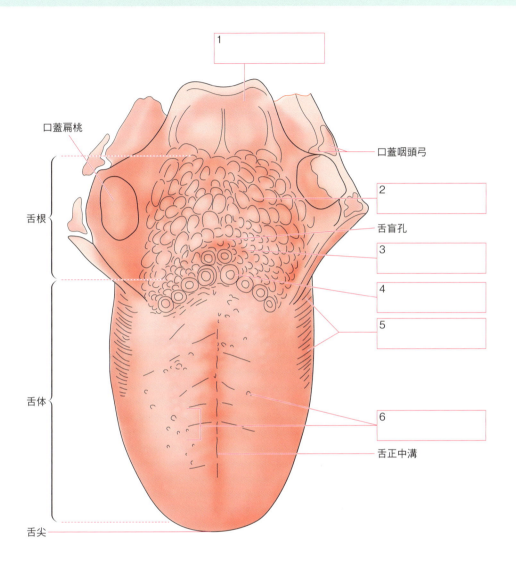

Hint 5つの基本味は苦味・酸味・塩味・甘味・うま味をいう。舌乳頭のうち4[　　]・5[　　]・6[　　]には味覚を受容する味蕾（p.228）があるが，糸状乳頭（p.57）にはないため味覚器には分類されない。

味 蕾

Q15. 味覚受容器である味蕾の構造図である。各部の名称を書きなさい。

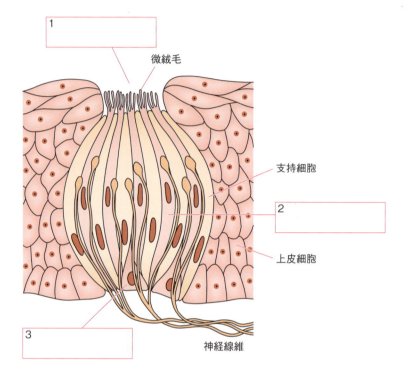

1.
2.
3.

微絨毛
支持細胞
上皮細胞
神経線維

Hint　数は少ないが，味蕾は咽頭にも散在している。

皮 膚

Q16. 皮膚の構造図である。各部の名称を書きなさい。

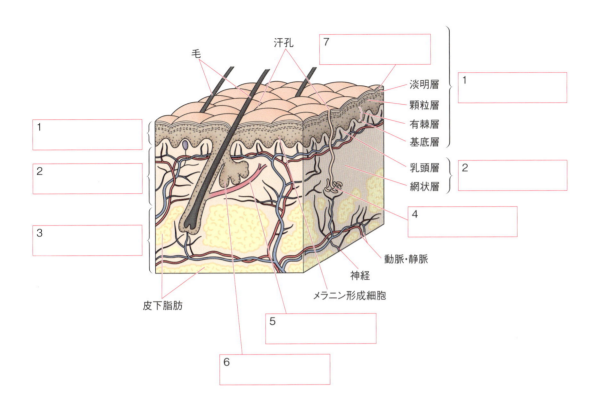

Tips

皮膚の色
真皮を流れる血液と，メラニンとカロチンとよばれる色素の量によって決まる。赤血球に含まれる鮮赤色のヘモグロビンにより，真皮の血管は赤く見える。炎症が起こると血管は拡張し，皮膚はさらに赤みを増す。

チアノーゼ
真皮への血液供給が減少すると，血管に含まれる酸素が減少し，ヘモグロビンは暗赤色を呈する。表面から見ると皮膚は青みを帯びる。このような状態をチアノーゼとよぶ。

Hint 皮膚は表皮・真皮，そして皮下組織によって構成されている。

毛

Q17. 角質器である毛が存在する皮膚の構造図である。毛の各部の名称を書きなさい。

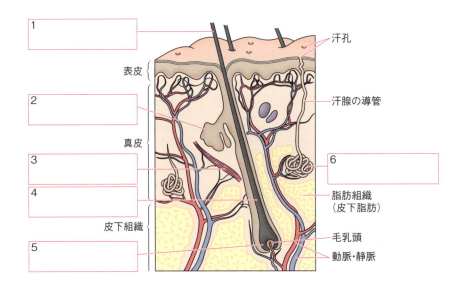

爪

Q18. 爪の各部の名称を書きなさい。

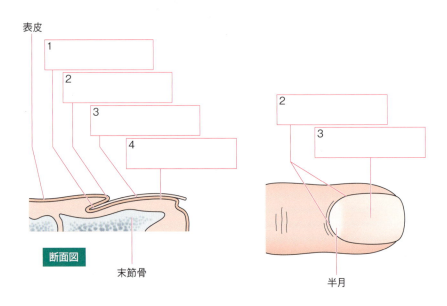

皮膚感覚器

Q19. 皮膚の感覚受容器となる小体などの名称を書きなさい。

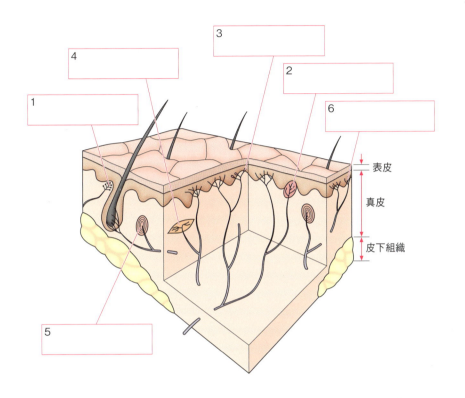

Tips

マイスナー小体
真皮乳頭にあり粗振動や接触を感じる。眼瞼, 唇, 指先, 乳頭, 外陰部などの真皮に多い。

メルケル触盤
無毛部表皮胚芽層にあり, 局所的な持続的接触を感じる。

触覚盤
有毛部で毛根近くの真皮, 毛乳頭にメルケル細胞が集合している。

パチニ小体（ファーター・パチニ小体）
大型（約1mm）の受容器で, 真皮下層から皮下組織にある。指, 乳房, 外陰部に多い。筋膜, 骨膜, 関節包, 腸間膜, 膵臓, 尿道, 膀胱壁にもみられる。

ルフィニ小体
真皮下層から皮下組織にあり, 皮膚が引っ張られて興奮する。足底の真皮に多い。

自由神経終末
温覚・冷覚を感受する。

Chapter 11 ● 解答

- Q1　1 角膜　2 虹彩　3 水晶体　4 強膜　5 脈絡膜　6 毛様体　7 硝子体　8 網膜　9 中心窩　10 視神経円板（視神経乳頭）
- Q2　1 上眼瞼　2 角膜　3 前眼房　4 後眼房　5 強膜　6 脈絡膜　7 毛様体　8 毛様体小帯　9 虹彩　10 水晶体　11 瞳孔　12 毛様体筋
- Q3　1 視神経円板（視神経乳頭）　2 中心窩　3 黄斑
- Q4　1 視細胞　2 杆状体　3 錐状体　4 視神経
- Q5　1 涙腺　2 涙小管　3 涙囊　4 鼻涙管　5 下鼻道
- Q6　1 下斜筋　2 上斜筋　3 内側直筋　4 下直筋　5 外側直筋　6 上直筋
- Q7　1 上直筋　2 外側直筋　3 上斜筋　4 下直筋　5 内側直筋　6 下斜筋
- Q8　1 正視　2 近視　3 遠視
- Q9　1 外耳　2 中耳　3 内耳　4 外耳道　5 鼓膜　6 耳小骨　7 半規管　8 蝸牛　9 耳管
- Q10　1 アブミ骨　2 前庭窓（卵円窓）　3 前庭　4 蝸牛管　5 蝸牛　6 骨半規管
- Q11　1 前庭神経　2 卵形囊　3 球形囊　4 耳石　5 有毛細胞
- Q12　1 球形囊　2 蝸牛神経　3 基底板　4 ラセン器　5 蝸牛管
- Q13　1 嗅上皮　2 嗅神経　3 嗅細胞　4 支持細胞　5 嗅球
- Q14　1 喉頭蓋　2 舌扁桃　3 分界溝　4 有郭乳頭　5 葉状乳頭　6 茸状乳頭
- Q15　1 味孔　2 味細胞　3 基底細胞
- Q16　1 表皮　2 真皮　3 皮下組織　4 汗腺　5 立毛筋　6 脂腺　7 角質層
- Q17　1 毛幹　2 脂腺　3 立毛筋　4 毛根　5 毛球　6 汗腺
- Q18　1 爪根　2 爪郭　3 爪体　4 爪床
- Q19　1 触覚盤　2 マイスナー小体　3 メルケル触盤　4 ルフィニ小体　5 パチニ小体　6 自由神経終末

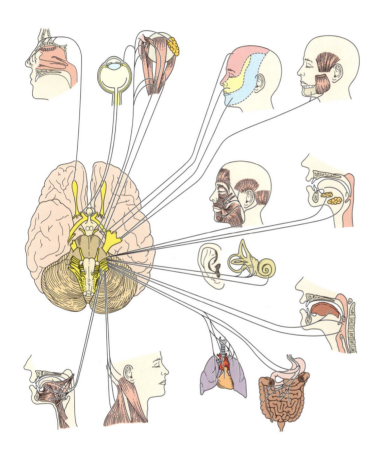

- Q.1 脳神経
- Q.2 第1脳神経
- Q.3 第2脳神経
- Q.4 眼筋を支配する脳神経
- Q.5 第5脳神経
- Q.6 三叉神経
- Q.7 顔面筋を支配する神経
- Q.8 第7脳神経
- Q.9 第8脳神経
- Q.10 第9脳神経
- Q.11 第10脳神経
- Q.12 第11・12脳神経

Chapter 12
脳神経

脳神経

Q1. 脳神経は12対ある。分布先の図を見て，各神経の名称を書きなさい。

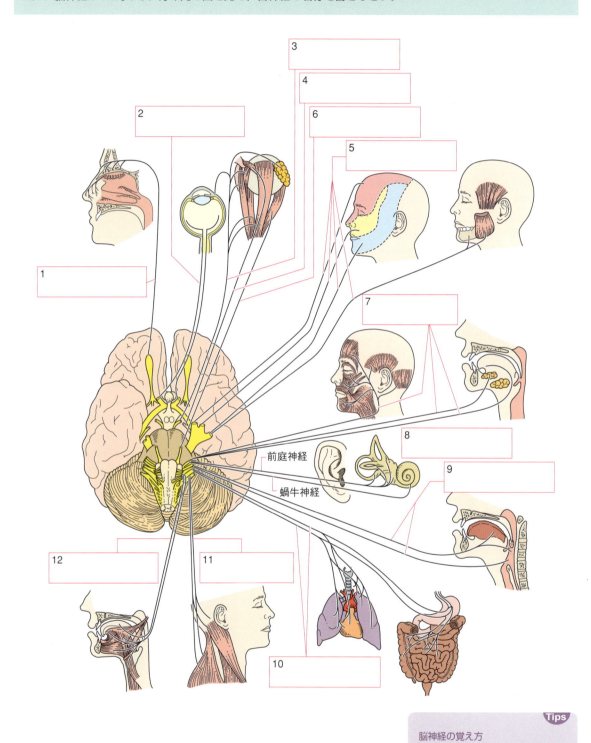

Hint 第10脳神経は，頸部・胸部・腹部にまで分布している。

Tips
脳神経の覚え方
嗅いで 視る 動く 滑車の 三の
Ⅰ　　Ⅱ　　Ⅲ　　Ⅳ　　Ⅴ
外に 顔 内の 舌が 迷って走り
Ⅵ　Ⅶ　Ⅷ　Ⅸ　Ⅹ
副に 舌下げ
Ⅺ　　Ⅻ

第1脳神経

Q2. 第1脳神経が鼻腔粘膜から頭蓋骨のどこを抜けて脳へ入るかを考え，その名称を書きなさい。

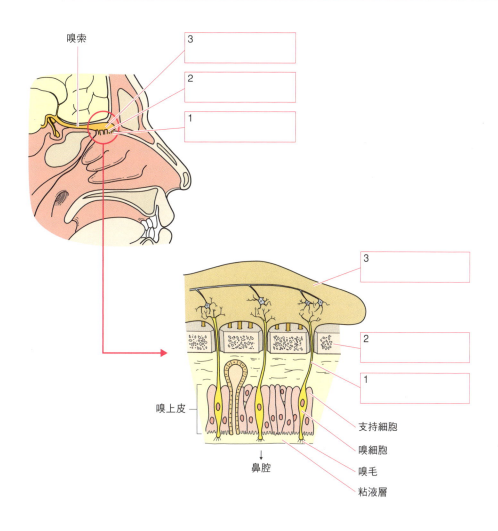

嗅索

3.
2.
1.

嗅上皮
支持細胞
嗅細胞
嗅毛
粘液層
↓
鼻腔

3.
2.
1.

Tips

嗅覚に関する領域である嗅脳は大脳半球底面において前頭葉から側頭葉にかけて存在し，前部と後部に分けられる。前部は嗅三角から嗅索につながり，その前端が肥大して嗅球に終わる。

第2脳神経

Q3. 第2脳神経各部の名称を書きなさい。

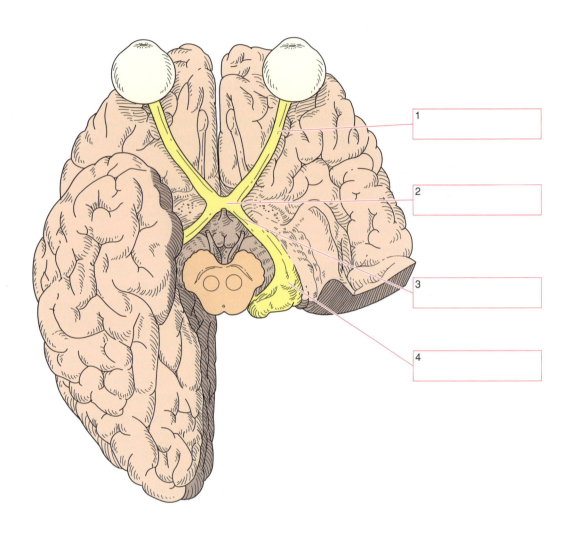

1.
2.
3.
4.

Hint 網膜からの神経は視神経管を通って頭蓋腔に入り，左右の神経は交叉する。

眼筋を支配する脳神経

Q4. 眼筋を支配する脳神経の名称を，眼筋名と照らし合わせて書きなさい。

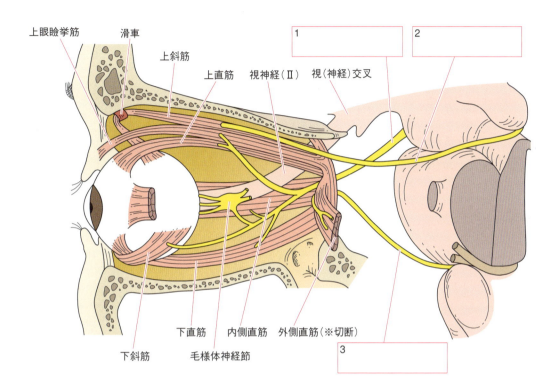

> **Hint** 上斜筋は滑車を通って眼球につき，滑車神経（Ⅳ）に支配される。外側直筋は眼球を外転する働きをもち，外転神経（Ⅵ）に支配される。

第5脳神経

Q5. 第5脳神経（三叉神経）の3枝の各顔面皮膚感覚の分布図である。各枝の名称を書きなさい。

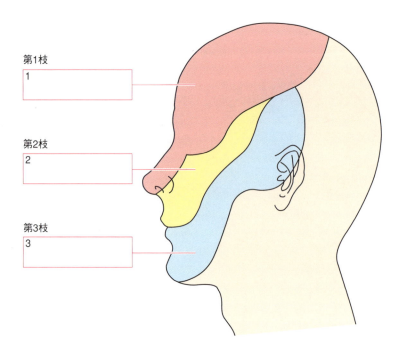

第1枝
1

第2枝
2

第3枝
3

Hint 第1枝は上眼窩裂から，第2枝は正円孔から，第3枝は卵円孔から頭蓋を通過する。

三叉神経（Ⅴ）

Q6. 三叉神経（Ⅴ）の各枝で顔面前面に分布する神経名と，それらが通過する孔の名称を書きなさい。

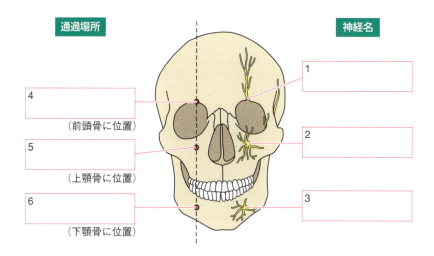

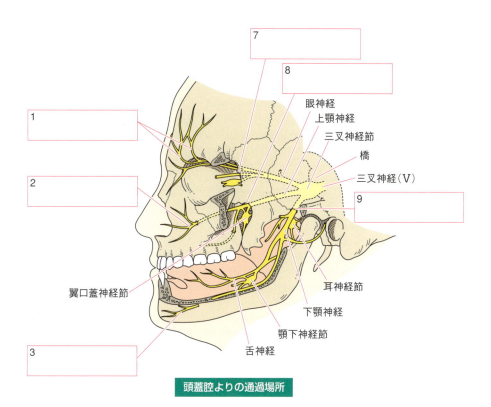

Hint ① は眼神経，② は上顎神経，③ は下顎神経の枝である。眼窩の上にある ④ は前頭骨，眼窩の下にある ⑤ は上顎骨，⑥ は下顎骨に開いている孔である。第1枝眼神経は ⑦ を通り，第2枝上顎神経は ⑧ を通り，第3枝下顎神経は ⑨ を通って頭蓋腔から出る。

顔面筋を支配する神経

Q7. 顔面筋および舌の感覚と分泌腺を支配する各神経の名称を書きなさい。

顔面筋

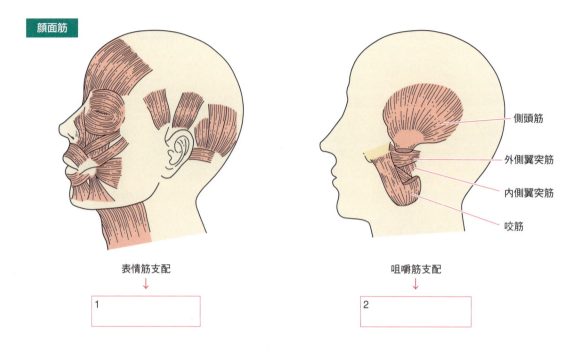

表情筋支配 → 1

咀嚼筋支配 → 2

舌の感覚

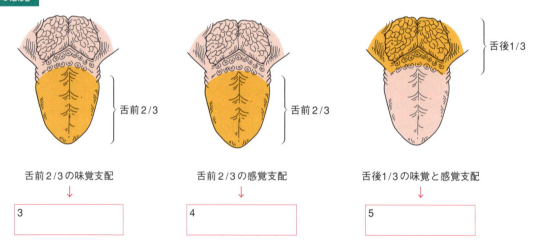

舌前2/3の味覚支配 → 3

舌前2/3の感覚支配 → 4

舌後1/3の味覚と感覚支配 → 5

分泌腺

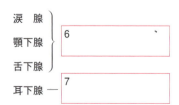

涙腺・顎下腺・舌下腺 → 6

耳下腺 → 7

第7脳神経

Q8. 第7脳神経（顔面神経）は頭蓋底の孔を通って耳下腺内に入り，そこで神経叢をつくって5本の枝を出す。その孔と各枝の名称を書きなさい。

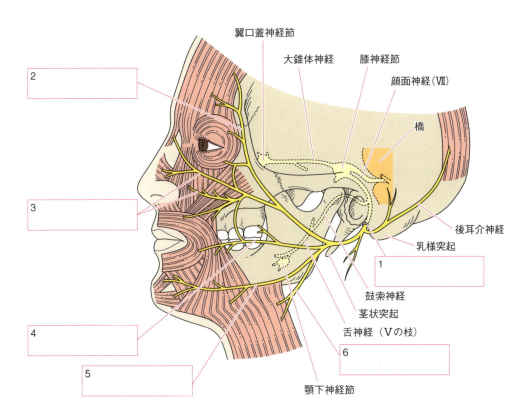

第8脳神経

Q9. 聴覚と平衡覚をつかさどる神経である。それぞれの名称を書きなさい。

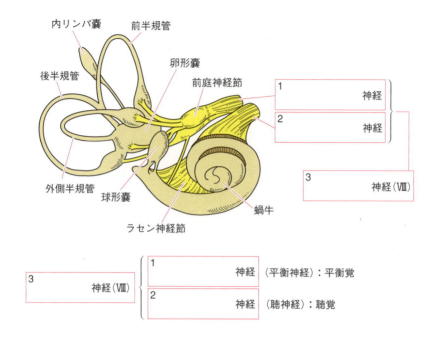

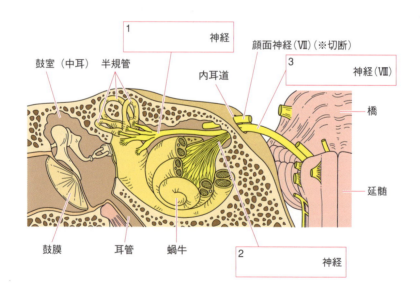

第9脳神経

Q10. 舌の後1/3の味覚と感覚をつかさどる神経の名称と，それに支配される唾液腺の名称を書きなさい。

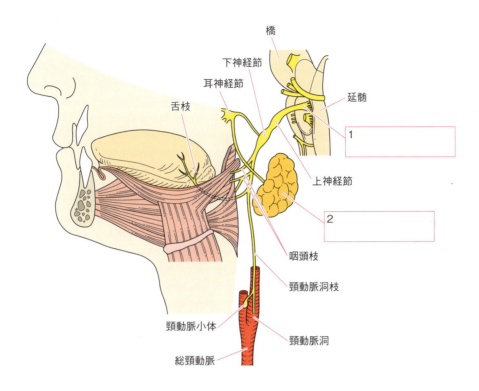

Hint　大唾液腺（p.58）のうち [2_____] のみが舌咽神経（Ⅸ）に支配され，副交感性の分泌線維が分布する。

第10脳神経

Q11. 第10脳神経に関わる各部の名称を書きなさい。

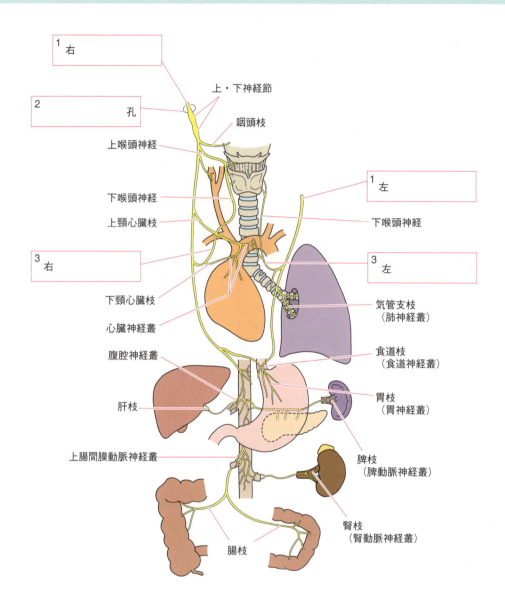

Hint 第10脳神経は頸部・胸部・腹部内臓の感覚・運動・分泌を支配する混合性神経である。

第11・12脳神経

Q12. 第11脳神経は骨格筋である胸鎖乳突筋と僧帽筋を支配し，第12脳神経は舌筋（内舌筋および外舌筋）を支配している。それぞれの神経名を書きなさい。

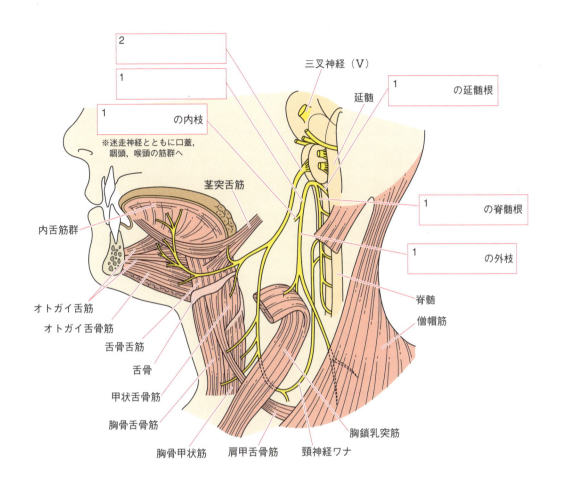

Tips

内舌筋と外舌筋
内舌筋とは舌本体の筋のことで，上縦舌筋・下縦舌筋・横舌筋・垂直舌筋が含まれる。外舌筋は舌外の舌筋を指し，オトガイ舌筋・舌骨舌筋・茎突舌筋がこれにあたる。

Chapter 12 ● 解答

Q1 1 嗅神経（Ⅰ）　2 視神経（Ⅱ）　3 動眼神経（Ⅲ）　4 滑車神経（Ⅳ）　5 三叉神経（Ⅴ）　6 外転神経（Ⅵ）　7 顔面神経（Ⅶ）　8 内耳神経（Ⅷ）　9 舌咽神経（Ⅸ）　10 迷走神経（Ⅹ）　11 副神経（Ⅺ）　12 舌下神経（Ⅻ）

Q2 1 嗅神経（Ⅰ）　2 篩骨篩板　3 嗅球

Q3 1 視神経（Ⅱ）　2 視（神経）交叉　3 視索　4 外側膝状体

Q4 1 動眼神経（Ⅲ）　2 滑車神経（Ⅳ）　3 外転神経（Ⅵ）

Q5 1 眼神経　2 上顎神経　3 下顎神経

Q6 1 眼窩上神経　2 眼窩下神経　3 オトガイ神経　4 眼窩上孔（眼窩上切痕）　5 眼窩下孔　6 オトガイ孔　7 上眼窩裂　8 正円孔　9 卵円孔

Q7 1 顔面神経（Ⅶ）　2 下顎神経　3 顔面神経（Ⅶ）　4 下顎神経　5 舌咽神経（Ⅸ）　6 顔面神経（Ⅶ）　7 舌咽神経（Ⅸ）

Q8 1 茎乳突孔　2 側頭枝　3 頬骨枝　4 頬筋枝　5 下顎縁枝　6 頸枝

Q9 1 前庭　2 蝸牛　3 内耳

Q10 1 舌咽神経（Ⅸ）　2 耳下腺

Q11 1 迷走神経（Ⅹ）　2 頸静脈　3 反回神経

Q12 1 副神経（Ⅺ）　2 舌下神経（Ⅻ）

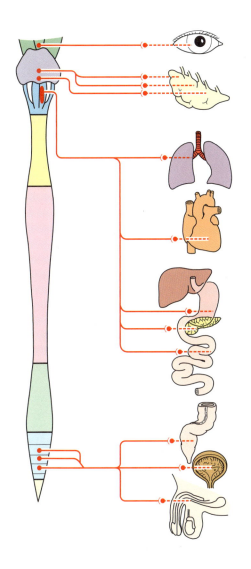

自律神経

Chapter 13
自律神経

- Q1 自律神経
- Q2 交感神経
- Q3 副交感神経
- Q4 交感神経・副交感神経の起始と分布
- Q5 自律神経の機能

自律神経

Q1. 自律神経系は，2つのニューロンが鎖のようにつながって伸びているという特徴をもつ。各ニューロンの名称と，外部の神経節の前後にある軸索名を書きなさい。

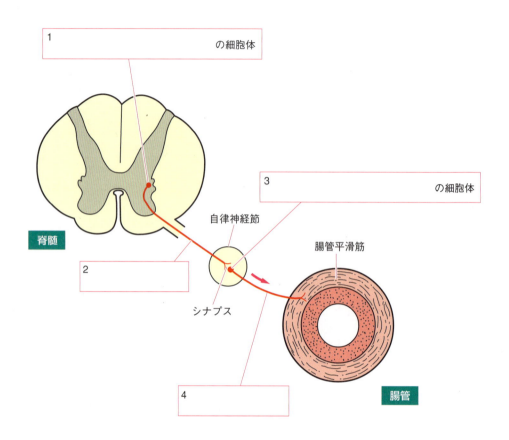

1. _____ の細胞体
2. _____
3. _____ の細胞体
4. _____

脊髄／自律神経節／シナプス／腸管平滑筋／腸管

Tips
自律神経
体温・循環・呼吸・消化・排泄・生殖などの働きを調節している。

Hint ニューロンは神経節の手前と後ろにある。

交感神経

Q2. 交感神経系の3つの経路（a～c）の図である。各部の名称を書きなさい。

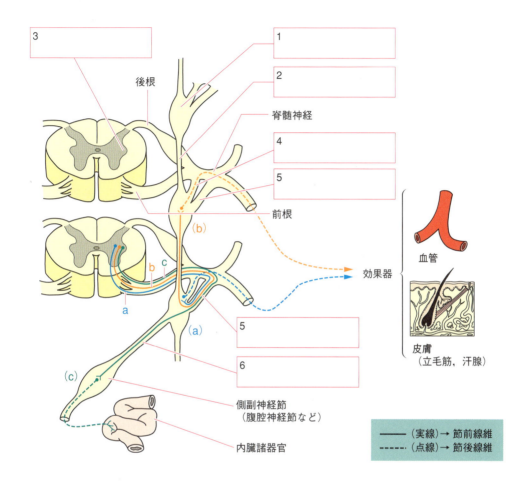

Hint

3つの経路

交感神経節に達した節前線維が，

a. 脊髄と同じレベルの神経節（**a**）でシナプスを形成し，節後線維が再び脊髄神経に入り，末梢へ至る。
b. 交感神経幹を通り脊髄と別のレベルの神経節（**b**）で，シナプスを形成し，節後線維が再び脊髄神経に入り末梢へ至る。
c. 節前線維が交感神経幹を通過して，内臓近くの神経節（腹腔神経節など）（**c**）でシナプスを形成し，節後線維が，腹部臓器などに至る。

交感神経節と対応する脊髄神経との間の交通枝のうち，節前線維でつくられるのは白交通枝で，節後線維でつくられるのが灰白交通枝である。

副交感神経

Q3. 副交感神経系は脳幹の神経核や第2～第4仙骨神経の高さの脊髄（[4   ]）から起こる。副交感神経各部の名称を書きなさい。

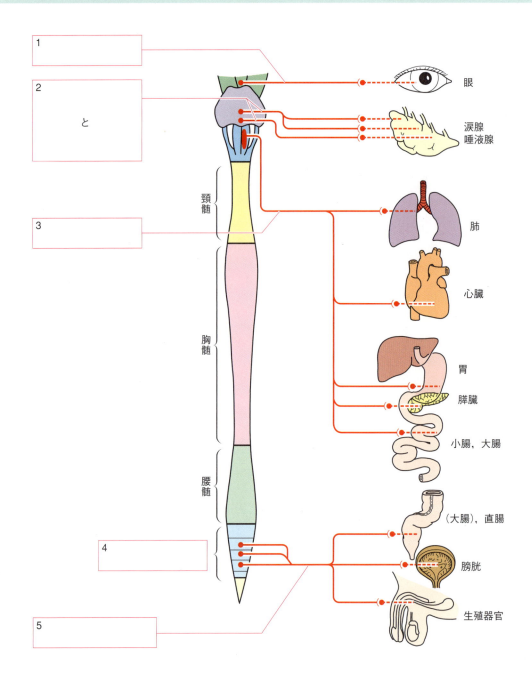

> **Hint**
> 副交感神経系は頭仙系ともいわれ，脳幹（中脳・橋・延髄）に第2～4核があり，脳神経（Ⅲ・Ⅶ・Ⅸ・Ⅹ）に節前線維が含まれる。また，仙髄（S_2～S_4）に節前ニューロンがあり，節前線維は骨盤内臓神経を形成する。

交感神経・副交感神経の起始と分布

Q4. 交感神経と副交感神経の分布図である。各部位や神経の名称を書きなさい。

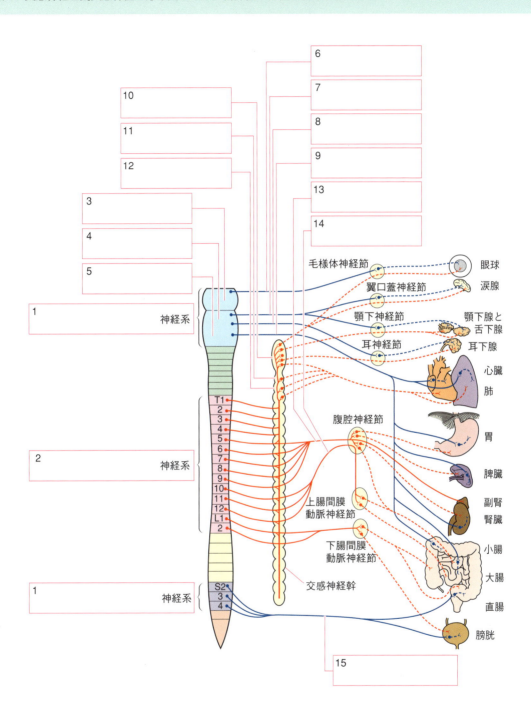

Hint 交感神経系は胸腰系ともいわれ，第1胸髄〜第2腰髄（T_1〜L_1）に存在する節前ニューロンから始まる。

自律神経の機能

Q5. 自律神経が働くとどのような反応が出るか，表中の空欄にあてはまる用語を書きなさい。

支配器官		交感神経系	副交感神経系
眼	瞳孔	1	2
	毛様体筋	3	4 （遠近調節）
	涙腺	−	分泌
心臓	心筋	5 心拍数	6 心拍数
	冠状血管	血管拡張	血管収縮
血管系	腹部血管	7 血管	−
	筋肉血管	血管拡張（コリン作動性）	−
	皮膚血管	血管収縮あるいは拡張（コリン作動性）	−
肺	気管支	拡張	8
	血管	やや収縮	−
胃腸の腺		分布血管の収縮	9 消化酵素を含む胃液分泌
腸	腸管	蠕動抑制	蠕動亢進
	括約筋	10	11
肝臓		ブドウ糖の放出	−
腎臓		レニン分泌増加	−
汗腺		おびただしい発汗（コリン作動性）	−
膀胱	膀胱壁	12 排尿筋の	13 排尿筋の
	膀胱括約筋	括約筋の収縮（尿蓄積）	括約筋の弛緩（尿排出）
男性生殖活動		14	15
血糖量		増大	−
一般物質代謝		150%まで増大	−
副腎分泌		アドレナリン生成増加	−
精神活動		活性化	−

> **Hint** 交感神経の活動が高まると，臓器の代謝機能が亢進する。"戦うか逃げるか"の反応といわれる。
> 副交感神経は，エネルギーを蓄え，消化などの身体活動を促進する。"休息と休養"の反応といわれる。

memo

Chapter 13 ●解答

- Q1　**1** 節前ニューロン　**2** 節前線維　**3** 節後ニューロン　**4** 節後線維
- Q2　**1** 交感神経節　**2** 交感神経幹　**3** 側角（側柱）　**4** 灰白交通枝　**5** 白交通枝　**6** 内臓神経
- Q3　**1** 動眼神経（Ⅲ）　**2** 顔面神経（Ⅶ），舌咽神経（Ⅸ）　**3** 迷走神経（Ⅹ）　**4** 仙髄　**5** 骨盤内臓神経
- Q4　**1** 副交感　**2** 交感　**3** 中脳　**4** 橋　**5** 延髄　**6** 動眼神経（Ⅲ）　**7** 顔面神経（Ⅶ）　**8** 舌咽神経（Ⅸ）　**9** 迷走神経（Ⅹ）　**10** 上顎神経節　**11** 中頸神経節　**12** 下顎神経節　**13** 大内臓神経　**14** 小内臓神経　**15** 骨盤内臓神経
- Q5　**1** 散大　**2** 縮小　**3** 弛緩　**4** 収縮　**5** 増加　**6** 減少　**7** 収縮　**8** 収縮　**9** 亢進　**10** 収縮　**11** 弛緩　**12** 弛緩　**13** 収縮　**14** 射精　**15** 勃起

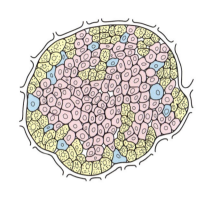
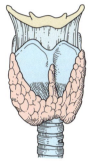
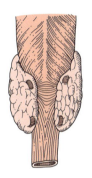
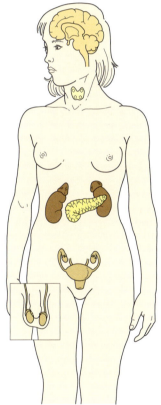

- Q1 内分泌腺の分布
- Q2 下垂体ホルモン
- Q3 甲状腺・上皮小体（副甲状腺）ホルモン
- Q4 膵島
- Q5 副腎
- Q6 ホルモン名

Chapter 14
内分泌

内分泌腺の分布

Q1. 内分泌器官各部の名称を書きなさい。

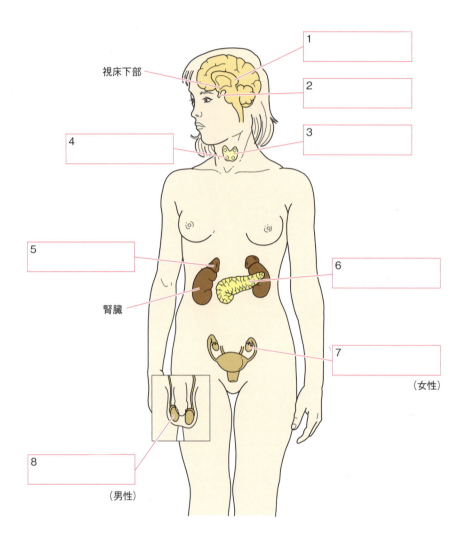

腎臓
（女性）
（男性）

Hint 上皮小体は副甲状腺ともいう。

Tips
外分泌腺（消化腺，唾液腺，汗腺など）には分泌物を導出する導管があるが，内分泌腺は導管をもたない。そのためホルモンは血液中に分泌され，血液循環によって，対象となる器官や組織に到達する。

下垂体ホルモン

Q2. 下垂体の前葉および後葉から分泌される各ホルモンの名称を書きなさい。

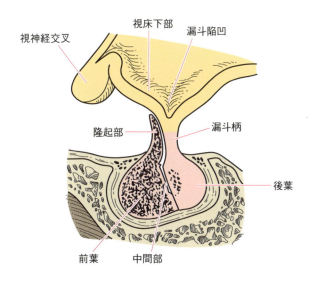

前葉ホルモン

- 1 _____
- 2 _____ （乳腺刺激ホルモン）
- 3 _____
- 4 _____
- 5 _____ （女性）
- 6 _____ （女性）
- 7 _____ （男性）
- 間細胞刺激ホルモン

後葉ホルモン

- 8 _____ （抗利尿ホルモン）
- 9 _____

Tips
下垂体は蝶形骨トルコ鞍（p.40）の中央下垂体窩に入り込んでいる。

Tips
成長ホルモン分泌過多
巨人症
末端肥大症（先端巨大症）

成長ホルモン分泌欠乏
低身長症

下垂体前葉機能低下
シモンズ病

バソプレシン（ADH）
尿量調節
血圧上昇作用

下垂体後葉ホルモン欠乏
尿崩症

甲状腺・上皮小体（副甲状腺）ホルモン

Q3． 甲状腺および上皮小体から分泌されるホルモンの名称を書きなさい。

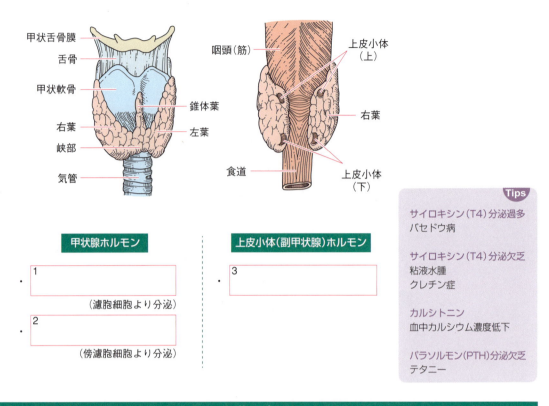

甲状腺ホルモン

- 1 ☐
  （濾胞細胞より分泌）
- 2 ☐
  （傍濾胞細胞より分泌）

上皮小体（副甲状腺）ホルモン

- 3 ☐

Tips

サイロキシン(T4)分泌過多
バセドウ病

サイロキシン(T4)分泌欠乏
粘液水腫
クレチン症

カルシトニン
血中カルシウム濃度低下

パラソルモン(PTH)分泌欠乏
テタニー

膵 島

Q4． 膵臓にある膵島（ランゲルハンス島）のアルファ（A）細胞，ベータ（B）細胞，デルタ（D）細胞から分泌されるホルモンの名称を書きなさい。

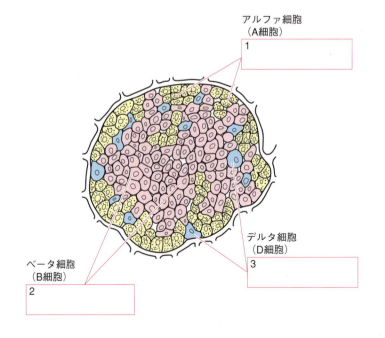

Tips

インスリン分泌欠乏
糖尿病

インスリン分泌過多
低血糖症

グルカゴンの働き
血糖を上昇

副腎

Q5. 副腎の皮質および髄質から分泌されるホルモンの名称を書きなさい。

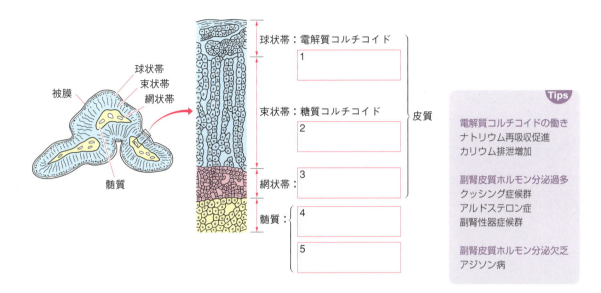

Tips

電解質コルチコイドの働き
ナトリウム再吸収促進
カリウム排泄増加

副腎皮質ホルモン分泌過多
クッシング症候群
アルドステロン症
副腎性器症候群

副腎皮質ホルモン分泌欠乏
アジソン病

ホルモン名

Q6. 内分泌腺から分泌されるホルモンの略語である。各ホルモンの日本語名・英語名を書きなさい。

略称	日本語名	英語名
GH	1	
TSH	2	
ACTH	3	
FSH	4	
LH	5	
ADH	6	
MSH	7	
T4	8	
T3	9	
PTH	10	
PRL	11	

Hint GH は growth hormone の略である。

Chapter 14 ● 解答

Q1 1 松果体　2 下垂体　3 甲状腺　4 上皮小体　5 副腎　6 膵臓　7 卵巣　8 精巣

Q2 1 成長ホルモン（GH）　2 プロラクチン（PRL）　3 副腎皮質刺激ホルモン（ACTH）　4 甲状腺刺激ホルモン（TSH）
5 卵胞刺激ホルモン（FSH）　6 黄体形成ホルモン（LH）　7 精子形成ホルモン　8 バソプレシン（ADH）　9 オキシトシン

Q3 1 サイロキシン（T4）　2 カルシトニン　3 パラソルモン（PTH）

Q4 1 グルカゴン　2 インスリン　3 ソマトスタチン

Q5 1 アルドステロン　2 コルチゾル　3 アンドロゲン　4 アドレナリン　5 ノルアドレナリン

Q6 1 成長ホルモン，growth hormone　2 甲状腺刺激ホルモン，thyroid stimulating hormone
3 副腎皮質刺激ホルモン，adrenocorticotropic hormone　4 卵胞刺激ホルモン，follicle stimulating hormone
5 黄体形成ホルモン，luteinizing hormone　6 抗利尿ホルモン，antidiuretic hormone
7 メラニン細胞刺激ホルモン，melanocyte stimulating hormone　8 サイロキシン，thyroxine
9 トリヨードサイロニン，triiodothyronine　10 上皮小体（副甲状腺）ホルモン，parathyroid hormone　11 プロラクチン，prolactin

この本に出てくる解剖学用語集 （読み仮名・英語つき）

一般用語		
前	ぜん	anterior
後	こう	posterior
上	じょう	superior
下	か	inferior
左	ひだり、さ	left
右	みぎ、う	right
外	がい	external
内	ない	internal
縦	じゅう	longitudinal
横	おう	transverse
浅	せん	superficial
深	しん	deep
中	ちゅう	middle
内側	ないそく	medial
外側	がいそく	lateral
中隔	ちゅうかく	septal
近位	きんい	proximal
遠位	えんい	distal
腹側	ふくそく	ventral
背側	はいそく	dorsal
橈側	とうそく	radial
尺側	しゃくそく	ulnar
掌側	しょうそく	palmar
手背側	しゅはいそく	dorsal side of hand
脛側	けいそく	tibial
腓側	ひそく	peroneal
底側	ていそく	plantar
足背側	そくはいそく	dorsal side of foot
正中面	せいちゅうめん	median plane
正中矢状面	せいちゅうしじょうめん	median sagittal plane
正中縦断面	せいちゅうじゅうだんめん	median longitudinal plane
前頭面	ぜんとうめん	frontal plane
前額面	ぜんがくめん	frontal plane
水平面	すいへいめん	horizontal plane
横断面	おうだんめん	transverse plane
横平面	おうへいめん	transverse plane
縦断面	じゅうだんめん	longitudinal plane
矢状面	しじょうめん	sagittal plane
起立位	きりつい	standing position
坐位	ざい	sitting position
仰臥位	ぎょうがい	supine position
側臥位	そくがい	lateral position
伏臥位	ふくがい	prone position
膝胸位	しつきょうい	knee-chest position
膝肘位	しつちゅうい	knee-elbow position

あ

アキレス腱	あきれすけん	Achilles' tendon
足	あし	foot
足の骨	あしのほね	bones of foot
頭	あたま	head
アドレナリン	あどれなりん	adrenaline
アブミ骨	あぶみこつ	stapes
アマクリン細胞	あまくりんさいぼう	amacrine cells
アランチウス管	あらんちうすかん	Arantius' duct
アルドステロン	あるどすてろん	aldosterone
α-アミラーゼ	あるふぁあみらーぜ	alpha-amylase
アルファ（A）細胞	あるふぁさいぼう	alpha cell
アルファ（α）波	あるふぁは	alpha wave
鞍関節	あんかんせつ	saddle joint
アンドロゲン	あんどろげん	androgen

い

胃	い	stomach
胃液	いえき	gastric juice
胃酸	いさん	gastric acid
胃枝	いし	gastric branches
胃十二指腸動脈	いじゅうにしちょうどうみゃく	gastroduodenal artery
胃小窩	いしょうか	gastric pits
胃神経叢	いしんけいそう	gastric plexuses
胃腺	いせん	gastric glands
胃体	いたい	body of stomach
胃大網動脈（左・右）	いたいもうどうみゃく	gastroomental artery
胃底	いてい	fundus of stomach
胃動脈（左・右）	いどうみゃく	gastric artery
胃壁	いへき	gastric wall
陰核	いんかく	clitoris
陰茎	いんけい	penis
陰茎海綿体	いんけいかいめんたい	corpus cavernosum penis
陰茎脚	いんけいきゃく	crus of penis
陰茎根	いんけいこん	root of penis
陰茎深動脈	いんけいしんどうみゃく	deep artery of penis
陰茎体	いんけいたい	body of penis
陰茎中隔	いんけいちゅうかく	septum penis
陰茎背静脈	いんけいはいじょうみゃく	dorsal veins of penis
陰茎背神経	いんけいはいしんけい	dorsal nerve of penis
陰茎背動脈	いんけいはいどうみゃく	dorsal artery of penis
陰唇小帯	いんしんしょうたい	frenulum of labia minora
インスリン	いんすりん	insulin
咽頭	いんとう	pharynx
咽頭喉頭部	いんとうこうとうぶ	laryngopharynx
咽頭口部	いんとうこうぶ	oropharynx
咽頭枝	いんとうし	pharyngeal branches
咽頭鼻部	いんとうびぶ	nasopharynx
咽頭扁桃	いんとうへんとう	pharyngeal tonsil
陰嚢	いんのう	scrotum
陰部神経	いんぶしんけい	pudendal nerve

| 陰部大腿神経 | いんぶだいたいしんけい | genitofemoral nerve |

う

右結腸曲	う（みぎ）けっちょうきょく	right colic flexure
ウィリス動脈輪	うぃりすどうみゃくりん	Willis' circle
ウィルヒョウのリンパ節	うぃるひょうのりんぱせつ	Virchow's node
ウェルニッケ中枢	うぇるにっけちゅうすう	Wernicke's center
右脚	うきゃく	right bundle
烏口肩峰靱帯	うこうけんぽうじんたい	coraco-acrominal ligament
烏口鎖骨靱帯	うこうさこつじんたい	coracoclavicular ligament
烏口上腕靱帯	うこうじょうわんじんたい	coracohumeral ligament
烏口突起	うこうとっき	coracoid process
烏口腕筋	うこうわんきん	coracobrachialis
右心耳	うしんじ	right auricle
右心室	うしんしつ	right ventricle
右心房	うしんぼう	right atrium
右房室弁	うぼうしつべん	right atrioventricular valve
右葉	うよう	right lobe
運動核	うんどうかく	motor nuclei
運動神経	うんどうしんけい	motor nerve
運動神経線維	うんどうしんけいせんい	motor nerve fibre
運動性言語野	うんどうせいげんごや	motor speech area
運動野	うんどうや	motor area

え

永久歯	えいきゅうし	permanent teeth
栄養血管	えいようけっかん	nutrient vessel
栄養孔	えいようこう	nutrient foramen
栄養動脈	えいようどうみゃく	nutrient artery
会陰	えいん	perineum
腋窩静脈	えきかじょうみゃく	axillary vein
腋窩神経	えきかしんけい	axillary nerve
腋窩線	えきかせん	axillary line
腋窩動脈	えきかどうみゃく	axillary artery
腋窩部	えきかぶ	axillary region
腋窩リンパ節	えきかりんぱせつ	axillary lymph nodes
S状結腸	えすじょうけっちょう	sigmoid colon
S状静脈洞	えすじょうじょうみゃくどう	sigmoid sinus
エナメル質	えなめるしつ	enamel
遠位曲尿細管	えんいきょくにょうさいかん	distal tubule（convoluted part）
遠位直尿細管	えんいちょくにょうさいかん	distal tubule（straight part）
円回内筋	えんかいないきん	pronator teres
塩酸	えんさん	hydrochloric acid
遠心性神経線維	えんしんせいしんけいせんい	efferent nerve fibres
遠心性神経路（遠心路）	えんしんせいしんけいろ（えんしんろ）	efferent nerve tract
延髄	えんずい	medulla oblongata
延髄根	えんずいこん	cranial root
円錐靱帯	えんすいじんたい	conoid ligament
円錐靱帯結節	えんすいじんたいけっせつ	conoid tubercle

お

横隔胸膜	おうかくきょうまく	diaphragmatic pleura
横隔神経	おうかくしんけい	phrenic nerve
横隔膜	おうかくまく	diaphragm
横隔膜貫通部	おうかくまくかんつうぶ	diaphragmatic penetration
横隔膜腰椎部	おうかくまくようついぶ	lumbar part of diaphragm
横隔面	おうかくめん	diaphragmatic surface
横行結腸	おうこうけっちょう	transverse colon
横行結腸間膜	おうこうけっちょうかんまく	transverse mesocolon
横静脈洞	おうじょうみゃくどう	transverse sinus
黄色骨髄	おうしょくこつずい	yellow bone marrow
黄色靱帯	おうしょくじんたい	ligamenta flava
横線	おうせん	transverse ridges
黄体	おうたい	corpus luteum
黄体形成ホルモン（LH）	おうたいけいせいほるもん	luteinizing hormone
横突起	おうとっき	transverse process
横突棘筋	おうとつきょくきん	transversospinales
横突孔	おうとつこう	foramen transversarium
横突肋骨窩	おうとつろっこつか	transverse costal facet
黄斑	おうはん	macula
横紋筋線維	おうもんきんせんい	striated muscle fibres
オキシトシン	おきしとしん	oxytocin
オッディ括約筋	おっでぃかつやくきん	Oddi's sphincter
オトガイ（頤）下三角	おとがいかさんかく	submental triangle
オトガイ筋	おとがいきん	mentalis
オトガイ孔	おとがいこう	mental foramen
オトガイ神経	おとがいしんけい	mental nerve
オトガイ舌筋	おとがいぜっきん	genioglossus
オトガイ舌骨筋	おとがいぜっこつきん	geniohyoid
オトガイ動脈	おとがいどうみゃく	mental branch
オトガイ（頤）部	おとがいぶ	mental region
オトガイ隆起	おとがいりゅうき	mental protuberance
オリーブ	おりーぶ	inferior olive
オリーブ核	おりーぶかく	olivary nucleus

か

外陰部	がいいんぶ	external genitalia
外陰部静脈	がいいんぶじょうみゃく	external pudendal veins
外果	がいか	lateral malleolus
回外筋	かいがいきん	supinator
回外筋稜	かいがいきんりょう	supinator crest
外果関節面	がいかかんせつめん	lateral malleolar articular facet
外果部	がいかぶ	lateral malleolar region
外果面	がいかめん	lateral malleolar facet
外顆粒層	がいかりゅうそう	external granular layer
外眼角	がいがんかく	lateral angle of eye
外基礎層板	がいきそそうばん	external basic lamella
外頸静脈	がいけいじょうみゃく	external jugular vein
外頸動脈	がいけいどうみゃく	external carotid artery
外後頭隆起	がいこうとうりゅうき	external occipital protuberance
外肛門括約筋	がいこうもんかつやくきん	external anal sphincter

外枝	がいし	external branch
外耳	がいじ	external ear
外子宮口	がいしきゅうこう	external os of uterus
外耳道	がいじどう	external acoustic meatus
外縦走筋	がいじゅうそうきん	external longitudinal muscle
外縦走筋層	がいじゅうそうきんそう	external longitudinal muscle layer
外錐体細胞層	がいすいたいさいぼうそう	external pyramidal layer
回旋筋	かいせんきん	rotatores
回旋枝	かいせんし	circumflex branch
外側縁	がいそくえん	lateral border
外側顆	がいそくか	lateral condyle
外側角	がいそくかく	lateral angle
外側眼瞼交連	がいそくがんけんこうれん	lateral palpebral commissure
外側眼瞼靱帯	がいそくがんけんじんたい	lateral palpebral ligament
外側胸筋神経	がいそくきょうきんしんけい	lateral pectoral nerve
外側胸動脈	がいそくきょうどうみゃく	lateral thoracic artery
外側距踵靱帯	がいそくきょしょうじんたい	lateral talocalcaneal ligament
外側頸三角	がいそくけいさんかく	lateral cervical triangle
外側楔状骨	がいそくけつじょうこつ	lateral cuneiform
外側溝	がいそくこう	lateral sulcus
外側広筋	がいそくこうきん	vastus lateralis
外側枝	がいそくし	lateral branch
外側膝状体	がいそくしつじょうたい	lateral geniculate body
外側手根側副靱帯	がいそくしゅこんそくふくじんたい	radial collateral ligament of wrist joint
外側上顆	がいそくじょうか	lateral epicondyle
外側唇	がいそくしん	lateral lip
外側神経束	がいそくしんけいそく	lateral cord
外側仙骨動脈	がいそくせんこつどうみゃく	lateral sacral artery
外側仙骨稜	がいそくせんこつりょう	lateral sacral crest
外側前腕皮神経	がいそくぜんわんひしんけい	lateral antebrachial cutaneous nerve
外側足底神経	がいそくそくていしんけい	lateral plantar nerve
外側足底動脈	がいそくそくていどうみゃく	lateral plantar artery
外側側副靱帯（膝関節）	がいそくそくふくじんたい	fibular collateral ligament
外側側副靱帯（肘関節）	がいそくそくふくじんたい	radial collateral ligament
外側大腿皮神経	がいそくだいたいひしんけい	lateral femoral cutaneous nerve
外側中葉区（S4）	がいそくちゅうようく	lateral segment
外側直筋	がいそくちょくきん	lateral rectus
外側肺底区（S9）	がいそくはいていく	lateral basal segment
外側半規管	がいそくはんきかん	lateral semicircular duct
外側半月	がいそくはんげつ	lateral meniscus
外側皮枝	がいそくひし	lateral branch
外側皮質脊髄路	がいそくひしつせきずいろ	lateral corticospinal tract
外側腓腹皮神経	がいそくひふくひしんけい	lateral sural cutaneous nerve
外側部	がいそくぶ	lateral part
外側毛帯	がいそくもうたい	lateral lemniscus
外側翼突筋	がいそくよくとつきん	lateral pterygoid
回腸	かいちょう	ileum
外腸骨静脈	がいちょうこつじょうみゃく	external iliac vein
外腸骨動脈	がいちょうこつどうみゃく	external iliac artery
外転筋	がいてんきん	abductor muscle
外転神経	がいてんしんけい	abducent nerve

外転神経核	がいてんしんけいかく	nucleus of abducent nerve
外頭蓋底	がいとうがいてい	external surface of cranial base
外尿道口	がいにょうどうこう	external urethral orifice
海馬	かいば	hippocampus
外胚葉	がいはいよう	ectoderm
灰白交通枝	かいはくこうつうし	gray ramus communicans
灰白質	かいはくしつ	gray substance
灰白層	かいはくそう	indusium griseum
海馬傍回	かいばぼうかい	parahippocampal gyrus
外鼻孔	がいびこう	nostrils
外腹斜筋	がいふくしゃきん	external oblique
外分泌	がいぶんぴつ	exocrine
外閉鎖筋	がいへいさきん	obturator externus
解剖頸	かいぼうけい	anatomical neck
外膜（血管の）	がいまく	tunica externa
外膜（消化管の）	がいまく	adventitia
蓋膜	がいまく	tectorial membrane
海面骨	かいめんこつ	spongy bone
海綿質	かいめんしつ	spongy bone
海綿静脈洞	かいめんじょうみゃくどう	cavernous sinus
回盲部	かいもうぶ	ileocecum
回盲弁	かいもうべん	ileocecal valve
外肋間筋	がいろっかんきん	external intercostal muscle
カウパー腺	かうぱーせん	Cowper's gland
顔	かお	face
下横隔動脈	かおうかくどうみゃく	inferior phrenic artery
下外側上腕皮神経	かがいそくじょうわんひしんけい	inferior lateral brachial cutaneous nerve
下角（肩甲骨の）	かかく	inferior angle
下角（甲状軟骨の）	かかく	inferior horn
下顎縁枝	かがくえんし	marginal mandibular branch
下顎窩	かがくか	mandibular fossa
下顎角	かがくかく	angle of mandible
下顎頸	かがくけい	neck of mandible
下顎骨	かがくこつ	mandible
下顎枝	かがくし	ramus of mandible
下顎神経	かがくしんけい	mandibular nerve
下顎体	かがくたい	body of mandible
下顎頭	かがくとう	head of mandible
顆間窩	かかんか	intercondylar fossa
下眼窩裂	かがんかれつ	inferior orbital fissure
下眼瞼	かがんけん	lower eyelid
下眼瞼溝	かがんけんこう	inferior palpebral sulcus
下関節突起	かかんせつとっき	inferior articular process
下関節面	かかんせつめん	inferior articular surface
顆間隆起	かかんりゅうき	intercondylar eminence
下気道	かきどう	lower airway
下丘	かきゅう	inferior colliculus
蝸牛	かぎゅう	cochlea
下丘核	かきゅうかく	nuclei of inferior colliculus
蝸牛管	かぎゅうかん	cochlear duct

蝸牛孔	かぎゅうこう	helicotrema
蝸牛軸	かぎゅうじく	modiolus
蝸牛神経	かぎゅうしんけい	cochlear nerve
蝸牛神経核	かぎゅうしんけいかく	cochlear nuclei
蝸牛窓	かぎゅうそう	round window
顎下三角	がくかさんかく	submandibular triangle
顎下神経節	がくかしんけいせつ	submandibular ganglion
顎下腺	がくかせん	submandibular gland
顎下腺管	がくかせんかん	submandibular duct
顎下リンパ節	がくかりんぱせつ	submandibular nodes
顎関節	がくかんせつ	temporomandibular joint
角質器	かくしつき	cornified organ
角質層	かくしつそう	cornified layer
顎舌骨筋	がくぜっこつきん	mylohyoid
角切痕	かくせっこん	angular incisure
顎動脈	がくどうみゃく	maxillary artery
顎二腹筋	がくにふくきん	digastric
角膜	かくまく	cornea
下頸神経節	かけいしんけいせつ	inferior cervical ganglion
下頸心臓枝	かけいしんぞうし	inferior cervical cardiac brabch
下結膜円蓋	かけつまくえんがい	inferior conjunctival fornix
下後鋸筋	かこうきょきん	serratus posterior inferior
下行結腸	かこうけっちょう	descending colon
下行口蓋動脈	かこうこうがいどうみゃく	descending palatine artery
下行枝	かこうし	descending branch
下甲状腺動脈	かこうじょうせんどうみゃく	inferior thyroid artery
下項線	かこうせん	inferior nuchal line
下行大動脈	かこうだいどうみゃく	descending aorta
下後腸骨棘	かこうちょうこつきょく	posterior inferior iliac spine
下喉頭神経	かこうとうしんけい	inferior laryngeal nerve
下根	かこん	inferior root
下肢	かし	lower limb
下肢骨	かしこつ	bones of lower limb
下矢状静脈洞	かしじょうじょうみゃくどう	inferior sagittal sinus
下歯槽動脈	かしそうどうみゃく	inferior alveolar artery
下肢帯	かしたい	pelvic girdle
下肢帯骨	かしたいこつ	bones of pelvic girdle
下斜筋	かしゃきん	inferior oblique
顆状関節	かじょうかんせつ	condylar joint
下小脳脚	かしょうのうきゃく	inferior cerebellar peduncle
下唇	かしん	lower lip
下唇下制筋	かしんかせいきん	depressor labii inferioris
下伸筋支帯	かしんきんしたい	inferior extensor retinaculum
下神経幹	かしんけいかん	inferior trunk
下神経節	かしんけいせつ	inferior ganglion
下唇小帯	かしんしょうたい	frenulum of lower lip
下垂体	かすいたい	pituitary gland
下垂体窩	かすいたいか	hypophysial fossa
下錐体静脈洞	かすいたいじょうみゃくどう	inferior petrosal sinus
下垂体ホルモン	かすいたいほるもん	pituitary hormone
下垂体漏斗	かすいたいろうと	infundibulum

下舌区（S5）	かぜつく	inferior lingular segment
下前腸骨棘	かぜんちょうこつきょく	anterior inferior iliac spine
下前頭回	かぜんとうかい	inferior frontal gyrus
下前頭溝	かぜんとうこう	inferior frontal sulcus
下双子筋	かそうしきん	gemellus inferior
鵞足	がそく	pes anserinus
下側頭回	かそくとうかい	inferior temporal gyrus
下側頭溝	かそくとうこう	inferior temporal sulcus
肩	かた	shoulder
下腿	かたい	leg
下腿三頭筋	かたいさんとうきん	triceps surae
下大静脈	かだいじょうみゃく	inferior vena cava
下腸間膜静脈	かちょうかんまくじょうみゃく	inferior mesenteric vein
下腸間膜動脈	かちょうかんまくどうみゃく	inferior mesenteric artery
下腸間膜動脈神経節	かちょうかんまくどうみゃくしんけいせつ	inferior mesenteric ganglion
下直筋	かちょくきん	inferior rectus
下椎切痕	かついせっこん	inferior vertebral notch
滑液	かつえき	synovial fluid
滑車	かっしゃ	trochlea
滑車神経	かっしゃしんけい	trochlear nerve
滑車切痕	かっしゃせっこん	trochlear notch
滑膜	かつまく	synovial membrane
下殿筋線	かでんきんせん	inferior gluteal line
下殿静脈	かでんじょうみゃく	inferior gluteal veins
下殿神経	かでんしんけい	inferior gluteal nerve
下殿動脈	かでんどうみゃく	inferior gluteal artery
下殿皮神経	かでんひしんけい	inferior clunial nerves
下頭斜筋	かとうしゃきん	obliquus capitis inferior
下橈尺関節	かとうしゃくかんせつ	distal radio-ulnar joint
下頭頂小葉	かとうちょうしょうよう	inferior parietal lobule
下鼻甲介	かびこうかい	inferior nasal concha
下腓骨筋支帯	かひこつきんしたい	inferior fibular retinaculum
下鼻道	かびどう	inferior nasal meatus
下腹部	かふくぶ	inferior abdominal region
下膀胱動脈	かぼうこうどうみゃく	inferior vesical artery
下葉（肺の）	かよう	inferior lobe
顆粒層	かりゅうそう	granular layer
カルシトニン	かるしとにん	calcitonin
仮肋	かろく	false ribs
下肋部	かろくぶ	hypochondrium
下肋骨窩	かろっこつか	inferior costal facet
肝円索	かんえんさく	round ligament of liver
眼窩	がんか	orbit
眼窩縁	がんかえん	orbital margin
眼窩下孔	がんかかこう	infraorbital foramen
眼窩下神経	がんかかしんけい	infraorbital nerve
眼窩下動脈	がんかかどうみゃく	infraorbital artery
眼窩下部	がんかかぶ	infraorbital region
感覚器	かんかくき	sense organs
感覚神経線維	かんかくしんけいせんい	sensory nerve fibre

眼角動脈	がんかくどうみゃく	angular artery
眼窩上孔	がんかじょうこう	supraorbital foramen
眼窩上神経	がんかじょうしんけい	supraorbital nerve
眼窩上切痕	がんかじょうせっこん	supraorbital notch
眼窩板	がんかばん	orbital plate
眼窩部	がんかぶ	orbital region
肝鎌状間膜	かんかまじょうかんまく	falciform ligament
肝管（左・右）	かんかん	hepatic duct
含気骨	がんきこつ	pneumatized bone
眼球	がんきゅう	eyeball
眼球血管膜	がんきゅうけっかんまく	vascular layer of eyeball
眼球結膜	がんきゅうけつまく	bulbar conjunctiva
眼球線維膜	がんきゅうせんいまく	fibrous layer of eyeball
眼球内膜	がんきゅうないまく	inner layer of eyeball
眼筋	がんきん	ocular muscles
眼瞼	がんけん	eyelids
眼瞼結膜	がんけんけつまく	palpebral conjunctiva
眼瞼部	がんけんぶ	palpebral part
汗孔	かんこう	sweat pore
寛骨	かんこつ	hip bone
寛骨臼	かんこつきゅう	acetabulum
寛骨臼横靱帯	かんこつきゅうおうじんたい	transverse acetabular ligament
寛骨部	かんこつぶ	hip region
肝細胞	かんさいぼう	hepatic cell
肝細胞索	かんさいぼうさく	hepatic cord
間細胞刺激ホルモン	かんさいぼうしげきほるもん	interstitial cell-stimulating hormone
肝枝	かんし	hepatic branches
冠状溝	かんじょうこう	coronary sulcus
冠状静脈洞	かんじょうじょうみゃくどう	coronary sinus
杆状体	かんじょうたい	rod
冠状動脈（左・右）	かんじょうどうみゃく	coronary artery
冠状縫合	かんじょうほうごう	coronal suture
肝静脈	かんじょうみゃく	hepatic veins
肝小葉	かんしょうよう	lobules of liver
眼神経	がんしんけい	ophthalmic nerve
関節	かんせつ	joints
関節円板	かんせつえんばん	articular disk
関節窩（肩甲骨の）	かんせつか	glenoid cavity
関節窩（顎の）	かんせつか	articular fossa
関節下結節	かんせつかけっせつ	infraglenoid tubercle
関節環状面	かんせつかんじょうめん	articular circumference
関節腔	かんせつくう	articular cavity
関節上結節	かんせつじょうけっせつ	supraglenoid tubercle
関節上腕靱帯	かんせつじょうわんじんたい	glenohumeral ligaments
関節唇（肩関節）	かんせつしん	glenoid labrum
関節唇（股関節）	かんせつしん	acetabular labrum
関節頭	かんせつとう	articular head
関節突起	かんせつとっき	condylar process
関節内靱帯	かんせつないじんたい	intracapsular ligaments
関節軟骨	かんせつなんこつ	articular cartilage
関節半月	かんせつはんげつ	meniscus

用語集

関節包	かんせつほう	joint capsule
関節面	かんせつめん	articular surface
汗腺	かんせん	sweat gland
肝臓	かんぞう	liver
環椎	かんつい	atlas
環椎後頭関節	かんついこうとうかんせつ	atlanto-occipital joint
環椎上関節窩	かんついじょうかんせつか	superior articular facet for occipital condyle
眼底	がんてい	ocular fundus
眼動脈	がんどうみゃく	ophthalmic artery
間脳	かんのう	diencephalon
顔面筋	がんめんきん	facial muscles
顔面静脈	がんめんじょうみゃく	facial vein
顔面神経	がんめんしんけい	facial nerve
顔面神経核	がんめんしんけいかく	motor nucleus of facial nerve
顔面頭蓋	がんめんとうがい	viscerocranium（facial skeleton）
顔面動脈	がんめんどうみゃく	facial artery
肝門	かんもん	porta hepatis
眼輪筋	がんりんきん	orbicularis oculi

き

キース・フラック	きーす・ふらっく	Keith-Flack
気管	きかん	trachea
気管支	きかんし	bronchi
気管支枝	きかんしし	bronchial branches
気管支縦隔リンパ本幹（左・右）	きかんしじゅうかくりんぱほんかん	bronchomediastinal trunk
気管支動脈	きかんしどうみゃく	bronchial branches
気管支リンパ節	きかんしりんぱせつ	bronchial lymph nodes
気管軟骨	きかんなんこつ	tracheal cartilages
気管分岐部	きかんぶんきぶ	tracheal bifurcation
起始	きし	fixed end
起始部（食道起始部）	きしぶ	oesophageal orifice
奇静脈	きじょうみゃく	azygos vein
基靱帯	きじんたい	cardinal ligament
基節骨	きせつこつ	proximal phalanx
基底細胞	きていさいぼう	basal cells
基底層	きていそう	basal layer
基底板（蝸牛の）	きていばん	basal lamina
基底膜	きていまく	basal membrane
亀頭	きとう	glans penis
気道	きどう	airway
キヌタ骨	きぬたこつ	incus
機能血管	きのうけっかん	functional vessel
脚間窩	きゃくかんか	interpeduncular fossa
嗅覚器	きゅうかくき	olfactory organ
嗅覚野	きゅうかくや	olfactory area
球関節	きゅうかんせつ	ball and socket joint
吸気運動	きゅうきうんどう	inspiratory movement
嗅球	きゅうきゅう	olfactory bulb
球形嚢	きゅうけいのう	saccule
嗅細胞	きゅうさいぼう	olfactory cell

嗅索	きゅうさく	olfactory tract
嗅三角	きゅうさんかく	olfactory triangle
臼歯	きゅうし	molar
臼状関節	きゅうじょうかんせつ	cotyloid joint
弓状静脈	きゅうじょうじょうみゃく	arcuate veins
弓状線	きゅうじょうせん	arcuate line
弓状動脈	きゅうじょうどうみゃく	arcuate arteries
嗅上皮	きゅうじょうひ	olfactory epithelium
嗅小胞	きゅうしょうほう	olfactory vesicle
嗅神経	きゅうしんけい	olfactory nerve
求心性神経線維	きゅうしんせいしんけいせんい	afferent nerve fibres
求心性神経路（求心路）	きゅうしんせいしんけいろ（きゅうしんろ）	afferent nerve tract
嗅脳	きゅうのう	rhinencephalon
嗅毛	きゅうもう	olfactory cilia
橋	きょう	pons
胸回旋筋	きょうかいせんきん	rotatores thoracis
胸郭	きょうかく	thorax
橋核	きょうかく	pontine nuclei
胸郭下口	きょうかくかこう	thoracic outlet
胸郭上口	きょうかくじょうこう	thoracic inlet
胸管	きょうかん	thoracic duct
胸棘筋	きょうきょくきん	spinalis thoracis
頬筋	きょうきん	buccinator
胸筋筋膜	きょうきんきんまく	pectoral fascia
頬筋枝	きょうきんし	buccal branches
胸筋リンパ節	きょうきんりんぱせつ	pectral nodes
胸腔	きょうくう	thoracic cavity
胸肩峰動脈	きょうけんぽうどうみゃく	thoracoacromial artery
胸骨	きょうこつ	sternum
頬骨	きょうこつ	zygomatic bone
胸骨下角	きょうこつかかく	infrasternal angle
胸骨角	きょうこつかく	sternal angle
頬骨弓	きょうこつきゅう	zygomatic arch
胸骨甲状筋	きょうこつこうじょうきん	sternothyroid
頬骨枝	きょうこつし	zygomatic branches
胸骨舌骨筋	きょうこつぜっこつきん	sternohyoid
胸骨線	きょうこつせん	sternal line
胸骨体	きょうこつたい	body of sternum
胸骨端	きょうこつたん	sternal end
胸骨頭	きょうこつとう	head of sternum
胸骨部	きょうこつぶ	sternal region
頬骨部	きょうこつぶ	zygomatic region
胸骨柄	きょうこつへい	manubrium of sternum
胸骨傍線	きょうこつぼうせん	parasternal line
胸骨傍リンパ節	きょうこつぼうりんぱせつ	parasternal nodes
胸最長筋	きょうさいちょうきん	longissimus thoracis
胸鎖関節	きょうさかんせつ	sternoclavicular joint
胸鎖乳突筋	きょうさにゅうとつきん	sternocleidomastoid
胸鎖乳突筋部	きょうさにゅうとつきんぶ	sternocleidomastoid region
胸神経	きょうしんけい	thoracic nerves

胸髄	きょうずい	thoracic segments
胸髄核	きょうずいかく	posterior thoracic nucleus
胸腺	きょうせん	thymus
胸大動脈	きょうだいどうみゃく	thoracic aorta
胸腸肋筋	きょうちょうろくきん	iliocostalis thoracis
胸椎	きょうつい	thoracic vertebrae
橋底部	きょうていぶ	basilar part of pons
頬動脈	きょうどうみゃく	buccal artery
胸背神経	きょうはいしんけい	thoracodorsal nerve
橋背部	きょうはいぶ	tegmentum of pons
胸半棘筋	きょうはんきょくきん	semispinalis thoracis
峡部（甲状腺の）	きょうぶ	isthmus of thyroid
頬部	きょうぶ	buccal region
胸部	きょうぶ	pectoral regions
胸腹壁	きょうふくへき	thoraco-epigastric wall
胸腹壁静脈	きょうふくへきじょうみゃく	thoraco-epigastric veins
胸部後弯	きょうぶこうわん	thoracic kyphosis
胸部リンパ節	きょうぶりんぱせつ	thoracic lymph nodes
胸膜	きょうまく	pleura
強膜	きょうまく	sclera
胸膜腔	きょうまくくう	pleural cavity
強膜静脈洞	きょうまくじょうみゃくどう	scleral venous sinus
胸膜洞	きょうまくどう	pleural recesses
棘下窩	きょくかか	infraspinous fossa
棘下筋	きょくかきん	infraspinatus
棘間靱帯	きょくかんじんたい	interspinous ligaments
棘筋	きょくきん	spinalis
棘孔	きょくこう	foramen spinosum
棘上窩	きょくじょうか	supraspinous fossa
棘上筋	きょくじょうきん	supraspinatus
棘上靱帯	きょくじょうじんたい	supraspinous ligament
曲精細管	きょくせいさいかん	seminiferous tubules
棘突起	きょくとっき	spinous process
距骨	きょこつ	talus
距骨滑車	きょこつかっしゃ	trochlea of talus
距舟靱帯	きょしゅうじんたい	talonavicular ligament
鋸状縁	きょじょうえん	ora serrata
距腿関節	きょたいかんせつ	ankle joint
季肋部	きろくぶ	hypochondrium region
筋	きん	muscles
近位曲尿細管	きんいきょくにょうさいかん	proximal tubule（convoluted part）
近位直尿細管	きんいちょくにょうさいかん	proximal tubule（straight part）
筋性動脈	きんせいどうみゃく	muscular artery
筋線維	きんせんい	muscular fibre
筋層	きんそう	muscle layer
筋突起	きんとっき	coronoid process
筋皮神経	きんひしんけい	musculocutaneous nerve
筋膜	きんまく	fascia

く

区域気管支	くいききかんし	segmental bronchi
腔	くう	cavity
空腸	くうちょう	jejunum
口	くち	mouth
屈筋	くっきん	flexor muscle
屈筋支帯	くっきんしたい	flexor retinaculum
クッパー細胞	くっぱーさいぼう	Kupffer cell
頸	くび	neck
クプラ	くぷら	cupula
クモ膜	くもまく	arachnoid mater
クモ膜下腔	くもまくかくう	subarachnoid space
クモ膜顆粒	くもまくかりゅう	arachnoid granulations
グルカゴン	ぐるかごん	glucagon

け

毛	け	hair
頸横神経	けいおうしんけい	transverse cervical nerve
頸横動脈	けいおうどうみゃく	transverse cervical artery
頸窩	けいか	jugular fossa
頸回旋筋	けいかいせんきん	rotatores cervicis
鶏冠	けいかん	crista galli
頸棘筋	けいきょくきん	spinalis cervicis
頸筋膜浅葉	けいきんまくせんよう	superficial layer of cervical fascia
脛骨	けいこつ	tibia
脛骨外側顆	けいこつがいそくか	lateral condyle of tibia
脛骨神経	けいこつしんけい	tibial nerve
脛骨粗面	けいこつそめん	tibial tuberosity
脛骨体	けいこつたい	body of tibia
脛骨内側顆	けいこつないそくか	medial condyle of tibia
頸最長筋	けいさいちょうきん	longissimus cervicis
頸枝	けいし	cervical branch
脛舟部	けいしゅうぶ	tibionavicular part
茎状突起	けいじょうとっき	styloid process
脛踵部	けいしょうぶ	tibiocalcaneal part
頸静脈孔	けいじょうみゃくこう	jugular foramen
頸神経	けいしんけい	cervical nerves
頸神経叢	けいしんけいそう	cervical plexus
頸神経ワナ	けいしんけいわな	ansa cervicalis
頸髄	けいずい	cervical segments
頸切痕	けいせっこん	jugular notch
頸腸肋筋	けいちょうろくきん	iliocostalis cervicis
頸椎	けいつい	cervical vertebrae
頸椎横突孔	けいついおうとつこう	foramen transversarium of cervical vertebrae
頸動脈管	けいどうみゃくかん	carotid canal
頸動脈三角	けいどうみゃくさんかく	carotid triangle
頸動脈小体	けいどうみゃくしょうたい	carotid body
頸動脈洞	けいどうみゃくどう	carotid sinus
頸動脈洞枝	けいどうみゃくどうし	carotid branch
茎突下顎靱帯	けいとつかがくじんたい	stylomandibular ligament

茎突舌筋	けいとつぜっきん	styloglossus muscle
茎突舌骨筋	けいとつぜっこつきん	stylohyoid
茎乳突孔	けいにゅうとつこう	stylomastoid foramen
頸半棘筋	けいはんきょくきん	semispinalis cervicis
頸板状筋	けいばんじょうきん	splenius cervicis
脛腓関節	けいひかんせつ	tibiofibular joint
頸部	けいぶ	regions of neck
頸部前弯	けいぶぜんわん	cervical lordosis
頸膨大	けいぼうだい	cervical enlargement
頸リンパ節（浅・深）	けいりんぱせつ	cervical nodes
頸リンパ本幹（左・右）	けいりんぱほんかん	jugular trunk
外科頸	げかけい	surgical neck
血管	けっかん	blood vessel
血管壁	けっかんへき	vascular wall
結合組織	けつごうそしき	connective tissue
結合組織性骨	けつごうそしきせいこつ	membrane bone
月状骨	げつじょうこつ	lunate
楔状束核	けつじょうそくかく	cuneate nucleus
楔状軟骨	けつじょうなんこつ	cuneiform cartilage
結節間溝	けっせつかんこう	intertubercular sulcus
楔前部	けつぜんぶ	precuneus
結腸	けっちょう	colon
結腸半月ヒダ	けっちょうはんげつひだ	semilunar folds of colon
結腸ヒモ	けっちょうひも	taeniae coli
結腸膨起	けっちょうぼうき	haustra of colon
楔部	けつぶ	cuneus
結膜	けつまく	conjunctiva
結膜半月ヒダ	けつまくはんげつひだ	plica semilunaris
腱画	けんかく	tendinous intersection
腱間結合	けんかんけつごう	intertendinous connections
肩関節	けんかんせつ	shoulder joint
肩甲下窩	けんこうかか	subscapular fossa
肩甲下筋	けんこうかきん	subscapularis
肩甲下神経	けんこうかしんけい	subscapular nerves
肩甲下動脈	けんこうかどうみゃく	subscapular artery
肩甲下部	けんこうかぶ	infrascapular region
肩甲挙筋	けんこうきょきん	levator scapulae
肩甲棘	けんこうきょく	spine of scapula
肩甲骨	けんこうこつ	scapula
肩甲骨烏口突起	けんこうこつうこうとっき	coracoid process of scapula
肩甲骨関節窩	けんこうこつかんせつか	glenoid cavity of scapula
腱交叉	けんこうさ	tendinous chiasm
肩甲上神経	けんこうじょうしんけい	suprascapular nerve
肩甲上動脈	けんこうじょうどうみゃく	suprascapular artery
肩甲上部	けんこうじょうぶ	suprascapular region
肩甲舌骨筋	けんこうぜっこつきん	omohyoid
肩甲切痕	けんこうせっこん	scapular notch
肩甲線	けんこうせん	scapular line
肩甲背神経	けんこうはいしんけい	dorsal scapular nerve
肩甲部	けんこうぶ	scapular region
肩鎖関節	けんさかんせつ	acromioclavicular joint

腱索	けんさく	chordae tendineae
肩鎖靭帯	けんさじんたい	acromioclavicular ligament
犬歯	けんし	canine tooth
腱鞘	けんしょう	tendon sheath
剣状突起	けんじょうとっき	xiphoid process
腱中心	けんちゅうしん	central tendon
瞼板	けんばん	tarsus
瞼板腺	けんばんせん	tarsal glands
瞼板部	けんばんぶ	tarsal region
肩峰	けんぽう	acromion
肩峰端	けんぽうたん	acromial end
肩峰部	けんぽうぶ	acromial region

こ

鉤	こう	uncus
後縁	こうえん	posterior border
口蓋	こうがい	palate
口蓋咽頭弓	こうがいいんとうきゅう	palatopharyngeal arch
口蓋骨	こうがいこつ	palatine bone
口蓋垂	こうがいすい	uvula
口蓋舌弓	こうがいぜつきゅう	palatoglossal arch
口蓋突起	こうがいとっき	palatine process
口蓋帆	こうがいはん	palatine sail
口蓋扁桃	こうがいへんとう	palatine tonsil
口蓋縫線	こうがいほうせん	palatine raphe
効果器	こうか	effector
口角	こうかく	angle of mouth
岬角	こうかく	promontory
後角	こうかく	posterior horn
口角下制筋	こうかくかせいきん	depressor anguli oris
後下腿部	こうかたいぶ	posterior region of leg
後眼瞼縁	こうがんけんえん	posterior palpebral margin
交感神経	こうかんしんけい	sympathetic nerve
交感神経幹	こうかんしんけいかん	sympathetic trunk
交感神経節	こうかんしんけいせつ	sympathetic ganglion
後眼房	こうがんぼう	posterior chamber
後弓	こうきゅう	posterior arch
口峡	こうきょう	fauces
後距骨関節面	こうきょこつかんせつめん	posterior talar articular surface
後距腓靭帯	こうきょひじんたい	posterior talofibular ligament
咬筋	こうきん	masseter
咬筋粗面	こうきんそめん	masseteric tuberosity
咬筋動脈	こうきんどうみゃく	masseteric artery
広筋内転筋板	こうきんないてんきんばん	lamina vastoadductoria
口腔	こうくう	oral cavity
口腔前庭	こうくうぜんてい	oral vestibule
口腔底	こうくうてい	oral floor
後脛距部	こうけいきょぶ	posterior tibiotalar part
広頚筋	こうけいきん	platysma
後脛骨筋	こうけいこつきん	tibialis posterior
後脛骨動脈	こうけいこつどうみゃく	posterior tibial artery

後脛腓靱帯	こうけいひじんたい	posterior tibiofibular ligament
後頸部	こうけいぶ	posterior cervical region
後結節	こうけっせつ	posterior tubercle
膠原線維	こうげんせんい	collagen fibre
硬口蓋	こうこうがい	hard palate
後交通動脈	こうこうつうどうみゃく	posterior communicating artery
後交連	こうこうれん	posterior commissure
後根	こうこん	posterior root
虹彩	こうさい	iris
後索	こうさく	posterior funiculus
後索核	こうさくかく	nuclei of posterior funiculus
後枝	こうし	posterior ramus
後耳介筋	こうじかいきん	auricularis posterior
後耳介溝	こうじかいこう	posterior auricular groove
後耳介神経	こうじかいしんけい	posterior auricular nerve
後耳介動脈	こうじかいどうみゃく	posterior auricular artery
後篩骨洞	こうしこつどう	posterior ethmoidal cells
後室間溝	こうしつかんこう	posterior interventricular sulcus
後室間枝	こうしつかんし	posterior interventricular branch
後膝部	こうしつぶ	posterior region of knee
後斜角筋	こうしゃかくきん	scalenus posterior
後十字靱帯	こうじゅうじじんたい	posterior cruciate ligament
後縦靱帯	こうじゅうじんたい	posterior longitudinal ligament
甲状頸動脈	こうじょうけいどうみゃく	thyrocervical trunk
後踵骨関節面	こうしょうこつかんせつめん	posterior calcaneal articular facet
甲状舌骨筋	こうじょうぜっこつきん	thyrohyoid
甲状舌骨膜	こうじょうぜっこつまく	thyrohyoid membrane
甲状腺	こうじょうせん	thyroid gland
甲状腺刺激ホルモン（TSH）	こうじょうせんしげきほるもん	thyroid stimulating hormone
甲状腺部	こうじょうせんぶ	thyroid region
鉤状突起	こうじょうとっき	coronoid process
甲状軟骨	こうじょうなんこつ	thyroid cartilage
後小脳切痕	こうしょうのうせっこん	incisura cerebelli posterior
後上葉区（S2）	こうじょうようく	posterior segment
後上裂	こうじょうれつ	posterior superior fissure
後上腕皮神経	こうじょうわんひしんけい	posterior brachial cutaneous nerve
後上腕部	こうじょうわんぶ	posterior brachial region
口唇	こうしん	lips
後神経束	こうしんけいそく	posterior cord
後正中溝	こうせいちゅうこう	posterior median sulcus
後正中線	こうせいちゅうせん	posterior median line
後尖	こうせん	posterior cusp
後仙骨孔	こうせんこつこう	dorsal sacral foramina
後仙腸靱帯	こうせんちょうじんたい	posterior sacro-iliac ligament
後前腕皮神経	こうぜんわんひしんけい	posterior antebrachial cutaneous nerve
後前腕部	こうぜんわんぶ	posterior region of forearm
後側頭泉門	こうそくとうせんもん	mastoid fontanelle
後大腿皮神経	こうだいたいひしんけい	posterior femoral cutaneous nerve
後大腿部	こうだいたいぶ	posterior region of thigh
後大脳動脈	こうだいのうどうみゃく	posterior cerebral artery

後柱	こうちゅう	posterior column
後肘部	こうちゅうぶ	posterior region of elbow
交通枝（自律神経系の）	こうつうし	rami communicantes
交通枝（神経系の）	こうつうし	ramus communicans
後殿筋線	こうでんきんせん	posterior gluteal line
喉頭	こうとう	larynx
後頭顆	こうとうか	occipital condyle
喉頭蓋	こうとうがい	epiglottis
後頭蓋窩	こうとうがいか	posterior cranial fossa
喉頭蓋軟骨	こうとうがいなんこつ	epiglottic cartilage
後頭下筋	こうとうかきん	suboccipital muscles
後頭下三角	こうとうかさんかく	suboccipital triangle
後頭下神経	こうとうかしんけい	suboccipital nerve
後頭筋	こうとうきん	occipital belly
喉頭腔	こうとうくう	laryngeal cavity
後頭骨	こうとうこつ	occipital bone
喉頭室	こうとうしつ	laryngeal ventricle
喉頭前庭	こうとうぜんてい	laryngeal vestibule
後頭動脈	こうとうどうみゃく	occipital artery
喉頭軟骨	こうとうなんこつ	laryngeal cartilages
後頭乳突縫合	こうとうにゅうとつほうごう	occipitomastoid suture
後頭部	こうとうぶ	occipital region
喉頭部	こうとうぶ	laryngeal region
後頭葉	こうとうよう	occipital lobe
喉頭隆起	こうとうりゅうき	laryngeal prominence
鉤突窩	こうとつか	coronoid fossa
後乳頭筋	こうにゅうとうきん	posterior papillary muscle
後脳	こうのう	metencephalon
広背筋	こうはいきん	latissimus dorsi
後肺底区（S10）	こうはいていく	posterior basal segment
後半規管	こうはんきかん	posterior semicircular duct
後半月弁	こうはんげつべん	posterior semilunar cusp
後鼻孔	こうびこう	choana
後腓骨頭靱帯	こうひこつとうじんたい	posterior ligament of fibular head
口部	こうぶ	oral region
項部	こうぶ	posterior cervical region
硬膜	こうまく	dura mater
硬膜静脈洞	こうまくじょうみゃくどう	dural venous sinuses
肛門	こうもん	anus
肛門挙筋	こうもんきょきん	levator ani
肛門三角	こうもんさんかく	anal triangle
肛門柱	こうもんちゅう	anal column
肛門洞	こうもんどう	anal sinuses
肛門部	こうもんぶ	anal region
後葉	こうよう	posterior lobe
後葉ホルモン	こうようほるもん	posterior lobe hormone
抗利尿ホルモン（ADH）	こうりにょうほるもん	antidiuretic hormone
口輪筋	こうりんきん	orbicularis oris
交連神経路	こうれんしんけいろ	commissural tract
交連線維	こうれんせんい	commissural fibre
コールラウシュヒダ	こーるらうしゅひだ	Kohlrausch's fold

股関節	こかんせつ	hip joint
呼気運動	こきうんどう	expiratory movement
呼吸器	こきゅうき	respiratory system
呼吸細気管支	こきゅうさいきかんし	respiratory bronchioles
黒質	こくしつ	substantia nigra
鼓索神経	こさくしんけい	chorda tympani
鼓室	こしつ	tympanic cavity
鼓室階	こしつかい	scala tympani
骨化	こつか	ossification
骨格	こっかく	skeleton
骨格筋	こっかくきん	skeletal muscle
骨芽細胞	こつがさいぼう	osteoblast
骨化点	こつかてん	ossification center
骨幹	こっかん	diaphysis
骨間縁	こっかんえん	interosseous border
骨間距踵靱帯	こつかんきょしょうじんたい	talocalcaneal interosseous ligament
骨間筋	こっかんきん	interosseous
骨結合	こつけつごう	synostosis
骨細管	こつさいかん	canaliculae
骨細胞	こつさいぼう	osteocyte
骨質	こつしつ	bone substance
骨小腔	こつしょうくう	bone lacuna
骨小柱	こつしょうちゅう	trabecula
骨髄	こつずい	bone marrow
骨端	こったん	epiphysis
骨単位	こつたんい	osteon
骨端線	こったんせん	epiphysial line
骨端軟骨	こったんなんこつ	epiphysial cartilage
骨内膜	こつないまく	endosteum
骨盤	こつばん	pelvis
骨盤隔膜	こつばんかくまく	pelvic diaphragm
骨半規管	こつはんきかん	osseous semicircular canals
骨盤腔	こつばんくう	pelvic cavity
骨盤上口	こつばんじょうこう	pelvic inlet
骨盤内臓神経	こつばんないぞうしんけい	pelvic splanchnic nerves
骨膜	こつまく	periosteum
骨迷路	こつめいろ	bony labyrinth
骨ラセン板	こつらせんばん	osseous spiral lamina
骨梁	こつりょう	trabecula
鼓膜	こまく	tympanic membrane
固有肝動脈	こゆうかんどうみゃく	hepatic artery proper
固有口腔	こゆうこうくう	oral cavity proper
固有掌側指神経	こゆうしょうそくししんけい	proper palmar digital nerves
固有掌側指動脈	こゆうしょうそくしどうみゃく	proper palmar digital arteries
固有足底趾動脈	こゆうていそくしどうみゃく	plantar digital arteries proper
固有背筋	こゆうはいきん	deep muscle of back
固有卵巣索	こゆうらんそうさく	ligament of ovary
ゴルジ染色	ごるじせんしょく	Golgi's stain
コルチ器	こるちき	organ of Corti
コルチゾル	こるちぞる	cortisol
混合神経	こんごうしんけい	mixed nerve

さ

左結腸曲	さ（ひだり）けっちょうきょく	left colic flexure
臍	さい	umbilicus
細気管支	さいきかんし	bronchioles
載距突起	さいきょとっき	sustentaculum tali
最上胸動脈	さいじょうきょうどうみゃく	highest thoracic artery
采状ヒダ	さいじょうひだ	fimbriated fold
細静脈	さいじょうみゃく	venule
臍静脈	さいじょうみゃく	umbilical vein
最上肋間静脈（左・右）	さいじょうろっかんじょうみゃく	supreme intercostal vein
最上肋間動脈（左・右）	さいじょうろっかんどうみゃく	supreme intercostal artery
最長筋	さいちょうきん	longissimus
細動脈	さいどうみゃく	arteriole
臍動脈	さいどうみゃく	umbilical artery
最内肋間筋	さいないろっかんきん	innermost intercostal muscle
臍部	さいぶ	umbilicus
臍傍静脈	さいぼうじょうみゃく	para-umbilical veins
細網組織	さいもうそしき	reticular tissue
サイロキシン（T4）	さいろきしん	thyroxine
左脚	さきゃく	left bundle
鎖骨	さこつ	clavicle
坐骨	ざこつ	ischium
坐骨海綿体筋	ざこつかいめんたいきん	ischiocavernosus
鎖骨下筋	さこつかきん	subclavius
鎖骨下筋神経	さこつかきんしんけい	subclavian nerve
鎖骨下静脈（左・右）	さこつかじょうみゃく	subclavian vein
鎖骨下静脈溝	さこつかじょうみゃくこう	groove for subclavian vein
鎖骨下動脈（左・右）	さこつかどうみゃく	subclavian artery
鎖骨下動脈溝	さこつかどうみゃくこう	groove for subclavian artery
鎖骨下部	さこつかぶ	infraclavicular region
鎖骨下リンパ節	さこつかりんぱせつ	infraclavicular nodes
鎖骨下リンパ本幹（左・右）	さこつかりんぱほんかん	subclavian trunk
鎖骨間靱帯	さこつかんじんたい	interclavicular ligament
坐骨棘	ざこつきょく	ischial spine
坐骨結節	ざこつけっせつ	ischial tuberosity
坐骨枝	ざこつし	ramus of ischium
鎖骨上神経	さこつじょうしんけい	supraclavicular nerves
坐骨神経	ざこつしんけい	sciatic nerve
鎖骨切痕	さこつせっこん	clavicular notch
鎖骨体	さこつたい	body of clavicle
坐骨大腿靱帯	ざこつだいたいじんたい	ischiofemoral ligament
鎖骨中線	さこつちゅうせん	midclavicular line
鎖骨頭	さこつとう	head of cravicle
鎖骨部	さこつぶ	clavicular region
左心耳	さしんじ	left auricle
左心室	さしんしつ	left ventricle
左心室後静脈	さしんしつこうじょうみゃく	posterior vein of left ventricle
左心房	さしんぼう	left atrium
左房室弁	さぼうしつべん	left atrioventricular valve
左葉	さよう	left lobe
三角窩	さんかくか	triangular fossa

三角筋	さんかくきん	deltoid
三角筋粗面	さんかくきんそめん	deltoid tuberosity
三角筋部	さんかくきんぶ	deltoid region
三角骨	さんかくこつ	triquetrum
三角靱帯	さんかくじんたい	deltoid ligament
三叉神経	さんさしんけい	trigeminal nerve
三叉神経主感覚核	さんさしんけいしゅかんかくかく	principal sensory nucleus of trigeminal nerve
三叉神経脊髄路核	さんさしんけいせきずいろかく	spinal nucleus of trigeminal nerve
三叉神経節	さんさしんけいせつ	trigeminal ganglion
三尖弁	さんせんべん	tricuspid valve
山頂	さんちょう	culmen
山腹	さんぷく	declive

し

シータ（θ）波	しーたは	theta wave
耳介	じかい	auricle
耳介結節	じかいけっせつ	auricular tubercle
耳介部	じかいぶ	auricular region
視覚性言語野	しかくせいげんごや	visual speech area
視覚伝導路	しかくでんどうろ	visual pathway
視覚野	しかくや	visual area
耳下腺	じかせん	parotid gland
耳下腺管	じかせんかん	parotid duct
耳下腺咬筋部	じかせんこうきんぶ	parotid region
耳下腺乳頭	じかせんにゅうとう	papilla of parotid duct
歯冠	しかん	crown
耳管	じかん	auditory tube
耳管咽頭口	じかんいんとうこう	pharyngeal opening of auditory tube
指関節	しかんせつ	interphalangeal joints of hand
色素上皮細胞	しきそじょうひさいぼう	pigmented epithelium
子宮	しきゅう	uterus
子宮円索	しきゅうえんさく	round ligament of uterus
子宮峡部	しきゅうきょうぶ	isthmus of uterus
子宮腔	しきゅうくう	uterine cavity
子宮頸	しきゅうけい	cervix of uterus
子宮頸管	しきゅうけいかん	cervical canal
子宮頸腟部	しきゅうけいちつぶ	vaginal part
子宮広間膜	しきゅうこうかんまく	broad ligament of uterus
子宮仙骨靱帯	しきゅうせんこつじんたい	recto-uterine ligament
子宮体	しきゅうたい	body of uterus
糸球体	しきゅうたい	glomerulus
四丘体	しきゅうたい	quadrigeminum bodies
糸球体嚢	しきゅうたいのう	glomerular capsule
子宮底	しきゅうてい	fundus of uterus
子宮動脈	しきゅうどうみゃく	uterine artery
軸索	じくさく	axon
軸椎	じくつい	axis
刺激伝導系	しげきでんどうけい	conducting system of heart
耳甲介	じこうかい	concha of auricle
耳甲介腔	じこうかいくう	cavity of concha

耳甲介舟	じこうかいしゅう	cymba conchae
指骨	しこつ	phalanges
趾骨	しこつ	phalanges
篩骨	しこつ	ethmoid
篩骨鶏冠	しこつけいかん	crista galli of ethmoidal bone
篩骨篩板	しこつしばん	cribriform plate of ethmoidal bone
篩骨垂直版	しこつすいちょくばん	perpendicular plate of ethmoidal bone
篩骨洞	しこつどう	ethmoidal cells
歯根尖孔	しこんせんこう	apical foramen
歯根膜	しこんまく	periodontal ligament
視細胞	しさいぼう	photoreceptor cell
視索	しさく	optic tract
支持細胞	しじさいぼう	supporting cell
示指伸筋	じししんきん	extensor indicis
耳珠	じじゅ	tragus
視床	ししょう	thalamus
歯状回	しじょうかい	dentate gyrus
視床下部	ししょうかぶ	hypothalamus
視床間橋	ししょうかんきょう	interthalamic adhesion
視床後部	ししょうこうぶ	metathalamus
耳小骨	じしょうこつ	auditory ossicles
視床上部	ししょうじょうぶ	epithalamus
糸状乳頭	しじょうにゅうとう	filiform papillae
茸状乳頭	じじょうにゅうとう	fungiform papillae
視床脳	ししょうのう	thalamencephalon
矢状縫合	しじょうほうごう	sagittal suture
耳状面	じじょうめん	auricular surface
指伸筋	ししんきん	extensor digitorum
視神経	ししんけい	optic nerve
視神経円板	ししんけいえんばん	optic disk
視神経管	ししんけいかん	optic canal
視神経交叉	ししんけいこうさ	optic chiasm
耳神経節	じしんけいせつ	otic ganglion
視神経乳頭	ししんけいにゅうとう	optic disk
歯髄	しずい	dental pulp
耳垂	じすい	lobule of auricle
耳石	じせき	otolith
耳石膜	じせきまく	otolithic membrane
脂腺	しせん	sebaceous gland
歯槽骨	しそうこつ	alveolar bone
歯槽隆起	しそうりゅうき	alveolar yokes
舌	した（ぜつ）	tongue
痔帯	じたい	hemorrhoidal zone
膝横靭帯	しつおうじんたい	transverse ligament of knee
膝窩	しつか	popliteal fossa
膝蓋骨	しつがいこつ	patella
膝蓋靭帯	しつがいじんたい	patellar ligament
膝蓋部	しつがいぶ	patellar region
膝蓋面	しつがいめん	patellar surface
膝窩腱	しつかけん	hamstring tendon
膝窩静脈	しつかじょうみゃく	popliteal vein

膝窩動脈	しつかどうみゃく	popliteal artery
室間孔	しつかんこう	interventricular foramen
膝関節	しつかんせつ	knee joint
膝十字靱帯	しつじゅうじじんたい	cruciate ligaments of knee
櫛状中隔	しつじょうちゅうかく	septum pectiniforme of penis
膝神経節	しつしんけいせつ	geniculate ganglion
指動脈	しどうみゃく	digital arteries
歯突起	しとっき	dens
歯突起窩	しとっきか	facet for dens
シナプス	しなぷす	synapse
歯肉	しにく	gum
篩板	しばん	cribriform plate
視放線	しほうせん	optic radiation
脂肪組織	しぼうそしき	fat tissue
脂肪体	しぼうたい	fat pad
シャーピー線維	しゃーぴーせんい	Sharpey's fibres
斜角筋隙	しゃかくきんげき	scalene gap
尺骨	しゃくこつ	ulna
尺骨静脈	しゃくこつじょうみゃく	ulnar veins
尺骨神経	しゃくこつしんけい	ulnar nerve
尺骨神経溝	しゃくこつしんけいこう	groove for ulnar nerve
尺骨切痕	しゃくこつせっこん	ulnar notch
尺骨粗面	しゃくこつそめん	tuberosity of ulna
尺骨体	しゃくこつたい	body of ulna
尺骨動脈	しゃくこつどうみゃく	ulnar artery
尺側手根屈筋	しゃくそくしゅこんくっきん	flexor carpi ulnaris
尺側手根伸筋	しゃくそくしゅこんしんきん	extensor carpi ulnaris
尺側皮静脈	しゃくそくひじょうみゃく	basilic vein
車軸関節	しゃじくかんせつ	pivot joint
射精管	しゃせいかん	ejaculatory duct
斜裂（肺の）	しゃれつ	oblique fissure
縦隔	じゅうかく	mediastinum
縦隔胸膜	じゅうかくきょうまく	mediastinal pleura
自由下肢	じゆうかし	free part of lower limb
集合管	しゅうごうかん	collecting duct
集合リンパ小節	しゅうごうりんぱしょうせつ	aggregated lymphoid nodules
終糸	しゅうし	filum terminale
終室	しゅうしつ	terminal ventricle
舟状窩	しゅうじょうか	scapha
舟状骨（手の）	しゅうじょうこつ	scaphoid
舟状骨（足の）	しゅうじょうこつ	navicular
舟状骨粗面	しゅうじょうこつそめん	tuberosity of navicular
自由上肢	じゆうじょうし	free part of upper limb
自由神経終末	じゆうしんけいしゅうまつ	free nerve ending
縦走筋	じゅうそうきん	longitudinal muscle
十二指腸	じゅうにしちょう	duodenum
十二指腸空腸曲	じゅうにしちょうくうちょうきょく	duodenojejunal flexure
十二指腸提筋	じゅうにしちょうていきん	suspensory muscle of duodenum
終脳	しゅうのう	telencephalon
終末細気管支	しゅうまつさいきかんし	terminal bronchioles
珠間切痕	じゅかんせっこん	intertragic notch

主気管支（左・右）	しゅきかんし	main bronchus
手根関節	しゅこんかんせつ	carpal joints
手根関節面	しゅこんかんせつめん	surface of wrist joint
手根骨	しゅこんこつ	carpal bones
手根中手関節	しゅこんちゅうしゅかんせつ	carpometacarpal joint
主細胞	しゅさいぼう	chief cells
種子軟骨	しゅしなんこつ	sesamoid cartilage
手掌	しゅしょう	palm
珠上結節	しゅじょうけっせつ	supratragic tubercle
手掌腱膜	しゅしょうけんまく	palmar aponeurosis
樹状突起	じゅじょうとっき	dendrites
手掌部	しゅしょうぶ	palmar region
手背静脈網	しゅはいじょうみゃくもう	dorsal venous network of hand
手背部	しゅはいぶ	dorsum of hand
受容器	じゅようき	receptor
シュレム管	しゅれむかん	Schlemm's canal
循環器	じゅんかんき	circulatory system
上衣	じょうい	ependyma
上胃部	じょういぶ	epigastric region
小陰唇	しょういんしん	labium minus
上縁	じょうえん	superior border
小円筋	しょうえんきん	teres minor
上外側上腕皮神経	じょうがいそくじょうわんひしんけい	upper lateral brachial cutaneous nerve
消化管	しょうかかん	alimentary canal（digestive tract）
消化器	しょうかき	alimentary system
上角（肩甲骨の）	じょうかく	superior angle
上角（喉頭の）	じょうかく	superior horn
上顎骨	じょうがくこつ	maxilla
上顎神経	じょうがくしんけい	maxillary nerve
上顎洞	じょうがくどう	maxillary sinus
小角軟骨	しょうかくなんこつ	corniculate cartilage
消化腺	しょうかせん	digestive gland
松果体	しょうかたい	pineal gland
上-下葉区（S6）	じょう-かようく	superior segment
上眼窩裂	じょうがんかれつ	superior orbital fissure
上眼瞼	じょうがんけん	upper eyelid
上眼瞼挙筋	じょうがんけんきょきん	levator palpebrae superioris
上眼瞼溝	じょうがんけんこう	superior palpebral sulcus
上関節窩	じょうかんせつか	superior articular facet
上関節突起	じょうかんせつとっき	superior articular process
上関節面	じょうかんせつめん	superior articular surface
上気道	じょうきどう	upper airway
上丘	じょうきゅう	superior colliculus
上丘核	じょうきゅうかく	nucleus of superior colliculus
小臼歯	しょうきゅうし	premolar tooth
小胸筋	しょうきょうきん	pectoralis minor
小頬骨筋	しょうきょうこつきん	zygomaticus minor
笑筋	しょうきん	risorius
上頸神経節	じょうけいしんけいせつ	superior cervical ganglion
上頸心臓枝	じょうけいしんぞうし	superior cervical cardiac branch
小結節	しょうけっせつ	lesser tubercle

小結節稜	しょうけっせつりょう	crest of lesser tubercle
上結膜円蓋	じょうけつまくえんがい	superior conjunctival fornix
上肩甲横靱帯	じょうけんこうおうじんたい	superior transverse scapular ligament
上行咽頭動脈	じょうこういんとうどうみゃく	ascending pharyngeal artery
上後鋸筋	じょうこうきょきん	serratus posterior superior
上行頸動脈	じょうこうけいどうみゃく	ascending cervical artery
上行結腸	じょうこうけっちょう	ascending colon
上甲状腺動脈	じょうこうじょうせんどうみゃく	superior thyroid artery
上項線	じょうこうせん	superior nuchal line
上行大動脈	じょうこうだいどうみゃく	ascending aorta
上後腸骨棘	じょうこうちょうこつきょく	posterior superior iliac spine
小後頭神経	しょうこうとうしんけい	lesser occipital nerve
上喉頭神経	じょうこうとうしんけい	superior laryngeal nerve
小後頭直筋	しょうこうとうちょくきん	rectus capitis posterior minor
上行腰静脈	じょうこうようじょうみゃく	ascending lumber vein
踵骨	しょうこつ	calcaneum
踵骨腱	しょうこつけん	calcaneal tendon
小骨盤	しょうこつばん	lesser pelvis
踵骨隆起	しょうこつりゅうき	calcaneal tuberosity
上根	じょうこん	superior root
小鎖骨上窩	しょうさこつじょうか	lesser supraclavicular fossa
小坐骨切痕	しょうざこつせっこん	lesser sciatic notch
上肢	じょうし	upper limb
上耳介筋	じょうじかいきん	auricularis superior
小指外転筋	しょうしがいてんきん	abductor digiti minimi
小趾外転筋	しょうしがいてんきん	abductor digiti minimi
小指球筋	しょうしきゅうきん	hypothenar muscles
小趾球筋	しょうしきゅうきん	hypothenar muscles
上肢骨	じょうしこつ	bones of upper limb
上矢状静脈洞	じょうしじょうじょうみゃくどう	superior sagittal sinus
小指伸筋	しょうししんきん	extensor digiti minimi
上歯槽動脈（前・後）	じょうしそうどうみゃく	superior alveolar artery
硝子体	しょうしたい	vitreous body
上肢帯	じょうしたい	shoulder girdle
上肢帯骨	じょうしたいこつ	bones of shoulder girdle
小指対立筋	しょうしたいりつきん	opponens digiti minimi
硝子軟骨	しょうしなんこつ	hyaline cartilage
上斜筋	じょうしゃきん	superior oblique
小十二指腸乳頭	しょうじゅうにしちょうにゅうとう	minor duodenal papilla
上小脳脚	じょうしょうのうきゃく	superior cerebellar peduncle
上小脳動脈	じょうしょうのうどうみゃく	superior cerebellar artery
上唇	じょうしん	upper lip
上唇挙筋	じょうしんきょきん	levator labii superioris
上伸筋支帯	じょうしんきんしたい	superior extensor retinaculum
上神経幹	じょうしんけいかん	superior trunk
上神経節	じょうしんけいせつ	superior ganglion
上唇小帯	じょうしんしょうたい	frenulum of upper lip
小心臓静脈	しょうしんぞうじょうみゃく	small cardiac vein
小腎杯	しょうじんぱい	minor calices
上唇鼻翼挙筋	じょうしんびよくきょきん	levator labii superioris alaeque nasi
上膵十二指腸動脈	じょうすいじゅうにしちょうどうみゃく	superior pancreaticoduodenal artery

上錐体静脈洞	じょうすいたいじょうみゃくどう	superior petrosal sinus
上舌区（S4）	じょうぜつく	superior lingular segment
上前腸骨棘	じょうぜんちょうこつきょく	anterior superior iliac spine
上前頭回	じょうぜんとうかい	superior frontal gyrus
上前頭溝	じょうぜんとうこう	superior frontal sulcus
小泉門	しょうせんもん	posterior fontanelle
上双子筋	じょうそうしきん	gemellus superior
掌側骨間筋	しょうそくこつかんきん	palmar interossei
掌側指神経	しょうそくししんけい	palmar digital nerves
掌側尺骨手根靱帯	しょうそくしゃくこつしゅこんじんたい	palmar ulnocarpal ligament
掌側手根間靱帯	しょうそくしゅこんかんじんたい	palmar intercarpal ligaments
掌側手根中手靱帯	しょうそくしゅこんちゅうしゅじんたい	palmar carpometacarpal ligaments
掌側手根動脈網	しょうそくしゅこんどうみゃくもう	palmar carpal arch
掌側中手靱帯	しょうそくちゅうしゅじんたい	palmar metacarpal ligaments
掌側中手動脈	しょうそくちゅうしゅどうみゃく	palmar metacarpal arteries
上側頭回	じょうそくとうかい	superior temporal gyrus
上側頭溝	じょうそくとうこう	superior temporal sulcus
掌側橈骨尺骨靱帯	しょうそくとうこつしゃくこつじんたい	palmar radio-ulnar ligament
掌側橈骨手根靱帯	しょうそくとうこつしゅこんじんたい	palmar radiocarpal ligament
小体	しょうたい	corpuscle
上大静脈	じょうだいじょうみゃく	superior vena cava
小腸	しょうちょう	small intestine
上腸間膜静脈	じょうちょうかんまくじょうみゃく	superior mesenteric vein
上腸間膜動脈	じょうちょうかんまくどうみゃく	superior mesenteric artery
上腸間膜動脈神経節	じょうちょうかんまくどうみゃくしんけいせつ	superior mesenteric ganglion
上腸間膜動脈神経叢	じょうちょうかんまくどうみゃくしんけいそう	superior mesenteric plexus
小腸壁	しょうちょうへき	wall of small intestine
上直筋	じょうちょくきん	superior rectus
上椎切痕	じょうついせっこん	superior vertebral notch
小殿筋	しょうでんきん	gluteus minimus
小転子	しょうてんし	lesser trochanter
上殿静脈	じょうでんじょうみゃく	superior gluteal veins
上殿神経	じょうでんしんけい	superior gluteal nerve
上殿動脈	じょうでんどうみゃく	superior gluteal artery
上殿皮神経	じょうでんひしんけい	superior clunial nerves
上頭斜筋	じょうとうしゃきん	obliquus capitis superior
上橈尺関節	じょうとうしゃくかんせつ	proximal radioulnar joint
上頭頂小葉	じょうとうちょうしょうよう	superior parietal lobule
掌動脈弓（深・浅）	しょうどうみゃくきゅう	palmar arch
小内臓神経	しょうないぞうしんけい	lesser splanchnic nerve
小脳	しょうのう	cerebellum
小脳回	しょうのうかい	folia of cerebellum
小脳核	しょうのうかく	cerebellar nuclei
小脳活樹	しょうのうかつじゅ	arbor vitae
小脳溝	しょうのうこう	cerebellar fissures
小脳テント	しょうのうてんと	tentorium cerebelli
小脳半球	しょうのうはんきゅう	hemisphere of cerebellar
小脳皮質	しょうのうひしつ	cerebellar cortex
小脳扁桃	しょうのうへんとう	cerebellar tonsil
上鼻甲介	じょうびこうかい	superior nasal concha

上腓骨筋支帯	じょうひこつきんしたい	superior fibular retinaculum
上皮細胞	じょうひさいぼう	epithelial cell
上皮小体	じょうひしょうたい	parathyroid gland
上皮小体ホルモン（PTH）	じょうひしょうたいほるもん	parathyroid hormone
踵腓靱帯	しょうひじんたい	calcaneofibular ligament
上鼻道	じょうびどう	superior nasal meatus
踵部	しょうぶ	heel region
小伏在静脈	しょうふくざいじょうみゃく	small saphenous vein
上腹部	じょうふくぶ	superior abdominal region
漿膜	しょうまく	serosa
漿膜性心膜	しょうまくせいしんまく	serous pericardium
静脈	じょうみゃく	vein
静脈管	じょうみゃくかん	ductus venosus
静脈管索	じょうみゃくかんさく	ligamentum venosum
静脈洞	じょうみゃくどう	venous sinus
静脈洞交会	じょうみゃくどうこうかい	confluence of sinuses
静脈弁	じょうみゃくべん	venous valve
小網	しょうもう	lesser omentum
睫毛	しょうもう	eyelash
睫毛腺	しょうもうせん	ciliary glands
上葉（肺の）	じょうよう	superior lobe
小葉間結合組織	しょうようかんけつごうそしき	interlobular connective tissue
小葉間静脈	しょうようかんじょうみゃく	interlobular veins
小葉間胆管	しょうようかんたんかん	interlobular bile ducts
小葉間動脈	しょうようかんどうみゃく	interlobular arteries
小翼	しょうよく	lesser wing
踵立方靱帯	しょうりっぽうじんたい	calcaneocuboid ligament
小菱形筋	しょうりょうけいきん	rhomboid minor
小菱形骨	しょうりょうけいこつ	trapezoid
上肋骨窩	じょうろっこつか	superior costal facet
小弯	しょうわん	lesser curvature
上腕	じょうわん	arm
上腕回旋動脈（前・後）	じょうわんかいせんどうみゃく	circumflex humeral artery
上腕筋	じょうわんきん	brachialis
上腕骨	じょうわんこつ	humerus
上腕骨滑車	じょうわんこつかっしゃ	trochlea of humerus
上腕骨小頭	じょうわんこつしょうとう	capitulum of humerus
上腕骨体	じょうわんこつたい	body of humerus
上腕骨頭	じょうわんこつとう	head of humerus
上腕三頭筋	じょうわんさんとうきん	triceps brachii
上腕静脈	じょうわんじょうみゃく	brachial veins
上腕深動脈	じょうわんしんどうみゃく	deep brachial artery
上腕動脈	じょうわんどうみゃく	brachial artery
上腕二頭筋	じょうわんにとうきん	biceps brachii
上腕二頭筋腱膜	じょうわんにとうきんけんまく	bicipital aponeurosis
食道	しょくどう	oesophagus
食道枝	しょくどうし	oesophageal branches
食道静脈	しょくどうじょうみゃく	oesophageal veins
食道神経叢	しょくどうしんけいそう	oesophageal plexus
食道腺	しょくどうせん	oesophageal glands
食道動脈	しょくどうどうみゃく	oesophageal branches

食道壁	しょくどうへき	oesophageal wall
食道裂孔	しょくどうれっこう	oesophageal hiatus
鋤骨	じょこつ	vomer
女性外陰部	じょせいがいいんぶ	vulva
女性生殖器	じょせいせいしょくき	female genital system
触覚盤	しょっかくばん	tactile disk
自律神経	じりつしんけい	autonomic nerve
自律神経節	じりつしんけいせつ	autonomic ganglion
痔輪	じりん	hemorrhoidal ring
耳輪	じりん	helix
耳輪脚	じりんきゃく	crus of helix
耳輪尾	じりんび	tail of helix
シルヴィウス溝	しるゔぃうすこう	Sylvian sulcus
心圧痕	しんあつこん	cardiac impression
深陰茎筋膜	しんいんけいきんまく	deep fascia of penis
腎盂	じんう	renal pelvis
深会陰横筋	しんえいんおうきん	deep transverse perineal muscle
心外膜	しんがいまく	epicardium
心窩部	しんかぶ	epigastric region
伸筋	しんきん	extensor muscle
伸筋支帯	しんきんしたい	extensor retinaculum
心筋線維	しんきんせんい	myocardial fibre
心筋層	しんきんそう	myocardium
神経核	しんけいかく	nucleus
神経管	しんけいかん	neural tube
神経溝	しんけいこう	neural groove
神経根	しんけいこん	nerve roots
神経細胞	しんけいさいぼう	neuron
神経細胞体	しんけいさいぼうたい	soma
神経節	しんけいせつ	ganglion
神経節細胞	しんけいせつさいぼう	ganglion cells
神経線維	しんけいせんい	nerve fibre
神経叢	しんけいそう	nerve plexus
深頸動脈	しんけいどうみゃく	deep cervical artery
神経突起	しんけいとっき	neurite
神経板	しんけいばん	neural plate
神経路	しんけいろ	tract
腎枝	じんし	renal branches
深耳介動脈	しんじかいどうみゃく	deep auricular artery
深指屈筋	しんしくっきん	flexor digitorum profundus
心室	しんしつ	ventricle
心室中隔	しんしつちゅうかく	interventricular septum
腎小体	じんしょうたい	renal corpuscle
腎静脈（左・右）	じんじょうみゃく	renal veins
腎髄質	じんずいしつ	renal medulla
腎錐体	じんすいたい	renal pyramids
心尖	しんせん	apex of heart
心臓	しんぞう	heart
腎臓	じんぞう	kidney
心臓神経叢	しんぞうしんけいそう	cardiac plexus
心臓内腔	しんぞうないくう	cardiac chamber

心臓壁	しんぞうへき	cardiac wall
深側頭動脈（前・後）	しんそくとうどうみゃく	deep temporal artery
靱帯	じんたい	ligaments
腎単位	じんたんい	nephron
腎柱	じんちゅう	renal columns
心底	しんてい	base of heart
深頭筋群	しんとうきんぐん	deep muscle group of head
腎動脈（左・右）	じんどうみゃく	renal artery
腎動脈神経叢	じんどうみゃくしんけいそう	renal plexus
心内膜	しんないまく	endocardium
腎乳頭	じんにゅうとう	renal papilla
腎杯	じんぱい	renal calyces
深背筋群	しんはいきんぐん	deep muscles group of back
腎盤	じんばん	renal pelvis
真皮	しんぴ	dermis
深腓骨神経	しんひこつしんけい	deep fibular nerve
腎皮質	じんひしつ	renal cortex
心房	しんぼう	atrium
心膜	しんまく	pericardium
心膜腔	しんまくくう	pericardial cavity
腎門	じんもん	hilum of kidney
真肋	しんろく	true ribs

す

髄液	ずいえき	cerebrospinal fluid
髄核	ずいかく	nucleus pulposus
膵管	すいかん	pancreatic duct
髄腔	ずいくう	medullary cavity
髄質	ずいしつ	medulla
水晶体	すいしょうたい	lens
錐状体	すいじょうたい	cone
膵臓	すいぞう	pancreas
膵体	すいたい	body of pancreas
錐体	すいたい	pyramid
錐体交叉	すいたいこうさ	decussation of pyramids
錐体葉	すいたいよう	pyramidal lobe
錐体路	すいたいろ	pyramidal tract
垂直板	すいちょくばん	perpendicular plate
膵島	すいとう	pancreatic islet
膵頭	すいとう	head of pancreas
髄脳	ずいのう	myelencephalon
膵尾	すいび	tail of pancreas
水平細胞	すいへいさいぼう	horizontal cells
水平裂（右肺の）	すいへいれつ	horizontal fissure
水平裂（小脳の）	すいへいれつ	horizontal fissure
髄膜	ずいまく	meninges
皺眉筋	すうびきん	corrugator supercilii
頭蓋骨	ずがいこつ（とうがいこつ）	cranial bone

せ

背	せ	back
正円孔	せいえんこう	foramen rotundum
正円窓	せいえんそう	round window
精管	せいかん	ductus deferens
精管動脈	せいかんどうみゃく	artery to ductus deferens
精管膨大部	せいかんぼうだいぶ	ampulla of ductus deferens
精細管	せいさいかん	seminiferous tubules
精索	せいさく	spermatic cord
精子形成ホルモン	せいしけいせいほるもん	spermatogenetic hormone
生殖器	せいしょくき	genital system
精巣	せいそう	testis
精巣挙筋	せいそうきょきん	cremaster
精巣上体	せいそうじょうたい	epididymis
精巣上体管	せいそうじょうたいかん	duct of epididymis
精巣静脈	せいそうじょうみゃく	testicular vein
精巣動脈	せいそうどうみゃく	testicular artery
精巣網	せいそうもう	rete testis
精巣輸出管	せいそうゆしゅつかん	efferent ductules
声帯ヒダ	せいたいひだ	vocal fold
正中臍索	せいちゅうさいさく	median umbilical ligament
正中神経	せいちゅうしんけい	median nerve
正中仙骨静脈	せいちゅうせんこつじょうみゃく	median sacral vein
正中仙骨動脈	せいちゅうせんこつどうみゃく	median sacral artery
正中仙骨稜	せいちゅうせんこつりょう	median sacral crest
成長ホルモン（GH）	せいちょうほるもん	growth hormone
精嚢	せいのう	seminal vesicle
声門	せいもん	glottis
声門下腔	せいもんかくう	infraglottic cavity
声門裂	せいもんれつ	rima glottidis
精路	せいろ	seminal tract
赤核	せきかく	red nucleus
赤色骨髄	せきしょくこつずい	red bone marrow
脊髄	せきずい	spinal cord
脊髄円錐	せきずいえんすい	medullary cone
脊髄管	せきずいかん	spinal tube
脊髄根	せきずいこん	spinal root
脊髄視床路	せきずいししょうろ	spinothalamic tracts
脊髄神経	せきずいしんけい	spinal nerve
脊髄神経溝	せきずいしんけいこう	groove for spinal nerve
脊髄神経節	せきずいしんけいせつ	spinal ganglion
脊髄神経叢	せきずいしんけいそう	spinal nerve plexus
脊髄反射	せきずいはんしゃ	spinal reflex
脊柱	せきちゅう	vertebral column
脊柱管	せきちゅうかん	vertebral canal
脊柱起立筋	せきちゅうきりつきん	erector spinae
脊柱部	せきちゅうぶ	vertebral region
舌	ぜつ（した）	tongue
舌咽神経	ぜついんしんけい	glossopharyngeal nerve
舌下小丘	ぜっかしょうきゅう	sublingual caruncle
舌下神経	ぜっかしんけい	hypoglossal nerve

舌下神経核	ぜっかしんけいかく	nucleus of hypoglossal nerve
舌下腺	ぜっかせん	sublingual gland
舌下腺管	ぜっかせんかん	sublingual duct
舌下ヒダ	ぜっかひだ	sublingual fold
舌筋	ぜっきん	muscles of tongue
節後線維	せつごせんい	postganglionic fibre
舌骨	ぜっこつ	hyoid bone
舌骨下筋群	ぜっこつかきんぐん	infrahyoid muscles
舌骨上筋群	ぜっこつじょうきんぐん	suprahyoid muscles
舌骨舌筋	ぜっこつぜっきん	hyoglossus
舌骨部	ぜっこつぶ	hyoid region
節後ニューロン	せつごにゅーろん	postganglionic neuron
舌根	ぜっこん	root of tongue
切歯	せっし	incisor tooth
舌枝	ぜつし	lingual branches
舌小帯	ぜつしょうたい	frenulum of tongue
舌静脈	ぜつじょうみゃく	lingual vein
舌神経	ぜつしんけい	lingual nerve
舌正中溝	ぜつせいちゅうこう	median sulcus of tongue
舌尖	ぜっせん	apex of tongue
節前線維	せつぜんせんい	preganglionic fibre
節前ニューロン	せつぜんにゅーろん	preganglionic neuron
舌体	ぜったい	body of tongue
舌動脈	ぜつどうみゃく	lingual artery
舌乳頭	ぜつにゅうとう	lingual papillae
舌扁桃	ぜつへんとう	lingual tonsil
舌盲孔	ぜつもうこう	foramen cecum of tongue
セメント質	せめんとしつ	cement
腺	せん	glands
線維三角	せんいさんかく	fibrous trigone
線維性心膜	せんいせいしんまく	fibrous pericardium
線維性星状膠細胞	せんいせいせいじょうこうさいぼう	fibrous astrocytes
線維軟骨	せんいなんこつ	fibrous cartilage
線維付着	せんいふちゃく	fibrous appendix of liver
線維膜	せんいまく	fibrous membrane
線維輪	せんいりん	anulus fibrosus
浅陰茎筋膜	せんいんけいきんまく	fascia of penis
浅会陰横筋	せんえいんおうきん	superficial transverse perineal muscle
前縁	ぜんえん	anterior border
前角	ぜんかく	anterior horn
前下腿部	ぜんかたいぶ	anterior region of leg
前眼瞼縁	ぜんがんけんえん	anterior palpebral margin
前眼房	ぜんがんぼう	anterior chamber
前弓	ぜんきゅう	anterior arch
浅胸筋	せんきょうきん	superficial muscle of chest
前胸鎖靱帯	ぜんきょうさじんたい	anterior sternoclavicular ligament
前胸部	ぜんきょうぶ	anterior thoracic region
前鋸筋	ぜんきょきん	serratus anterior
前鋸筋粗面	ぜんきょきんそめん	tuberosity for serratus anterior muscle
仙棘靱帯	せんきょくじんたい	sacrospinous ligament
前距骨関節面	ぜんきょこつかんせつめん	anterior talar articular surface

前距腓靱帯	ぜんきょひじんたい	anterior talofibular ligament
前脛距部	ぜんけいきょぶ	anterior tibiotalar part
前脛骨筋	ぜんけいこつきん	tibialis anterior
前脛骨静脈	ぜんけいこつじょうみゃく	anterior tibial veins
前脛骨動脈	ぜんけいこつどうみゃく	anterior tibial artery
前脛腓靱帯	ぜんけいひじんたい	anterior tibiofibular ligament
前頸部	ぜんけいぶ	anterior cervical region
前結節	ぜんけっせつ	anterior tubercle
仙結節靱帯	せんけっせつじんたい	sacrotuberous ligament
前交通動脈	ぜんこうつうどうみゃく	anterior communicating artery
前交連	ぜんこうれん	anterior commissure
前鼓室動脈	ぜんこしつどうみゃく	anterior tympanic artery
仙骨	せんこつ	sacrum
仙骨角	せんこつかく	sacral horn
仙骨管	せんこつかん	sacral canal
仙骨神経	せんこつしんけい	sacral nerves
仙骨神経叢	せんこつしんけいそう	sacral plexus
仙骨尖	せんこつせん	apex of sacrum
仙骨底	せんこつてい	base of sacrum
仙骨部	せんこつぶ	sacral region
前根	ぜんこん	anterior root
前索	ぜんさく	anterior funiculus
前枝	ぜんし	anterior ramus
前耳介筋	ぜんじかいきん	auricularis anterior
浅指屈筋	せんしくっきん	flexor digitorum superficialis
前篩骨洞	ぜんしこつどう	anterior ethmoidal cells
前室間溝	ぜんしつかんこう	anterior interventricular sulcus
前室間枝	ぜんしつかんし	anterior interventricular branch
前膝部	ぜんしつぶ	anterior region of knee
前斜角筋	ぜんしゃかくきん	scalenus anterior
前斜角筋結節	ぜんしゃかくきんけっせつ	scalene tubercle
前十字靱帯	ぜんじゅうじじんたい	anterior cruciate ligament
前縦靱帯	ぜんじゅうじんたい	anterior longitudinal ligament
前障	ぜんしょう	claustrum
前踵骨関節面	ぜんしょうこつかんせつめん	anterior facet for calcaneus
線条体	せんじょうたい	striatum
前上葉区（S3）	ぜんじょうようく	anterior segment
前上裂	ぜんじょうれつ	anterior superior fissure
前上腕部	ぜんじょうわんぶ	anterior brachial region
前心臓静脈	ぜんしんぞうじょうみゃく	anterior cardiac veins
仙髄	せんずい	sacral segments
前正中線	ぜんせいちゅうせん	anterior median line
前正中裂	ぜんせいちゅうれつ	anterior median fissure
前切痕	ぜんせっこん	anterior notch
前尖	ぜんせん	anterior cusp
前仙骨孔	ぜんせんこつこう	anterior sacral foramina
前前腕部	ぜんぜんわんぶ	anterior region of forearm
浅側頭静脈	せんそくとうじょうみゃく	superficial temporal veins
前側頭泉門	ぜんそくとうせんもん	sphenoidal fontanelle
浅側頭動脈	せんそくとうどうみゃく	superficial temporal artery
浅鼠径輪	せんそけいりん	superficial inguinal ring

前大腿部	ぜんだいたいぶ	anterior region of thigh
前大脳動脈	ぜんだいのうどうみゃく	anterior cerebral artery
前柱	ぜんちゅう	anterior column
前肘部	ぜんちゅうぶ	anterior region of elbow
仙腸関節	せんちょうかんせつ	sacroiliac joint
浅腸骨回旋静脈	せんちょうこつかいせんじょうみゃく	superficial circumflex iliac vein
仙椎	せんつい	sacral vertebrae
前庭	ぜんてい	vestibule
前庭階	ぜんていかい	scala vestibuli
前庭球	ぜんていきゅう	bulb of vestibule
前庭神経	ぜんていしんけい	vestibular nerve
前庭神経核	ぜんていしんけいかく	vestibular nuclei
前庭神経節	ぜんていしんけいせつ	vestibular ganglion
前庭窓	ぜんていそう	oval window
前庭ヒダ	ぜんていひだ	vestibular fold
前庭膜	ぜんていまく	vestibular membrane
前殿筋線	ぜんでんきんせん	anterior gluteal line
前頭蓋窩	ぜんとうがいか	anterior cranial fossa
前頭筋	ぜんとうきん	frontal belly
浅頭筋群	せんとうきんぐん	superficial muscle group of head
前頭骨	ぜんとうこつ	frontal bone
前頭洞	ぜんとうどう	frontal sinus
前頭部	ぜんとうぶ	frontal region
前頭葉	ぜんとうよう	frontal lobe
前乳頭筋	ぜんにゅうとうきん	anterior papillary muscle
前脳	ぜんのう	prosencephalon
浅背筋群	せんはいきんぐん	superficial muscle group of back
前肺底区（S8）	ぜんはいていく	anterior basal segment
前半規管	ぜんはんきかん	anterior semicircular duct
前半月弁	ぜんはんげつべん	anterior semilunar cusp
浅腓骨神経	せんひこつしんけい	superficial fibular nerve
前皮枝	ぜんひし	anterior cutaneous branches
前皮質脊髄路	ぜんひしつせきずいろ	anterior corticospinal tract
仙尾部後弯	せんびぶこうわん	sacral kyphosis
浅腹壁静脈	せんふくへきじょうみゃく	superficial epigastric vein
泉門	せんもん	fontanelle
前葉	ぜんよう	anterior lobe
前葉ホルモン	ぜんようほるもん	anterior lobe hormone
前立腺	ぜんりつせん	prostate
前腕	ぜんわん	forearm
前腕正中皮静脈	ぜんわんせいちゅうひじょうみゃく	median antebrachial vein

そ

爪郭	そうかく	nail wall
総肝管	そうかんかん	common hepatic duct
総肝動脈	そうかんどうみゃく	common hepatic artery
双極細胞	そうきょくさいぼう	bipolar cells
総頸動脈（左・右）	そうけいどうみゃく	common carotid artery
ゾウゲ質	ぞうげしつ	dentine
総腱輪	そうけんりん	common tendinous ring
総骨間動脈	そうこっかんどうみゃく	common interosseous artery

爪根	そうこん	root of nail
爪床	そうしょう	nail matrix
総掌側指動脈	そうしょうそくしどうみゃく	common palmar digital arteries
臓側胸膜	ぞうそくきょうまく	visceral pleura
臓側枝	ぞうそくし	visceral branches
臓側板	ぞうそくばん	visceral layer
臓側腹膜	ぞうそくふくまく	visceral peritoneum
爪体	そうたい	body of nail
総胆管	そうたんかん	bile duct
総腸骨静脈（左・右）	そうちょうこつじょうみゃく	common iliac vein
総腸骨動脈（左・右）	そうちょうこつどうみゃく	common iliac artery
総腸骨リンパ節	そうちょうこつりんぱせつ	common iliac nodes
総腓骨神経	そうひこつしんけい	common fibular nerve
僧帽筋	そうぼうきん	trapezius
僧帽弁	そうぼうべん	mitral valve
側角	そくかく	lateral horn
側胸部	そくきょうぶ	lateral thoracic region
側頸部	そくけいぶ	lateral cervical region
足根骨	そくこんこつ	tarsal bones
側索	そくさく	lateral funiculus
側柱	そくちゅう	lateral column
足底筋	そくていきん	plantaris
足底動脈弓	そくていどうみゃくきゅう	plantar arterial arch
足底部	そくていぶ	sole
足底方形筋	そくていほうけいきん	quadratus plantae
側頭下部	そくとうかぶ	infratemporal region
側頭頬骨縫合	そくとうきょうこつほうごう	tempozygomatic suture
側頭筋	そくとうきん	temporalis
側頭骨	そくとうこつ	temporal bone
側頭枝	そくとうし	temporal branches
側頭頭頂筋	そくとうとうちょうきん	temporoparietalis
側頭部	そくとうぶ	temporal region
側頭葉	そくとうよう	temporal lobe
側脳室	そくのうしつ	lateral ventricle
側脳室脈絡叢	そくのうしつみゃくらくそう	choroid plexus of lateral ventricle
足背静脈弓	そくはいじょうみゃくきゅう	dorsal venous arch of foot
足背静脈網	そくはいじょうみゃくもう	dorsal venous network of foot
足背動脈	そくはいどうみゃく	dorsalis pedis artery
足背部	そくはいぶ	dorusum of foot
側副神経節	そくふくしんけいせつ	collateral ganglion
側腹部	そくふくぶ	lateral abdominal region
鼡径管	そけいかん	inguinal canal
鼡径靭帯	そけいじんたい	inguinal ligament
鼡径部	そけいぶ	inguinal region
鼡径リンパ節	そけいりんぱせつ	inguinal lymph nodes
咀嚼筋	そしゃくきん	masticatory muscles
疎性結合組織	そせいけつごうそしき	areolar tissue
粗線	そせん	linea aspera
ソマトスタチン	そまとすたちん	somatostatin

た

大（後頭）孔	だい（こうとう）こう	foramen magnum
第1裂	だいいちれつ	primary fissure
大陰唇	だいいんしん	labium majus
大円筋	だいえんきん	teres major
体幹	たいかん	trunk
大臼歯	だいきゅうし	molar tooth
大胸筋	だいきょうきん	pectoralis major
大頬骨筋	だいきょうこつきん	zygomaticus major
大結節	だいけっせつ	greater tubercle
大結節稜	だいけっせつりょう	crest of greater tubercle
大後頭神経	だいこうとうしんけい	greater occipital nerve
大後頭直筋	だいこうとうちょくきん	rectus capitis posterior major
大骨盤	だいこつばん	greater pelvis
大坐骨孔	だいざこつこう	greater sciatic foramen
大鎖骨上窩	だいさこつじょうか	greater supraclavicular fossa
大坐骨切痕	だいざこつせっこん	greater sciatic notch
第3脳室	だいさんのうしつ	third ventricle
第3脳室脈絡叢	だいさんのうしつみゃくらくそう	choroid plexus of third ventricle
大耳介神経	だいじかいしんけい	great auricular nerve
胎児循環	たいじじゅんかん	circulation of fetal period
対珠	たいじゅ	antitragus
大十二指腸乳頭	だいじゅうにしちょうにゅうとう	major duodenal papilla
帯状回	たいじょうかい	cingulate gyrus
帯状溝	たいじょうこう	cingulate sulcus
苔状線維	たいじょうせんい	mossy fibre
大静脈孔	だいじょうみゃくこう	vena caval opening
大心臓静脈	だいしんぞうじょうみゃく	great cardiac vein
大腎杯	だいじんぱい	major calices
大錐体神経	だいすいたいしんけい	greater petrosal nerve
体性感覚伝導路	たいせいかんかくでんどうろ	somatic sensory tract
体性感覚野	たいせいかんかくや	somatic sensory area
体節	たいせつ	segments
大前庭腺	だいぜんていせん	greater vestibular gland
大泉門	だいせんもん	anterior fontanelle
大腿	だいたい	thigh
大腿外側部	だいたいがいそくぶ	lateral region of thigh
大腿筋膜張筋	だいたいきんまくちょうきん	tensor fasciae latae
大腿骨	だいたいこつ	femur
大腿骨頸	だいたいこつけい	neck of femur
大腿骨体	だいたいこつたい	body of femur
大腿骨頭	だいたいこつとう	head of femur
大腿骨頭窩	だいたいこつとうか	fovea for ligament of head
大腿骨頭靱帯	だいたいこつとうじんたい	ligament of head of femur
大腿三角	だいたいさんかく	femoral（Scarpa's）triangle
大腿四頭筋	だいたいしとうきん	quadriceps femoris
大腿静脈	だいたいじょうみゃく	femoral vein
大腿神経	だいたいしんけい	femoral nerve
大腿深動脈	だいたいしんどうみゃく	deep artery of thigh
大腿直筋	だいたいちょくきん	rectus femoris
大腿動脈	だいたいどうみゃく	femoral artery

大腿内側面	だいたいないそくめん	medial side of thigh
大腿二頭筋	だいたいにとうきん	biceps femoris
大大脳静脈	だいだいのうじょうみゃく	great cerebral vein
大腿方形筋	だいたいほうけいきん	quadratus femoris
大腿輪	だいたいりん	femoral ring
大唾液腺	だいだえきせん	major salivary gland
大腸	だいちょう	large intestine
大殿筋	だいでんきん	gluteus maximus
大転子	だいてんし	greater trochanter
大動脈	だいどうみゃく	aorta
大動脈弓	だいどうみゃくきゅう	aortic arch
大動脈溝	だいどうみゃくこう	aortic groove
大動脈弁	だいどうみゃくべん	aortic valve
大動脈裂孔	だいどうみゃくれっこう	aortic hiatus
大内臓神経	だいないぞうしんけい	greater splanchnic nerve
大内転筋	だいないてんきん	adductor magnus
第2裂	だいにれつ	secondary fissure
大脳	だいのう	cerebrum
大脳回	だいのうかい	cerebral gyri
大脳核（大脳基底核）	だいのうかく（だいのうきていかく）	basal nuclei
大脳鎌	だいのうかま	falx cerebri
大脳脚	だいのうきゃく	cerebral crus
大脳溝	だいのうこう	cerebral sulci
大脳縦裂	だいのうじゅうれつ	longitudinal cerebral fissure
大脳髄質	だいのうずいしつ	white substance of cerebrum
大脳動脈輪	だいのうどうみゃくりん	cerebral arterial circle
大脳半球	だいのうはんきゅう	cerebral hemisphere
大脳皮質	だいのうひしつ	cerebral cortex
大脳辺縁系	だいのうへんえんけい	limbic system
大脳葉	だいのうよう	cerebral lobes
胎盤	たいばん	placenta
大伏在静脈	だいふくざいじょうみゃく	great saphenous vein
大網	たいもう	greater omentum
大腰筋	だいようきん	psoas major
大翼	だいよく	greater wing
第4脳室	だいよんのうしつ	fourth ventricle
第4脳室蓋	だいよんのうしつがい	roof of fourth ventricle
第4脳室外側口	だいよんのうしつがいそくこう	lateral aperture
第4脳室正中口	だいよんのうしつせいちゅうこう	median aperture
第4脳室底	だいよんのうしつてい	floor of fourth ventricle
第4脳室脈絡叢	だいよんのうしつみゃくらくそう	choroid plexus of fourth ventricle
大菱形筋	だいりょうけいきん	rhomboid major
大菱形骨	だいりょうけいこつ	trapezium
対輪	たいりん	antihelix
対輪脚	たいりんきゃく	crura of antihelix
大弯	たいわん	greater curvature
唾液腺	だえきせん	salivary gland
楕円関節	だえんかんせつ	ellipsoid joint
ダグラス窩	だぐらすか	Douglas' pouch
多形細胞層	たけいさいぼうそう	multiform layer
多腹筋	たふくきん	polyventer

多裂筋	たれつきん	multifidus
短胃動脈	たんいどうみゃく	short gastric arteries
短骨	たんこつ	short bone
短趾屈筋	たんしくっきん	flexor digitorum brevis
短趾伸筋	たんししんきん	extensor digitorum brevis
胆汁	たんじゅう	bile
短掌筋	たんしょうきん	palmaris brevis
短小指屈筋	たんしょうしくっきん	flexor digiti minimi brevis
短小趾屈筋	たんしょうしくっきん	flexor digiti minimi brevis
男性生殖器	だんせいせいしょくき	male genital system
弾性線維	だんせいせんい	elastic fibre
弾性動脈	だんせいどうみゃく	elastic artery
淡蒼球	たんそうきゅう	globus pallidus
胆道	たんどう	bile tract
短橈側手根伸筋	たんとうそくしゅこんしんきん	extensor carpi radialis brevis
短内転筋	たんないてんきん	adductor brevis
胆嚢	たんのう	gallbladder
胆嚢管	たんのうかん	cystic duct
短腓骨筋	たんひこつきん	fibularis brevis
短母指外転筋	たんぼしがいてんきん	abductor pollicis brevis
短母指屈筋	たんぼしくっきん	flexor pollicis brevis
短母趾屈筋	たんぼしくっきん	flexor hallucis brevis
短母指伸筋	たんぼししんきん	extensor pollicis brevis
短母趾伸筋	たんぼししんきん	extensor hallucis brevis
淡明層	たんめいそう	clear layer

ち

置換骨	ちかんこつ	replacing bone
恥丘	ちきゅう	mons pubis
恥骨	ちこつ	pubis
恥骨下角	ちこつかかく	subpubic angle
恥骨下枝	ちこつかし	inferior ramus of pubis
恥骨間円板	ちこつかんえんばん	interpubic disc
恥骨弓	ちこつきゅう	pubic arch
恥骨筋	ちこつきん	pectineus
恥骨筋線	ちこつきんせん	pectineal line
恥骨結合	ちこつけつごう	pubic symphysis
恥骨結合面	ちこつけつごうめん	symphysial surface
恥骨結節	ちこつけっせつ	pubic tubercle
恥骨櫛	ちこつしつ	pecten pubis
恥骨上枝	ちこつじょうし	superior ramus of pubis
恥骨体	ちこつたい	body of pubis
恥骨大腿靱帯	ちこつだいたいじんたい	pubofemoral ligament
恥骨部	ちこつぶ	pubic region
腟	ちつ	vagina
腟円蓋	ちつえんがい	vaginal fornix
腟腔	ちつくう	vaginal lumen
腟口	ちつこう	vaginal orifice
腟前庭	ちつぜんてい	vestibule
腟動脈	ちつどうみゃく	vaginal artery
緻密質	ちみつしつ	compact bone

肘窩	ちゅうか	cubital fossa
中隔尖	ちゅうかくせん	septal cusp
中隔乳頭筋	ちゅうかくにゅうとうきん	septal papillary muscle
中間楔状骨	ちゅうかんけつじょうこつ	intermediate cuneiform
中間腱	ちゅうかんけん	intermediate tendon
中間広筋	ちゅうかんこうきん	vastus intermedius
肘関節	ちゅうかんせつ	elbow joint
中間仙骨稜	ちゅうかんせんこつりょう	intermediate sacral crest
中間部	ちゅうかんぶ	pars intermedia
中距骨関節面	ちゅうきょこつかんせつめん	middle talar articular surface
肘筋	ちゅうきん	anconeus
中頸神経節	ちゅうけいしんけいせつ	middle cervical ganglion
中硬膜動脈	ちゅうこうまくどうみゃく	middle meningeal artery
中耳	ちゅうじ	middle ear
中篩骨洞	ちゅうしこつどう	middle ethmoidal cells
中斜角筋	ちゅうしゃかくきん	scalenus medius
中手筋	ちゅうしゅきん	metacarpal muscles
中手骨	ちゅうしゅこつ	metacarpals
中踵骨関節面	ちゅうしょうこつかんせつめん	middle facet for calcaneus
中小脳脚	ちゅうしょうのうきゃく	middle cerebellar peduncle
中心窩	ちゅうしんか	fovea centralis
中心灰白質	ちゅうしんかいはくしつ	central grey substance
中心管	ちゅうしんかん	central canal
中神経幹	ちゅうしんけいかん	middle trunk
中心溝	ちゅうしんこう	central sulcus
中心後回	ちゅうしんこうかい	postcentral gyrus
中心後溝	ちゅうしんこうこう	postcentral sulcus
中心静脈	ちゅうしんじょうみゃく	central veins
中心前回	ちゅうしんぜんかい	precentral gyrus
中心前溝	ちゅうしんぜんこう	precentral sulcus
中心臓静脈	ちゅうしんぞうじょうみゃく	middle cardiac vein
虫垂	ちゅうすい	vermiform appendix
虫垂口	ちゅうすいこう	orifice of vermiform appendix
中枢神経	ちゅうすうしんけい	central nerve
肘正中皮静脈	ちゅうせいちゅうひじょうみゃく	median cubital vein
中節骨	ちゅうせつこつ	middle phalanx
中前頭回	ちゅうぜんとうかい	middle frontal gyrus
中足筋	ちゅうそくきん	metatarsal muscles
中足骨	ちゅうそくこつ	metatarsals
中足骨粗面	ちゅうそくこつそめん	tuberosity of metatarsal bone
中側頭回	ちゅうそくとうかい	middle temporal gyrus
中大脳動脈	ちゅうだいのうどうみゃく	middle cerebral artery
中直腸動脈	ちゅうちょくちょうどうみゃく	middle rectal artery
中殿筋	ちゅうでんきん	gluteus medius
中殿皮神経	ちゅうでんひしんけい	middle clunial nerves
肘頭	ちゅうとう	olecranon
肘頭窩	ちゅうとうか	olecranon fossa
中頭蓋窩	ちゅうとうがいか	middle cranial fossa
中脳	ちゅうのう	mesencephalon
中脳蓋	ちゅうのうがい	tectum of midbrain
中脳水道	ちゅうのうすいどう	cerebral aqueduct

中胚葉	ちゅうはいよう	mesoderm
中鼻甲介	ちゅうびこうかい	middle nasal concha
中鼻道	ちゅうびどう	middle nasal meatus
虫部	ちゅうぶ	vermis
中腹部	ちゅうふくぶ	middle abdominal region
虫部垂	ちゅうぶすい	uvula vermis
虫部隆起	ちゅうぶりゅうき	tuber
中膜	ちゅうまく	tunica media
中葉（肺の）	ちゅうよう	middle lobe
虫様筋	ちゅうようきん	lumbricals
中輪走筋	ちゅうりんそうきん	middle circular muscle
聴覚性言語野	ちょうかくせいげんごや	sensory speech area
聴覚伝導路	ちょうかくでんどうろ	auditory tract
聴覚野	ちょうかくや	auditory area
腸管平滑筋	ちょうかんへいかつきん	enteric smooth muscle
腸間膜	ちょうかんまく	mesentery
腸間膜リンパ節	ちょうかんまくりんぱせつ	mesenteric nodes
長胸神経	ちょうきょうしんけい	long thoracic nerve
鳥距溝	ちょうきょこう	calcarine sulcus
蝶形骨	ちょうけいこつ	sphenoidal bone
蝶形骨洞	ちょうけいこつどう	sphenoidal sinus
蝶形骨トルコ鞍	ちょうけいこつとるこあん	sella turcica
腸脛靱帯	ちょうけいじんたい	iliotibial tract
蝶口蓋動脈	ちょうこうがいどうみゃく	sphenopalatine artery
長後索路	ちょうこうさくろ	long posterior funiculus
長骨	ちょうこつ	long bone
腸骨	ちょうこつ	ilium
腸骨窩	ちょうこつか	iliac fossa
腸骨下腹神経	ちょうこつかふくしんけい	iliohypogastric nerve
腸骨弓状線	ちょうこつきゅうじょうせん	arcuate line of ilium
腸骨筋	ちょうこつきん	iliacus
腸骨鼡径神経	ちょうこつそけいしんけい	ilioinguinal nerve
腸骨大腿靱帯	ちょうこつだいたいじんたい	iliofemoral ligament
腸骨稜	ちょうこつりょう	iliac crest
腸枝	ちょうし	intestinal branches
蝶篩陥凹	ちょうしかんおう	sphenoethmoidal recess
長趾屈筋	ちょうしくっきん	flexor digitorum longus
長趾伸筋	ちょうししんきん	extensor digitorum longus
腸絨毛	ちょうじゅうもう	intestinal villi
長掌筋	ちょうしょうきん	palmaris longus
聴神経	ちょうしんけい	auditory nerve
聴診三角	ちょうしんさんかく	auscultatory triangle
腸腺	ちょうせん	intestinal glands
腸恥隆起	ちょうちりゅうき	iliopubic ramus
長頭腱	ちょうとうけん	tendon of long head
長橈側手根伸筋	ちょうとうそくしゅこんしんきん	extensor carpi radialis longus
長内転筋	ちょうないてんきん	adductor longus
蝶番関節	ちょうばんかんせつ	hinge joint
長腓骨筋	ちょうひこつきん	fibularis longus
長腓骨筋腱溝	ちょうひこつきんけんこう	groove for tendon of fibularis longus
腸壁	ちょうへき	intestinal wall

長母指外転筋	ちょうぼしがいてんきん	abductor pollicis longus
長母指屈筋	ちょうぼしくっきん	flexor pollicis longus
長母趾屈筋	ちょうぼしくっきん	flexor hallucis longus
長母趾屈筋腱溝	ちょうぼしくっきんけんこう	groove for tendon of flexor hallucis longus
長母指伸筋	ちょうぼししんきん	extensor pollicis longus
長母趾伸筋	ちょうぼししんきん	extensor hallucis longus
腸腰筋	ちょうようきん	iliopsoas
腸腰靱帯	ちょうようじんたい	iliolumbar ligament
腸腰動脈	ちょうようどうみゃく	iliolumbar artery
腸リンパ本幹	ちょうりんぱほんかん	intestinal trunks
腸肋筋	ちょうろくきん	iliocostalis
直静脈洞	ちょくじょうみゃくどう	straight sinus
直精細管	ちょくせいさいかん	straight tubules
直腸	ちょくちょう	rectum
直腸横ヒダ	ちょくちょうおうひだ	transverse folds of rectum
直腸子宮窩	ちょくちょうしきゅうか	recto-uterine pouch
直腸静脈	ちょくちょうじょうみゃく	rectal vein
直腸膀胱窩	ちょくちょうぼうこうか	rectovesical pouch
直腸膨大部	ちょくちょうぼうだいぶ	rectal ampulla

つ

椎間円板	ついかんえんばん	intervertebral disk
椎間関節	ついかんかんせつ	zygapophysial joints
椎間孔	ついかんこう	intervertebral foramen
椎弓	ついきゅう	vertebral arch
椎弓根	ついきゅうこん	pedicle of vertebral arch
椎弓板	ついきゅうばん	lamina of vertebral arch
椎孔	ついこう	vertebral foramen
椎骨	ついこつ	vertebra
椎骨動脈	ついこつどうみゃく	vertebral artery
椎骨動脈溝	ついこつどうみゃくこう	groove for vertebral artery
椎骨傍線	ついこつぼうせん	paravertebral line
椎体	ついたい	vertebral body
ツチ骨	つちこつ	malleus
爪	つめ	nail
つる状静脈叢	つるじょうじょうみゃくそう	pampiniform plexus

て

手	て	hand
停止	ていし	mobile end
底側骨間筋	ていそくこつかんきん	plantar interossei
底側中足動脈	ていそくちゅうそくどうみゃく	plantar metatarsal arteries
手の骨	てのほね	bones of hand
デルタ（D）細胞	でるたさいぼう	delta cell
デルタ（δ）波	でるたは	delta wave
電解質コルチコイド	でんかいしつこるちこいど	mineralocorticoid
殿筋	でんきん	gluteus
殿筋粗面	でんきんそめん	gluteal tuberosity
転子間線	てんしかんせん	intertrochanteric line
転子間稜	てんしかんりょう	intertrochanteric crest

伝導路	でんどうろ	nerve tract
殿部	でんぶ	gluteal region

と

頭蓋腔	とうがいくう	cranial cavity
頭蓋骨	とうがいこつ（ずがいこつ）	cranial bone
頭蓋底	とうがいてい	cranial base
動眼神経	どうがんしんけい	oculomotor nerve
動眼神経核	どうがんしんけいかく	nucleus of oculomotor nerve
頭棘筋	とうきょくきん	spinalis capitis
頭頸部	とうけいぶ	craniocervical part
瞳孔	どうこう	pupil
瞳孔括約筋	どうこうかつやくきん	sphincter pupillae
瞳孔散大筋	どうこうさんだいきん	dilator pupillae
豆鈎靭帯	とうこうじんたい	pisohamate ligament
橈骨	とうこつ	radius
橈骨窩	とうこつか	radial fossa
橈骨頸	とうこつけい	neck of radius
橈骨手根関節	とうこつしゅこんかんせつ	wrist joint
橈骨静脈	とうこつじょうみゃく	radial veins
橈骨神経	とうこつしんけい	radial nerve
橈骨神経溝	とうこつしんけいこう	groove for radial nerve
橈骨切痕	とうこつせっこん	radial notch
橈骨粗面	とうこつそめん	tuberosity of radius
橈骨体	とうこつたい	body of radius
橈骨頭	とうこつとう	head of radius
橈骨動脈	とうこつどうみゃく	radial artery
橈骨輪状靭帯	とうこつりんじょうじんたい	anular ligament of radius
頭最長筋	とうさいちょうきん	longissimus capitis
糖質コルチコイド	とうしつこるちこいど	glucocorticoid
投射神経路	とうしゃしんけいろ	projection tract
投射線維	とうしゃせんい	projection fibre
豆状骨	とうじょうこつ	pisiform
登上線維	とうじょうせんい	climbing fibre
橈側手根屈筋	とうそくしゅこんくっきん	flexor carpi radialis
橈側皮静脈	とうそくひじょうみゃく	cephalic vein
豆中手靭帯	とうちゅうしゅじんたい	pisometacarpal ligament
頭頂間溝	とうちょうかんこう	intraparietal sulcus
頭頂後頭溝	とうちょうこうとうこう	parietooccipital sulcus
頭頂骨	とうちょうこつ	parietal bone
頭頂導出静脈	とうちょうどうしゅつじょうみゃく	parietal emissary vein
頭頂部	とうちょうぶ	parietal region
頭頂葉	とうちょうよう	parietal lobe
頭半棘筋	とうはんきょくきん	semispinalis capitis
頭板状筋	とうばんじょうきん	splenius capitis
頭部	とうぶ	regions of head
洞房結節	どうぼうけっせつ	sinuatrial node
動脈	どうみゃく	artery
動脈管	どうみゃくかん	ductus arteriosus
動脈管索	どうみゃくかんさく	ligamentum arteriosum
透明中隔	とうめいちゅうかく	septum pellucidum

透明中隔腔	とうめいちゅうかくくう	cave
透明中隔板	とうめいちゅうかくばん	lamina
洞様毛細血管	どうようもうさいけっかん	sinusoidal capillary
特殊心筋線維	とくしゅしんきんせんい	specialized cardiac muscle fibre
トライツの靱帯	とらいつのじんたい	ligament of Treitz
トリヨードサイロニン（T3）	とりよーどさいろにん	triiodothyronine
トルコ鞍	とるこあん	sella turcica

な

内陰部動脈	ないいんぶどうみゃく	internal pudendal artery
内果	ないか	medial malleolus
内果関節面	ないかかんせつめん	medial malleolar articular facet
内果部	ないかぶ	medial malleolar region
内果面	ないかめん	medial malleolar facet
内顆粒層	ないかりゅうそう	internal granular layer
内眼角	ないがんかく	medial angle of eye
内基礎層板	ないきそそうばん	inner basic lamella
内胸動脈	ないきょうどうみゃく	internal thoracic artery
内腔	ないくう	lumen
内頸静脈（左・右）	ないけいじょうみゃく	internal jugular vein
内頸動脈	ないけいどうみゃく	internal carotid artery
内肛門括約筋	ないこうもんかつやくきん	internal anal sphincter
内枝	ないし	internal branch
内耳	ないじ	internal ear
内子宮口	ないしきゅうこう	internal os
内耳孔	ないじこう	internal acoustic opening
内耳神経	ないじしんけい	vestibulocochlear nerve
内耳道	ないじどう	internal acoustic meatus
内斜走筋	ないしゃそうきん	internal oblique muscle
内錐体細胞層	ないすいたいさいぼうそう	internal pyramidal layer
内臓	ないぞう	internal organs
内臓神経	ないぞうしんけい	splanchnic nerve
内側縁	ないそくえん	medial border
内側顆	ないそくか	medial condyle
内側眼瞼靱帯	ないそくがんけんじんたい	medial palpebral ligament
内側胸筋神経	ないそくきょうきんしんけい	medial pectoral nerve
内側距踵靱帯	ないそくきょしょうじんたい	medial talocalcaneal ligament
内側楔状骨	ないそくけつじょうこつ	medial cuneiform
内側広筋	ないそくこうきん	vastus medialis
内側膝状体	ないそくしつじょうたい	medial geniculate body
内側手根側副靱帯	ないそくしゅこんそくふくじんたい	ulnar collateral ligament of wrist joint
内側上顆	ないそくじょうか	medial epicondyle
内側上腕皮神経	ないそくじょうわんひしんけい	medial brachial cutaneous nerve
内側唇	ないそくしん	medial lip
内側神経束	ないそくしんけいそく	medial cord
内側靱帯	ないそくじんたい	medial ligament
内側前腕皮神経	ないそくぜんわんひしんけい	medial antebrachial cutaneous nerve
内側足底神経	ないそくそくていしんけい	medial plantar nerve
内側足底動脈	ないそくそくていどうみゃく	medial plantar artery
内側側副靱帯（肘関節）	ないそくそくふくじんたい	ulnar collateral ligament
内側側副靱帯（膝関節）	ないそくそくふくじんたい	tibial collateral ligament

内側中葉区（S5）	ないそくちゅうようく	medial segment
内側直筋	ないそくちょくきん	medial rectus
内側肺底区（S7）	ないそくはいていく	medial basal segment
内側半月	ないそくはんげつ	medial meniscus
内側皮枝	ないそくひし	medial branch
内側毛帯	ないそくもうたい	medial lemniscus
内側翼突筋	ないそくよくとつきん	medial pterygoid
内大脳静脈（左・右）	ないだいのうじょうみゃく	internal cerebral veins
内腸骨静脈	ないちょうこつじょうみゃく	internal iliac vein
内腸骨動脈	ないちょうこつどうみゃく	internal iliac artery
内転筋	ないてんきん	adductor muscle
内頭蓋底	ないとうがいてい	internal surface of cranial base
内尿道口	ないにょうどうこう	internal urethral orifice
内皮細胞	ないひさいぼう	endothelial cell
内腹斜筋	ないふくしゃきん	internal oblique
内分泌	ないぶんぴつ	endocrine
内分泌腺	ないぶんぴつせん	endocrine glands
内閉鎖筋	ないへいさきん	obturator internus
内包	ないほう	internal capsule
内膜	ないまく	tunica intima
内輪走筋	ないりんそうきん	internal circular muscle
内輪走筋層	ないりんそうきんそう	internal circular muscle layer
内リンパ嚢	ないりんぱのう	endolymphatic sac
内肋間筋	ないろっかんきん	internal intercostal muscle
軟口蓋	なんこうがい	soft palate
軟骨	なんこつ	cartilage
軟骨結合	なんこつけつごう	synchondrosis
軟骨性骨	なんこつせいこつ	cartilage bone
軟膜	なんまく	pia mater

に

二尖弁	にせんべん	bicuspid valve
ニッスル染色	にっするせんしょく	Nissl staining
二分靱帯	にぶんじんたい	bifurcate ligament
乳管	にゅうかん	lactiferous duct
乳臼歯	にゅうきゅうし	deciduous molar
乳歯	にゅうし	deciduous teeth
乳腺	にゅうせん	mammary gland
乳腺刺激ホルモン（PRL）	にゅうせんしげきほるもん	prolactin
乳頭	にゅうとう	nipple
乳頭管	にゅうとうかん	papillar duct
乳頭筋	にゅうとうきん	papillary muscles
乳頭線	にゅうとうせん	mamillary line
乳頭層	にゅうとうそう	papillary layer
乳頭体	にゅうとうたい	mamillary body
乳頭突起	にゅうとうとっき	mammillary process
乳頭部	にゅうとうぶ	papillary region
乳突部	にゅうとつぶ	mastoid region
乳ビ管	にゅうびかん	lacteal
乳ビ槽	にゅうびそう	cisterna chyli
乳房	にゅうぼう	breast

乳房部	にゅうぼうぶ	mammary region
乳様突起	にゅうようとっき	mastoid process
乳輪	にゅうりん	areola
乳輪静脈叢	にゅうりんじょうみゃくそう	areolar venous plexus
ニューロン	にゅーろん	neuron
尿管（左・右）	にょうかん	ureter
尿管口	にょうかんこう	ureteric orifice
尿細管	にょうさいかん	renal tubules
尿生殖隔膜	にょうせいしょくかくまく	urogenital diaphragm
尿生殖三角	にょうせいしょくさんかく	urogenital triangle
尿生殖部	にょうせいしょくぶ	urogenital region
尿道	にょうどう	urethra
尿道海綿体	にょうどうかいめんたい	corpus spongiosum penis
尿道括約筋	にょうどうかつやくきん	urethral sphincter
尿道球	にょうどうきゅう	bulb of penis
尿道球腺	にょうどうきゅうせん	bulbourethral gland

ね

ネフロン	ねふろん	nephron
粘液	ねんえき	mucous
粘膜	ねんまく	mucous membrane
粘膜下組織	ねんまくかそしき	submucosa
粘膜筋板	ねんまくきんばん	muscularis mucosae
粘膜固有層	ねんまくこゆうそう	propria mucosae
粘膜上皮	ねんまくじょうひ	mucous epithelium
粘膜ヒダ	ねんまくひだ	mucosal folds

の

脳	のう	brain
脳回	のうかい	gyrus
脳管	のうかん	cerebral tube
脳幹	のうかん	brainstem
脳弓	のうきゅう	fornix
脳弓脚	のうきゅうきゃく	crus
脳クモ膜	のうくもまく	cranial arachnoid mater
脳溝	のうこう	sulcus
脳硬膜	のうこうまく	cranial dura mater
脳室	のうしつ	ventricle
脳神経	のうしんけい	cranial nerve
脳脊髄液	のうせきずいえき	cerebrospinal fluid
脳底動脈	のうていどうみゃく	basilar artery
脳頭蓋	のうとうがい	neurocranium
脳軟膜	のうなんまく	cranial pia mater
脳波	のうは	electroencephalogram（EEG）
脳梁	のうりょう	corpus callosum
のど仏	のどぼとけ	Adam's apple
ノルアドレナリン	のるあどれなりん	noradrenalin

は

歯	は	tooth
肺	はい	lung
パイエル板	ぱいえるばん	Peyer's patches
背核	はいかく	posterior thoracic nucleus
肺胸膜	はいきょうまく	pulmonary pleura
肺区域	はいくいき	bronchopulmonary segment
肺静脈（左・右）	はいじょうみゃく	pulmonary veins
肺小葉	はいしょうよう	pulmonary lobule
肺神経叢	はいしんけいそう	pulmonary plexus
肺尖	はいせん	apex of lung
肺尖区（S1）	はいせんく	apical segment
肺尖後区（S1＋S2）	はいせんこうく	apicoposterior segment
背側骨間筋	はいそくこつかんきん	dorsal interossei
背側手根間靱帯	はいそくしゅこんかんじんたい	dorsal intercarpal ligaments
背側手根中手靱帯	はいそくしゅこんちゅうしゅじんたい	dorsal carpometacarpal ligaments
背側中手靱帯	はいそくちゅうしゅじんたい	dorsal metacarpal ligaments
背側橈骨尺骨靱帯	はいそくとうこつしゃくこつじんたい	dorsal radio-ulnar ligament
背側橈骨手根靱帯	はいそくとうこつしゅこんじんたい	dorsal radiocarpal ligament
背側立方舟靱帯	はいそくりっぽうしゅうじんたい	dorsal cuboideonavicular ligament
肺底	はいてい	base of lung
肺動脈（左・右）	はいどうみゃく	pulmonary artery
肺動脈（幹）	はいどうみゃくかん	pulmonary trunk
肺動脈弁	はいどうみゃくべん	pulmonary valve
背部	はいぶ	regions of back
肺胞	はいほう	alveoli
肺胞管	はいほうかん	alveolar ducts
肺胞嚢	はいほうのう	alveolar sacs
肺門	はいもん	hilum of lung
肺葉	はいよう	pulmonary lobe
白交通枝	はくこうつうし	white ramus communicans
白質	はくしつ	white substance
白線	はくせん	linea alba
薄束核	はくそくかく	gracile nucleus
白膜	はくまく	tunica albuginea
バソプレシン（ADH）	ばそぷれしん	vasopressin
パチニ小体	ぱちにしょうたい	Pacinian corpuscle
薄筋	はっきん	gracilis
ハバース管	はばーすかん	Haversian canal
ハバース層板	はばーすそうばん	Haversian lamella
馬尾	ばび	cauda equina
腹	はら	abdomen
パラソルモン（PTH）	ぱらそるもん	parathormone
バルトリン腺	ばるとりんせん	Bartholin's gland
破裂孔	はれつこう	foramen lacerum
反回神経	はんかいしんけい	recurrent laryngeal nerve
板間静脈	ばんかんじょうみゃく	diploic veins
半規管	はんきかん	semicircular ducts
半奇静脈	はんきじょうみゃく	hemi-azygos vein
半棘筋	はんきょくきん	semispinalis
半月	はんげつ	lunule

半月弁	はんげつべん	semilunar cusps
半月弁結節	はんげつべんけっせつ	nodules of semilunar cusp
半腱様筋	はんけんようきん	semitendinosus
伴行静脈	ばんこうじょうみゃく	vena comitans
反射中枢	はんしゃちゅうすう	reflex center
板状筋	ばんじょうきん	splenius
半膜様筋	はんまくようきん	semimembranosus

ひ

被蓋	ひがい	tegmentum
被殻	ひかく	putamen
皮下脂肪	ひかしぼう	subcutaneous fat
皮下組織	ひかそしき	subcutaneous tissue
皮筋	ひきん	cutaneous muscle
鼻筋	びきん	nasalis
鼻腔	びくう	nasal cavity
鼻甲介	びこうかい	nasal concha
腓骨	ひこつ	fibula
尾骨	びこつ	coccyx
鼻骨	びこつ	nasal bone
腓骨筋	ひこつきん	fibularis
腓骨筋滑車	ひこつきんかっしゃ	fibular trochlea
尾骨神経	びこつしんけい	coccygeal nerve
腓骨切痕	ひこつせっこん	fibular notch
腓骨体	ひこつたい	body of fibula
腓骨頭	ひこつとう	head of fibula
腓骨動脈	ひこつどうみゃく	fibular artery
鼻根筋	びこんきん	procerus
皮枝	ひし	cutaneous branch
脾枝	ひし	splenic branch
皮質延髄路	ひしつえんずいろ	corticobulbar tract
皮質核線維	ひしつかくせんい	bulbar corticonuclear fibres
皮質脊髄線維	ひしつせきずいせんい	corticospinal fibres
皮質脊髄路	ひしつせきずいろ	corticospinal tract
微絨毛	びじゅうもう	microvillus
尾状核	びじょうかく	caudate nucleus
皮静脈	ひじょうみゃく	cutaneous vein
脾静脈	ひじょうみゃく	splenic vein
尾状葉	びじょうよう	caudate lobe
皮神経	ひしんけい	cutaneous nerve
ヒス束	ひすそく	bundle of His
脾臓	ひぞう	spleen
左結腸曲	ひだり（さ）けっちょうきょく	left colic flexure
左下腹部	ひだりかふくぶ	left inferior abdominal region
左上腹部	ひだりじょうふくぶ	left superior abdominal region
左静脈角	ひだりじょうみゃくかく	left venous angle
左半月弁	ひだりはんげつべん	left semilunar cusp
鼻中隔	びちゅうかく	nasal septum
鼻中隔軟骨	びちゅうかくなんこつ	septal nasal cartilage
尾椎	びつい	coccygeal vertebra
鼻道	びどう	nasal meatus

脾動脈	ひどうみゃく	splenic artery
脾動脈神経叢	ひどうみゃくしんけいそう	splenic plexus
泌尿器	ひにょうき	urinary system
皮膚	ひふ	skin
鼻部	びぶ	nasal region
皮膚感覚器	ひふかんかくき	skin sense organ
腓腹筋	ひふくきん	gastrocnemius
腓腹筋外側頭	ひふくきんがいそくとう	lateral head of gastrocnemius
腓腹筋内側頭	ひふくきんないそくとう	medial head of gastrocnemius
腓腹神経	ひふくしんけい	sural nerve
腓腹部	ひふくぶ	sural region
皮膚腺	ひふせん	skin glands
被膜	ひまく	capsule
眉毛下制筋	びもうかせいきん	depressor supercilii
表情筋	ひょうじょうきん	muscles of facial expression
表皮	ひょうひ	epidermis
ヒラメ筋	ひらめきん	soleus
ヒラメ筋線	ひらめきんせん	soleal line
鼻涙管	びるいかん	nasolacrimal canal
披裂軟骨	ひれつなんこつ	arytenoid cartilage

ふ

ファーター・パチニ小体	ふぁーたー・ぱちにしょうたい	Vater-Pacini corpuscle
ファーター乳頭	ふぁーたーにゅうとう	Vater's papilla
フォルクマン管	ふぉるくまんかん	Volkmann's canal
付加骨	ふかこつ	membrane bone
腹横筋	ふくおうきん	transversus abdominis
複関節	ふくかんせつ	complex joint
腹腔	ふくくう	abdominal cavity
腹腔神経節	ふくくうしんけいせつ	coeliac ganglia
腹腔神経叢	ふくくうしんけいそう	coeliac plexus
腹腔動脈	ふくくうどうみゃく	coeliac trunk
副交感神経	ふくこうかんしんけい	parasympathetic nerves
副甲状腺	ふくこうじょうせん	parathyroid gland
副甲状腺ホルモン（PTH）	ふくこうじょうせんほるもん	parathyroid hormone
副硬膜枝	ふくこうまくし	accessory branch
伏在神経	ふくざいしんけい	saphenous nerve
副細胞	ふくさいぼう	accessory cells
伏在裂孔	ふくざいれっこう	saphenous opening
副腎	ふくじん	suprarenal gland
副神経	ふくしんけい	accessory nerve
副腎皮質刺激ホルモン（ACTH）	ふくじんひしつしげきほるもん	adrenocorticotropic hormone
副腎皮質ホルモン	ふくじんひしつほるもん	adrenocortical hormone
副膵管	ふくすいかん	accessory pancreatic duct
腹大動脈	ふくだいどうみゃく	abdominal aorta
腹直筋	ふくちょくきん	rectus abdominis
腹直筋鞘（前葉）	ふくちょくきんしょう（ぜんよう）	rectus sheath (anterior layer)
副突起	ふくとっき	accessory process
副半奇静脈	ふくはんきじょうみゃく	accessory hemi-azygos vein
副鼻腔	ふくびくう	paranasal sinuses
腹部	ふくぶ	abdominal regions

腹壁	ふくへき	abdominal wall
腹膜	ふくまく	peritoneum
腹膜腔	ふくまくくう	peritoneal cavity
腹膜後器官	ふくまくこうきかん	retroperitoneal organ
腹膜後隙	ふくまくこうげき	retroperitoneal space
腹膜垂	ふくまくすい	omental appendices
プチアリン	ぷちありん	ptyalin
不動毛	ふどうもう	stereocilia
浮遊肋骨	ふゆうろっこつ	floating rib
プルキンエ細胞	ぷるきんえさいぼう	Purkinje cell
プルキンエ細胞層	ぷるきんえさいぼうそう	Purkinje cell layer
プルキンエ線維	ぷるきんえせんい	Purkinje's fibres
ブローカ中枢	ぶろーかちゅうすう	Broca's center
プロラクチン（PRL）	ぷろらくちん	prolactin
分界溝	ぶんかいこう	terminal sulcus of tongue
分界線	ぶんかいせん	linea terminalis
分子層	ぶんしそう	molecular layer
分泌顆粒	ぶんぴつかりゅう	secretory granule
分泌腺	ぶんぴつせん	glands
噴門	ふんもん	cardia
噴門切痕	ふんもんせっこん	cardiac notch

へ

平滑筋	へいかつきん	smooth muscle
平滑筋線維	へいかつきんせんい	smooth muscle fibres
平衡神経	へいこうしんけい	vestibular nerve
平衡斑	へいこうはん	maculae
閉鎖孔	へいさこう	obturator foramen
閉鎖神経	へいさしんけい	obturator nerve
閉鎖動脈	へいさどうみゃく	obturator artery
閉鎖膜	へいさまく	obturator membrane
平面関節	へいめんかんせつ	plane joint
ベータ（B）細胞	べーたさいぼう	beta cell
ベータ（β）波	べーた	beta wave
壁細胞	へきさいぼう	parietal cells
壁側胸膜	へきそくきょうまく	parietal pleura
壁側枝	へきそくし	parietal branches
壁側板	へきそくばん	parietal layer
壁側腹膜	へきそくふくまく	parietal peritoneum
ペプシノゲン	ぺぷしのげん	pepsinogen
ベル・マジャンディーの法則	べる・まじゃんでぃーのほうそく	Bell-Magendie's law
扁桃	へんとう	tonsil
扁桃体	へんとうたい	amygdaloid body
扁平骨	へんぺいこつ	flat bone
片葉小節葉	へんようしょうせつよう	flocculonodular lobe
ヘンレループ	へんれるーぷ	Henle's loop

ほ

方形回内筋	ほうけいかいないきん	pronator quadratus
方形葉	ほうけいよう	quadrate lobe
縫合	ほうごう	suture

膀胱	ぼうこう	urinary bladder
膀胱括約筋	ぼうこうかつやくきん	bladder sphincter
縫工筋	ほうこうきん	sartorius
膀胱三角	ぼうこうさんかく	trigone of bladder
膀胱子宮窩	ぼうこうしきゅうか	vesico-uterine pouch
膀胱子宮靱帯	ぼうこうしきゅうじんたい	vesico-uterine ligament
縫合線	ほうごうせん	suture line
傍細胞	ぼうさいぼう	parietal cells
房室結節	ぼうしつけっせつ	atrioventricular node
房室束	ぼうしつそく	atrioventricular bundle
房室弁	ぼうしつべん	atrioventricular valve
放射状手根靱帯	ほうしゃじょうしゅこんじんたい	radiate carpal ligament
帽状腱膜	ぼうじょうけんまく	epicranial aponeurosis
膨大部	ぼうだいぶ	ampulla
膨大部稜	ぼうだいぶりょう	ampullary crest
包皮	ほうひ	prepuce
ボウマン嚢	ぼうまんのう	Bowman's capsule
傍濾胞細胞	ぼうろほうさいぼう	parafollicular cell
ボーマン腺	ぼーまんせん	Bowman's glands
母趾外転筋	ぼしがいてんきん	abductor hallucis
母指球筋	ぼしきゅうきん	thenar muscles
母趾球筋	ぼしきゅうきん	thenar muscles
母指主動脈	ぼししゅどうみゃく	princeps pollicis artery
母指対立筋	ぼしたいりつきん	opponens pollicis
母指内転筋	ぼしないてんきん	adductor pollicis
母趾内転筋	ぼしないてんきん	adductor hallucis
ボタロー管	ぼたろーかん	Botallo's duct
勃起	ぼっき	erection
骨	ほね	bones
骨の連結	ほねのれんけつ	bony joints
ホルモン	ほるもん	hormone

ま

マイスナー小体	まいすなーしょうたい	Meissner's corpuscle
膜	まく	membrane
膜半規管	まくはんきかん	membranous semicircular ducts
膜迷路	まくめいろ	membranous labyrinth
マックバーニー点	まっくばーにーてん	McBurney's point
末梢	まっしょう	periphery
末梢神経	まっしょうしんけい	peripheral nerve
末節骨	まっせつこつ	distal phalanx
眉毛	まゆげ、びもう	eyebrow
マルピギー小体	まるぴぎーしょうたい	Malpighian corpuscle

み

味覚器	みかくき	gustatory organ
味覚野	みかくや	gustatory area
右結腸曲	みぎ（う）けっちょうきょく	right colic flexure
右下腹部	みぎかふくぶ	right inferior abdominal region
右上腹部	みぎじょうふくぶ	right superior abdominal region
右静脈角	みぎじょうみゃくかく	right venous angle

右半月弁	みぎはんげつべん	right semilunar cusp
右リンパ本幹	みぎりんぱほんかん	right lymphatic duct
味孔	みこう	gustatory pore
味細胞	みさいぼう	gustatory cells
耳	みみ、じ	ear
脈絡叢	みゃくらくそう	choroid plexus
脈絡膜	みゃくらくまく	choroid
ミュラー細胞	みゅらーさいぼう	Muller cells
味蕾	みらい	taste bud

む

無漿膜野	むしょうまくや	bare area
ムチン	むちん	mucin
胸	むね	chest

め

眼	め	eye
迷走神経	めいそうしんけい	vagus nerve
迷走神経背側核	めいそうしんけいはいそくかく	dorsal nucleus of vagus nerves
メラニン形成細胞	めらにんけいせいさいぼう	me l anocyte
メラニン細胞刺激ホルモン（MSH）	めらにんさいぼうしげきほるもん	melanocyte stimulating hormone
メルケル細胞	めるけるさいぼう	Merkel' cell
メルケル触盤	めるけるしょくばん	Merkel's disk

も

毛幹	もうかん	hair shaft
毛球	もうきゅう	hair bulb
毛根	もうこん	hair root
毛細血管	もうさいけっかん	capillary
毛細胆管	もうさいたんかん	bile canaliculus
毛細リンパ管	もうさいりんぱかん	lymphatic capillary
網状層	もうじょうそう	reticular layer
盲腸	もうちょう	caecum
盲点（盲斑）	もうてん（もうはん）	blind spot
毛乳頭	もうにゅうとう	hair papilla
網嚢	もうのう	omental bursa
網嚢孔	もうのうこう	omental foramen
網膜	もうまく	retina
網膜視部	もうまくしぶ	optic part of retina
網膜盲部	もうまくもうぶ	nonvisual retina
毛様体	もうようたい	ciliary body
毛様体筋	もうようたいきん	ciliary muscle
毛様体小帯	もうようたいしょうたい	ciliary zonule
毛様体神経節	もうようたいしんけいせつ	ciliary ganglion
門脈	もんみゃく	hepatic portal vein
モンロー孔	もんろーこう	Monro's foramen

ゆ

有郭乳頭	ゆうかくにゅうとう	vallate papillae
有棘層	ゆうきょくそう	spinous layer
有鈎骨	ゆうこうこつ	hamate

有頭骨	ゆうとうこつ	capitate
有毛細胞	ゆうもうさいぼう	hair cells
幽門	ゆうもん	pylorus
幽門括約筋	ゆうもんかつやくきん	pyloric sphincter
幽門管	ゆうもんかん	pyloric canal
幽門洞	ゆうもんどう	pyloric antrum
幽門部	ゆうもんぶ	pyloric part
輸出管	ゆしゅつかん	efferent arteriole
輸出細動脈	ゆしゅつさいどうみゃく	efferent arteriole
輸出リンパ管	ゆしゅつりんぱかん	efferent lymphatics
輸入管	ゆにゅうかん	afferent arteriole
輸入細動脈	ゆにゅうさいどうみゃく	afferent arteriole
輸入リンパ管	ゆにゅうりんぱかん	afferent lymphatics
指	ゆび	digits of hand
趾	ゆび	digits of foot

よ

腰回旋筋	ようかいせんきん	rotatores lumborum
葉気管支	ようきかんし	lobar bronchi
腰三角	ようさんかく	lumbar triangle
葉状乳頭	ようじょうにゅうとう	foliate papillae
腰静脈	ようじょうみゃく	lumbar veins
腰神経	ようしんけい	lumbar nerves
腰神経叢	ようしんけいそう	lumbar plexus
腰髄	ようずい	lumbar segments
腰仙骨神経幹	ようせんこつしんけいかん	lumbosacral trunk
腰腸肋筋	ようちょうろくきん	iliocostalis lumborum
腰椎	ようつい	lumbar vertebrae
腰椎部	ようついぶ	lumbar part
腰動脈	ようどうみゃく	lumbar arteries
腰部	ようぶ	lumbar region
腰部前弯	ようぶぜんわん	lumbar lordosis
腰方形筋	ようほうけいきん	quadratus lumborum
腰膨大	ようぼうだい	lumbar enlargement
腰リンパ本幹（左・右）	ようりんぱほんかん	lumbar trunk
ヨードプシン	よーどぷしん	iodopsin
翼口蓋神経節	よくこうがいしんけいせつ	pterygopalatine ganglion
翼突管動脈	よくとつかんどうみゃく	artery of pterygoid canal
翼突筋枝	よくとつきんし	pterygoid branches

ら

ライスナー膜	らいすなーまく	Reissner's membrane
ラセン器	らせんき	spiral organ
ラセン神経節	らせんしんけいせつ	spiral ganglion
ラムダ縫合	らむだほうごう	lambdoid suture
卵円孔	らんえんこう	foramen ovale
卵円窓	らんえんそう	oval window
卵管	らんかん	uterine tube
卵管峡部	らんかんきょうぶ	isthmus
卵管采	らんかんさい	fimbriae
卵管枝	らんかんし	tubal branch

卵管子宮口	らんかんしきゅうこう	uterine ostium
卵管腹腔口	らんかんふくくうこう	abdominal ostium
卵管膨大部	らんかんぼうだいぶ	ampulla
卵管漏斗	らんかんろうと	infundibulum
卵形嚢	らんけいのう	utricle
ランゲルハンス島	らんげるはんすとう	Langerhans islet
卵巣	らんそう	ovary
卵巣枝	らんそうし	ovarian branches
卵巣提索	らんそうていさく	infundibulopelvic ligament
卵巣動脈	らんそうどうみゃく	ovarian artery
卵胞刺激ホルモン（FSH）	らんぽうしげきほるもん	follicle stimulating hormone

り

梨状筋	りじょうきん	piriformis
梨状筋下孔	りじょうきんかこう	infrapiriform foramen
梨状筋上孔	りじょうきんじょうこう	suprapiriform foramen
立方骨	りっぽうこつ	cuboid
立毛筋	りつもうきん	arrector muscle of hairs
隆起部	りゅうきぶ	pars tuberalis
隆椎	りゅうつい	vertebra prominens
梁下野	りょうかや	subcallosal area
菱形靱帯	りょうけいじんたい	trapezoid ligament
菱形靱帯線	りょうけいじんたいせん	trapezoid line
菱脳	りょうのう	rhombencephalon
輪状甲状筋	りんじょうこうじょうきん	cricothyroid
輪状軟骨	りんじょうなんこつ	cricoid cartilage
輪状ヒダ	りんじょうひだ	circular folds
鱗状縫合	りんじょうほうごう	squamous suture
輪走筋	りんそうきん	circular muscle
輪帯	りんたい	zona orbicularis
リンパ管	りんぱかん	lymphatic vessel
リンパ球	りんぱきゅう	lymphocytes
リンパ小節	りんぱしょうせつ	lymphoid nodule
リンパ節	りんぱせつ	lymph node
リンパ組織	りんぱそしき	lymphatic tissue
リンパ洞	りんぱどう	lymphatic sinus
リンパ門	りんぱもん	hilus of lymph node

る

涙器	るいき	lacrimal apparatus
涙丘	るいきゅう	lacrimal caruncle
涙湖	るいこ	lacrimal lake
涙骨	るいこつ	lacrimal bone
涙小管	るいしょうかん	lacrimal canaliculus
涙腺	るいせん	lacrimal gland
涙点	るいてん	lacrimal punctum
涙乳頭	るいにゅうとう	lacrimal papilla
涙嚢	るいのう	lacrimal sac
ルフィニ小体	るふぃにしょうたい	Ruffini corpuscle

れ

連合神経路	れんごうしんけいろ	association tract
連合線維	れんごうせんい	association fibre
レンズ核	れんずかく	lenticular nucleus

ろ

漏斗陥凹	ろうとかんおう	infundibular recess
漏斗柄	ろうとへい	infundibular stem
ローランド溝	ろーらんどこう	Rolando's sulcus
6歳臼歯	ろくさいきゅうし	six-year molar
肋鎖靱帯	ろくさじんたい	costoclavicular ligament
肋鎖靱帯圧痕	ろくさじんたいあつこん	impression for costoclavicular ligament
肋軟骨	ろくなんこつ	costal cartilage
肋下神経	ろっかしんけい	subcostal nerve
肋間静脈	ろっかんじょうみゃく	posterior intercostal veins
肋間神経	ろっかんしんけい	intercostal nerves
肋間動脈	ろっかんどうみゃく	posterior intercostal arteries
肋頸動脈	ろっけいどうみゃく	costocervical trunk
肋骨	ろっこつ	rib
肋骨角	ろっこつかく	angle of rib
肋骨弓	ろっこつきゅう	costal arch
肋骨胸膜	ろっこつきょうまく	costal pleura
肋骨頸	ろっこつけい	neck of rib
肋骨結節	ろっこつけっせつ	tubercle of rib
肋骨結節関節面	ろっこつけっせつかんせつめん	articular facet of tubercle of rib
肋骨溝	ろっこつこう	costal groove
肋骨切痕	ろっこつせっこん	costal notches
肋骨体	ろっこつたい	body of rib
肋骨頭	ろっこつとう	head of rib
肋骨頭関節面	ろっこつとうかんせつめん	articular facet of head of rib
肋骨突起	ろっこつとっき	costal process
肋骨部	ろっこつぶ	costal part
ロドプシン	ろどぷしん	rhodopsin
濾胞細胞	ろほうさいぼう	follicular cell

わ

ワルダイエルの咽頭輪	わるだいえるのいんとうりん	Waldeyer's tonsillar ring
腕尺関節	わんしゃくかんせつ	humeroulnar joint
腕神経叢	わんしんけいそう	brachial plexus
腕橈関節	わんとうかんせつ	humeroradial joint
腕橈骨筋	わんとうこつきん	brachioradialis
腕頭静脈（左・右）	わんとうじょうみゃく	brachiocephalic vein
腕頭動脈	わんとうどうみゃく	brachiocephalic trunk

memo

解剖トレーニングノート	定価はカバーに表示してあります。

2000年3月24日　　第1版第1刷発行
2003年7月1日　　　第1版第6刷発行
2003年12月10日　　第2版第1刷発行
2006年4月7日　　　第2版第3刷発行
2007年12月20日　　第3版第1刷発行
2009年4月20日　　　第3版第3刷発行
2009年10月5日　　　第4版第1刷発行
2011年7月12日　　　第4版第3刷発行
2012年6月29日　　　第5版第1刷発行
2015年9月16日　　　第5版第4刷発行
2016年11月21日　　第6版第1刷発行
2017年8月15日　　　第6版第2刷発行
2018年10月23日　　第7版第1刷発行
2024年2月9日　　　第7版第6刷発行

　　　　　　　　　　　　たけ　うち　しゅう　じ
著　　者　竹内修二
発　行　者　有松敏樹
印刷・製本所　アート印刷株式会社

発行所

株式会社　医学教育出版社
〒105-0014
東京都港区芝3-3-15　芝MONTビル
URL http://www.igakukyoiku.com

落丁・乱丁本はお取り替えいたします。

〈検印省略〉　　　　　　　　　　© 2018 Shuji Takeuchi, Printed in Japan
ISBN978-4-87163-494-6